JN082857

世界の美しい病院

——その歴史

目次

第Ⅳ章　困窮者収容施設

第Ⅴ章　大学病院

第Ⅵ章　聖ヨハネ騎士団病院

第Ⅶ章　新世界の病院

第Ⅷ章　近代的病院の出現

第Ⅸ章　日本へ影響を与えた施設

第Ⅹ章　日本

第Ⅺ章　日本の旧統治国・その他のアジア

第Ⅻ章　イスラム圏

解説

1．はじめに

1.1. 本書の目的

本書の目的は、病院の概念の歴史的変遷を検討することにある。古代、中世において、病院は病院ではなく、現在の病院の概念とは大きく異なる施設であった。それぞれの文化圏で、主として宗教を基盤として、独自の発展を遂げ、名称は以前のままで、19世紀中に近代的病院になった例が多いが、途中で頓挫した例、発展できなかった例もある。その結果、本書で世界の美しい病院の実態を紹介できた。

取材対象は、文献、インターネット、外国人医史学者の助言などから、旅行前からその存在が判明している例が多いが、行ってみたら存在していたという例も少なくない。歴史的病院は、一般観光客の関心を惹かないので、ガイドブックでの記載に乏しい。

1.2. 紹介対象地域

ヨーロッパ、アメリカ、オセアニア、中東、東南アジア、東アジア（日本とその旧統治圏）地域を、調査対象地域とした。

1.3. 取材した病院の所在国と取材病院数

日本：8施設
台湾：2施設
韓国：3施設
タイ：6施設
ラオス：1施設
フランス：8施設
オランダ：6施設
ベルギー：2施設
ドイツ：9施設
オーストリア：4施設
イタリア：5施設
マルタ：1施設
スペイン：7施設
ポルトガル：3施設
イギリス（連合王国）：5施設
ノルウェー：1施設
ギリシャ：6施設
ウクライナ：1施設
アメリカ（合衆国）：1施設
オーストラリア：1施設
ニュージーランド：1施設
トルコ：5施設
シリア：2施設

近代になって病院を受容したアジア、アメリカ、オセアニア諸国を除き、欧州のどの国でも、病院が現在と同様の傷病者だけを治療する施設に発展したのは、19世紀中のことである。

2．地域別・時代別の病院の特徴

地域別・時代別の病院の特徴であるが、たいへん変化に富む。

2.1. 古代由来の施設　呪術的要素が大きい。建物は石造

古代由来の施設は紀元前4世紀からのギ

リシャのアスクレピオス神殿とカンボジア、タイ・イサーン（東北）地方の12世紀由来のクメール王朝の施療院である。

2.1.1. 古代ギリシャ文化圏のアスクレピオス神殿

古代ギリシャ神話で、アスクレピオスは医の神で、現在の欧米の知識人もそのことをよく知っている。ヨーロッパで病院のルーツとされるアスクレピオス神殿は、古代ギリシャ文化圏（現在のギリシャ共和国域より広大で、トルコ、ブルガリア、アルバニアの一部も含む）に、紀元前4世紀から紀元後4世紀にかけ、600カ所置かれた。アスクレピオスの神域は、アスクレピオス神殿を中心に、周辺に多彩な付属施設、すなわち劇場、音楽堂、競技場、闘技場、浴場、井戸、泉水を持つ一大テーマパークである。病人あるいはその代理人は、浴場で身を浄めて、本殿のアスクレピオス像に祈り、お籠り堂で眠りに就く。夢の中にアスクレピオスが出て来て、治療あるいは治療の示唆をしてくれる。覚醒後、それを神官に告げる。病人は競技場、闘技場で運動をし、音楽堂で音楽療法を受け、劇場で観劇を楽しむ。一晩から数カ月間、アスクレピオスの神域に滞在し、病気が軽快し、退院した。湿潤なアスクレピオスの神域の池、井戸、泉水に多数生息した蛇は、脱皮をするので、永遠の命と考えられ、アスクレピオスの助手として働いて、欧米における医薬のシンボルになった。

日本では全く無名であるが、神殿の保存状態が良く大規模な古代メッセネのアスクレピオス神殿と大規模な石造劇場で有名なエピダウロスのアスクレピオス神殿を紹介した。トルコのベルガマ、そして全く無名ではあるが、かつての姿をよく残すトルコのプリエネ、大規模な遺跡の存在が示唆されているが、現在の町が遺跡の上に載っているので発掘が進んでいないトリカラも紹介した。

2.1.2. 12世紀クメール王朝の施療院

12世紀のクメール王朝時代に、同じ配置・構造の石造施療院（病人の家、仙人の家）が、古代クメール文化圏（カンボジアと現在のタイ・イサーン（東北）地方）の102カ所に置かれた。現在、37カ所の遺構が確認されている。クメール王朝最盛期の王ジャヤヴァルマン7世（在位1181－1218頃）は、王道に沿って102カ所に施療院を置いた。アンコールワット遺跡群にあるこの王の僧院　タ・プロームの碑文（1186年）に記録されている。約10年前に10カ所を見学し、あらためて2014年に取材のため、6カ所を再訪問した。保存状態の良し悪しはあるが、矩形の周壁内の祠堂、経蔵、テラス、塔門、周壁前のテラス、周壁外の堀跡、境内右前方のスラ（小池）の配置は、ほとんど同じである。石材は褐色のラテライト、一部の施設では砂岩も使用されている。病人は境内手前の小池で身を浄め、塔門を通って祠堂に進み、中央に置かれている呪医仏の前に座り、呪術医が仏に向かって病気の平癒を願い、その後、薬を処方されたと、筆者は推定する。

2.2. ヨーロッパの中世由来の施設

中世に成立した当時は、病人を含む老人、貧乏人、狂人（精神病者が病気として認識されたのは19世紀で、それ以前は狂人と表現せざるを得ない）、孤児、捨て子、売春婦、性的非行少女、巡礼者に宿と食事の世話を無償で行う困窮者収容宗教施設であった。多くは修道院の由来で、建物の中央部に教会があり、神への祈りが最重要行事であった。修道女などの聖職者が看護師の役割を担った。井戸や日時計を持つ中庭があるのが特徴である。病院内で、ワインやビールが醸造され、パンが焼かれた。それらを聖職者、入所者が嗜んだ他、市販され、病院の維持費として使われた。内科医、外科医は外からの通いで、常駐していなかった。

2.2.1. フランス・ベルギーのカトリック系修道院由来の病院

ベルギーのレシーヌ（フランス語圏、1242年創設）と、フランスのほとんどの全都市に、オテル・デュー（神の家、市民病院）が置かれている。ほとんどのオテル・デューが中庭を持ち、芸術品のような磁器の薬壺を多くもつ薬局が置かれている。

ボーヌのオテル・デューは、1443年に公爵Nicolas Rolinにより創設された。広大な葡萄畑を寄進され、そこから採れた葡萄でワインを醸造し、その利益で維持された。教会が大病室として利用され、貧困病人に無償で、富裕病人には有償で、食と住の世話がなされた。現在、ヨーロッパ随一の病院博物館として公開され、多数の観光客が訪れている。

フランスの都市にはオテル・デューが必ず置かれている。ブルゴーニュ・ジュラ地方の6カ所のオテル・デューを紹介した。

2.2.2. ドイツ語圏のシュピタールと精霊病院

2.2.2.1. ドイツ・バイエルン地方とオーストリア西部に多いシュピタール（困窮者収容所）

ドイツの都市にはシュピタールが必ず置かれていると言っても過言ではない。シュピタール由来の病院が、様々な発展段階（いまだ養老院に留まるものから、大学病院に発展した例まで）にあって、現存している。バイエルン州のほとんど全都市に存在する。6都市のシュピタールを紹介した。教会、中庭、ワイン酒場、ビアホールを併設する例が多い。

旧市街全域が世界文化遺産であるレーゲンスブルクのカタリネン・シュピタールは1212年に創設されたが、現在は、養老院、シュピタール教会、シュピタール・ビール醸造所、ビアガーデンの4点セットを完備したシュピタールとして運営されている。独仏の歴史的病院は、現在も酒と切っても切れぬ仲にある。ビールすら売店で売っていない、日本の病院と対照的である。

2.2.2.2. 精霊教会・病院

聖霊教会・病院がドイツ全域とオーストリアに置かれている。前項で説明したシュピタールにも聖霊教会・病院が含まれる。なぜかドイツ北部の施設の多くはホスピタルと呼ばれ、南部はシュピタールと呼ばれる。聖霊教会病院とシュピタールの概念は、入り混じっており、その違いがはっきりしない。ハンザ都市にあるドイツ東北部の聖霊教会・病院を、3カ所紹介した。

2.2.3. イタリアの中世に起源を発する修道院病院

イタリアにも中世に起源を発する修道院病院が多数存在し、一部は近代的病院に発展した。5カ所の施設を紹介した。

丘上の中世都市シエナには、9世紀にまで遡れるサンタ・マリア・デッラ・スカラ病院がある。13世紀に建てられ始めたシエナ大聖堂に面した、地上3階、地下4階の大規模な複合建造物で、最初は巡礼者、困窮者収容施設として、19世紀中ごろ以後は近代的病院として1990年頃まで利用された。現在は複合博物館棟として利用されている。

古代都市ローマの東南の門であるサン・ジョバンニ門から旧市街に入ってすぐ左手に、巨大なサン・ジョバンニ・ラテラーノ大聖堂がある。それに隣接して、サン・ジョバンニ・アドロータ病院が、3カ所の敷地に分かれて置かれている。1204年に教皇インノケンティウス3世が創設した。創設当初は巡礼者を含む困窮者の世話施設であったが、19世紀中に近代的大総合病院になった。中庭に大規模な古代ローマ遺跡があるのが、特徴である。

2.2.4. スペインの聖地サンチアゴ・デ・コンポステーラ大聖堂前の王立オスピタルなど

スペイン北西部端のサンチアゴ・デ・コンポステーラは、ヨーロッパを代表するキリスト教の聖地の一つであるが、ここに1486年に初代のスペイン国王フェルナンド（1452－1516）が仮病院を建てた。ヨーロッパ中から石工や職人を動員して、1526年に本格的な王立オスピタルが竣工した。当初、困窮者、巡礼者に宿と食の世話をした。この施設は創設時から王立で、宗教と一定の距離を置いていた点に特徴がある。ヨーロッパで最も威風堂々とした歴史的大病院で、外装が美しい。1954年以後はパラドール（高級ホテル）として利用されている。

アンダルシア地方の中世由来の病院を、4カ所紹介した。グラナダの王立病院の建物の構造は、サンチアゴ・デ・コンポステーラの王立ホスピタルと相似形であるが、規模は小さい。

2.2.5. ポルトガルのミゼリコルディア入所施設

ポルトガルには、南蛮文化時代の長崎にも置かれていた慈善組織、ミゼリコルディア由来の困窮者収容施設が、ほとんど全都市に置かれている。困窮者収容棟と教会がセットで、現在も老人福祉施設として機能している例が多い。保存状態の良い1606年創設のギマランイス（旧本館、教会。現、博物館、養老院）と1500年創設のコインブラ（教会、入所棟。現、博物館、大学心理学部）の2ミゼリコルディアを紹介した。16世紀後半の日本で、長崎などにミセリコルディアという慈善組織が置かれた。当然この組織と共に、入所施設も置かれたはずであるが、日本の学界では認識されていない。

2.2.6. イギリスの病院

宗教上の理由で、イギリスだけは大陸ヨーロッパとは別の道を歩んだ。イギリス国教が修道院を廃止に追い込んだので、病院はその創設時から宗教的背景に乏しく、篤志病院、公的病院であった例が多い。そうした施設でも、教会を併設する。

1721年創設のロンドンのガイ病院を紹介した。トーマス・ガイ（1644－1724）は南海泡沫事件（1721年にイギリスで起こった常軌を逸した投機ブームによる株価の急騰とバブルの崩壊）で巨万の富を得た人物である。ガイは聖トーマス病院の管理者をしていたが、病院からあふれた入所者を収容するために、通りの向かいに、1721年にガイ病院を新築した。聖トーマス病院は1871年に別の場所に新築移転し、その手術講堂だけが、現在、元の場所で小博物館として公開されている。ガイ病院で働いた医師には、ブライト病の発見者ブライト、アジソン病の発見者アジソン、ホジキン病の発見者ホジキンがいる。現在、ロンドン有数の大規模医・歯学部附属病院となっている。なお、ナイチンゲールは移転した聖トーマス病院に近代的な看護学校を創設した。

2.2.7. ウクライナのキエフの病院

ウクライナの首都キエフのロシア正教の総本山、ペチェルスカヤ大修道院に1108年に置かれた困窮者収容施設があり、現在の建物は1841年に建てられ、病人の治療施設として利用された。聖ニコラス教会を付設している。現在は博物館棟として、利用されている。

3．中世由来の特徴のある専門施設

3.1. ペスト・ハウス

オランダには、健常者に罹患することを予防するために、隔離（人捨て）施設としてのペスト・ハウスが各地に置かれた。ライデンのペスト・ハウスは1661年に竣工し、現在　自然誌博物館棟として利用されている。ペストは同時に多数の患者が発生する急性感染症なので、街の城壁・堀のすぐ外側に施設が置かれ、ライデンの施設は患者の逃亡を防ぐため、周囲に堀が巡らされている。

3.2. レプラ・ハウス

フランスのムルゾー(Meursault)に、1142年以前にレプラ・ハウス（leprosarium）が置かれ、現存している。教会とそれに付設された部屋の2室からなる。1226年の時点でフランス各地に2000カ所のレプラ・ハウスが置かれたが、現存するのは、この施設だけである。ベルギーの2施設も現存している。いずれも小規模で、教会とそれに付設された部屋からなる。らい病は慢性の孤発感染症なので、レプラ・ハウスは町や村から遠く離れた場所に置かれた。なお、ハンセン菌発見以前のレプラには、ヘルペス、梅毒、皮膚癌、乾せんなどの皮膚病も混同されていた。

ノルウェー・ベルゲンの聖ユルゲンス・ホスピタル（現 レプラ博物館）は、1411年には置かれていたとの記録があるが、1654年には入所者の大半がレプラ患者となった。1754年に現存する2階建て、チャペル付きの木造病棟が建てられた。4畳半相当の狭い病室に、シングルベッド2床を入れ、90個室に140名が収容され、相当の過密収容であった。1840年になり、初めて常勤医師が赴任、翌年、常勤医師は2名になった。1845年にこの病院から600m離れた敷地に、47病室280名収容の大規模な新レプラ病院（現 ベルゲン大学リハビリセンター）が建てられ、1868年にハンセンが赴任してきた。1873年にハンセンは起炎菌であるであるらい菌を発見した。1909年に第2回国際らい会議がハンセンを会長にベルゲンで開かれ、日本からは北里柴三郎が出席した。

これより先、1899年にドイツ人細菌学者ロバート・コッホの指示で、当時、プロイセンの都市であったメメル（現在のリトアニアのクライペダ）に、レプラ・ハウスが置かれた。この施設は、1909年に日本に置かれたらいの療養所設置に影響を与えたであろう。メメルの施設は、第二次大戦の空爆で全壊した。

日本では1907年に法律「癩予防ニ関スル件」が制定された。日本を5区域に分けて、それぞれに療養所を設立することにした。1909年に5施設が設立された。中国四国地方では、高松市庵治沖の離島　大島に「第4区療養所」(1941年に大島青松園と改称)が置かれた。それより先、パリ外国宣教会の神父テストウイードが、静岡県御殿場市に1889(明治22)年に私立のらい療養所「神山復生病院」(現存)を設置した。

1916年に日本統治下の朝鮮全羅道の小島ソロクド(小鹿島)に、レプラ患者の隔離施設が置かれ、現在も機能している。

1930年には中国四国地方で二つ目の収容施設　長島愛生園が、岡山県瀬戸内市邑久町の小島　長島に置かれた。らい患者は強制的に収容されたが、生活費は無料で、10坪住宅という独立住宅に家族ごとに収容された。住環境はフランスやノルウェーの施設よりかなり良好であった。1943年に有効な治療薬プロミンが開発されたが排菌は不可能で、1981年に多剤併用療法が開発されて、やっと排菌が可能となった。日本国の隔離政策は、厚生官僚の不作為のため、1996年のらい予防法の廃止まで続き、ハンセン病患者の解放が、6年ほど遅れた。

3.3. 小庭のある困窮者収容所(hofje)

Hofjeは、庭(hof)に小さいを意味する接尾語(-je)が付いたオランダ語である。小庭のある困窮者収容所(hofje)が、オランダのライデン、ハールレムなどに多数ある。多くはオランダの黄金の世紀であった17世紀中に建てられた。ウトレヒト、アムステルダム、またいくつかのドイツの都市にもある。中庭を囲んで、平屋の長屋があり、富裕な市民が、宗教には係わらず、困窮者、病人、老人を無料で世話をした。ライデンには往時35施設が置かれたが、現在でも10カ所を超す小庭のある困窮者収容施設があり、老人を収容している。日中なら中庭に立ち入って、施設の見学ができる。

3.4. 大学病院

オランダのライデン大学病院を例に、大学病院の発展過程を紹介する。1648年に困窮者収容施設であった修道院　聖セシリア・ホスピタル(現 オランダ国立科学史医学史ブールハーヴェ博物館)の2室12床をライデン大学が借り上げ、ベッド・サイド・ティーチングを開始した。この年、近隣のウトレヒトに大学医学部が新設され、医学教育差別化のために、この臨床医学教育は開始された。19世紀になって、現在、国立民族学博物館として利用されている大学病院棟が建てられた。外気と外光を取り入れるための大きな窓のある建物である。1970年代になって、ライデン駅裏に、近代的なライデン大学新病院棟が建てられた。

3.5. 聖ヨハネ騎士団病院

十字軍は1096年から1272年まで、聖地エルサレムをイスラム教徒から奪還するために、9回にわたり西欧から派遣された武装したキリスト教徒からなる軍隊である。聖ヨハネ騎士団は、十字軍の病院騎士団で、傷病兵、巡礼者の世話をした。軍事侵略に先がけて、11世紀前半にまず、エルサレムに病院を創設した。十字軍移動路沿いに病院が置かれた。2003年にシリアの山城(マルカプ城)に置かれた騎士団病院を筆者は見学した。キプロス島の騎士団病院は、ロードス島に移転し、さらに1530年にマルタ島に移った。1800年からは米軍駐屯地病院として利用された。1942年にイタリア軍による空爆で全壊したが、1979年に再建され、現在、国際会議場、病院史博物館として利用されている。

4．近代的病院

4.1. 近代的病院の始まり

18世紀末から、怪我人、病人の治療だけに目的を絞った近代的な病院が、出現し始める。

同時に困窮者収容施設の一部も、19世紀中に、傷病者治療施設に専門化し、近代的病院に変身する。臨床医学の近代化は、ウイーンで始まった。1761年にアウエンブルッガーが打診法を開発し、1816年にラエンネックが聴診器を開発した。臨床医学と病院の近代化はパリに伝播し、そしてフランス帝国の一部であったオランダ（1814年再独立）にも伝わった。

4.2. ウイーンのアルゲマイネス・クランケンハウスとウイーン陸軍病院

ウイーンには、近代的病院のはしりである1784年創設のアルゲマイネス・クランケンハウス（ウイーン大学病院、狂人を収容した円形の狂人塔は、印象的である）と、1785年創設のウイーン陸軍病院（軍医学校を併設）が保存されている。いずれも皇帝ヨーゼフ2世（1741－1790）の創設である。

5．新世界　オーストラリア、ニュージランド、アメリカの病院

5.1. アメリカの病院

新世界、オーストラリア、ニュージーランド、アメリカの病院は、19世紀中に近代的病院として発足した。ボストンが州都であるアメリカ・マサチューセッツ州のトゥックスベリー（Teksbury）病院は、1854年の創設で、創設時のクラッシックな病院棟が保存されている。現在は精神病院として機能している。

5.2. オーストラリア、ニュージーランドの病院

1880年竣工のシドニー病院は創設時の病棟が現在も使用されている。1908年建築のニュージーランド・ロトルアのバス・ハウス（温泉病院）棟も現存し、郷土博物館として利用されている。

6．日本とその旧統治圏の病院

6.1. 日本へ強い影響を与えたヨーロッパの施設

6.1.1. 大分のアルメイダの病院に影響を及ぼした施設

日本最初の中世西洋式病院は、まだキリスト教の経営による困窮者収容所であったが、1557年から1586年に大分に置かれたアルメイダ（Luis de Almeida, 1525 -1583）の

病院である。アルメイダはポルトガルの商人で、イエズス会の宣教師で、外科医であった。領主　大友宗麟の庇護で病院を運営した。そのモデルとなった同時期のスペインのキリスト教経営の困窮者収容所を紹介する。

6.1.2 日本の蘭医学に影響を及ぼした3施設

6.1.2.1 ドイツ・ヴュルツブルクのユリアス・シュピタールとブルガー・シュピタール

1823年から1830年まで長崎に滞在したシーボルト（Philipp Franz von Siebold, 1796-1866）は、ヴュルツブルグ大学で1815年から1820年にかけて医学を学んだ。彼が臨床医学教育を受けた大学病院が、ユリアス・シュピタールとブルガー・シュピタールで、それぞれ1576年と1316年に創設された。当初はどちらも困窮者収容施設であったが、シーボルトの学生時代には大学病院として利用され、現在ユリアス・シュピタールはワイン酒場、パン売場を備えた大学病院として、ブルガー・シュピタールはワイン酒場と養老院として運営されている。どちらのワイン酒場も美味しいドイツ料理を提供し、食通のガイドブック、Michelin Red Guideに収載・評価されている。来日したシーボルトは鳴滝塾で日本人門弟に臨床講義を行い、日本が受容した蘭医学の範囲を動物学、植物学、化学、薬学、鉱物学まで広げた。

6.1.2.2 ウイーン陸軍病院・軍医学校

陸軍病院に併設されていた軍医学校の教官プレンクの医学書が江戸期に最も多く日本語に翻訳された。ウイーン陸軍軍医学校は19世紀のヨーロッパ諸国に同時多発的に置かれた軍医学校の一つで、皇帝ヨーゼフ2世により1785年にウイーン大学医学部に隣接して置かれ、100年間に渡り、近代的軍医を要請した。陸軍軍医学校の創設当時の5人の教官の一人にプレンク（Joseph Jakob Plenck, 1733-1807）がいた。彼の書は医学知識を判りやすく解説したので非常に人気があり、生涯に少なくとも32種のラテン語・ドイツ語の医学書を著し、その多くはオランダ語に翻訳され、日本語へ重訳された書も筆者の確認しえたものだけで、刊本・写本を合わせ11種31冊にのぼる。1815年から1832年の間に発表され、蘭学史上、翻訳書数では、プレンクは最大の原著者である。

6.1.2.3 ウトレヒト陸軍病院・軍医学校

ウトレヒト陸軍軍医学校は1822年に置かれたオランダ唯一の軍医学校で、ウトレヒト陸軍病院に併設された。この学校を卒業した軍医10名と他の医学校で学んだ4名のオランダ医が幕末維新の日本の蘭学系の医学校で教えた。幕末維新の日本は医学校ブームにわき、医師過剰を恐れた明治政府は明治20年に地方税でもって医学校と病院を維持してはならないとする法律を作り、その直前にオランダ医が教えた医学校を国立に昇格させた。これらの医学校が大正年間になり、地方の単科医科大学に昇格した。それらは旧6と呼ばれ、西から長崎、熊本、岡山、京都府立、金沢、新潟の医科大学で、オランダ医雇用実績が無くて医科大学になったのは、千葉だけである。これらの後継大学病院は、現在、各地方の中核的な大学病院として機能している。

6.2. 日本

日本国内の現存する施設を紹介した。江

戸時代後期、1810年頃建築の診療所（和歌山・紀の川市の華岡青洲の春林軒）を除き、幕末維新後、近代的病院として発足した。日本では、はじめから困窮者収容所の機能を持たない。チャペルのような宗教施設と中庭にも欠ける点、酒とはまったく縁がない点も特徴である。日本の病院は機能的ではあるが、患者の心の救済まで目が届いていない。

日本最初の西洋式病院はポンペが1861年に建てた長崎療養所であるが、これは現存していない。最近、基礎部分の遺構が発掘されたが、保存されるかどうか、判らない。1879年建築の山形県公立病院済生館、1892年創設で1917年築造の施設が残る津和野町の旧畑迫病院、1894年建築の由布市の旧日野医院、1917年創設の津山市の中島病院、1923年創設の倉敷中央病院を紹介した。

6.3. 台湾、韓国、旧満州

6.3.1. 台湾

台湾では1924年建築の台北帝国大学附属医院（現 台湾大学附属医院旧本館）、1927年建築の台中の宮原眼科（現 アイスクリーム店）を紹介した。台北帝大附属医院は保存状態が良く、現在も現役の病院として利用されている。宮原眼科は日本語のガイドブックで紹介されるほど有名で、名所となった店内は、台湾人、外国人で賑わっているが、その復元には合格点がつけられない。

6.3.2. 韓国

韓国では1908年竣工の京城の大韓医院（後、京城帝国大学附属病院、現、ソウル大学校医学史博物館）、1928年建築の大邱医学専門学校附属病院（現、慶北大学校医科大学附属病院）を紹介した。いずれの施設も大切に保存され、重要文化財（韓国では「史跡」）に指定されているが、例によって、日本の貢献の隠蔽が堂々と行われている。

6.3.3. 旧満州（中国東北部）

旧満州の大連と長春にも日本が建設した病院棟（旧満鉄病院、旧満州医科大学病院）が現存・利用されているが、現在の習政権が強権的で、病院内で写真を撮っていると、スパイの疑いで拘束される危険があり、取材ができなかった。筆者は前者へ20年前に内部に立ち入って見学し、後者は20年前にバスの車窓から見学した。

7．ラオスの戦争遺跡、ムアンクーンのフランス病院

ベトナム戦争は、第二次インドシナ戦争と呼ばれるが、北ベトナムを支持したラオス北部に、米軍は第二次世界大戦の際に全世界で落とした爆弾全量以上の爆弾を落とした。ラオス東北部のムアンクーンは州都で、美しい町であった。ここに19世紀末にフランスが建てた小病院があった。米軍の空爆で町は壊滅し、病院は大破した。広島の原爆ドームと同様、フランス病院は戦争遺跡として保存されている。ムアンクーンの町は放棄された。

8．イスラム圏の病院

8.1. トルコとシリアの病院

イスラム圏のトルコ、シリアにも、キリスト教圏の修道院と同様に、宗教施設であるモスクが中世以後、病院、医学校として利用された例がある。トルコのエディルネの複合施設は、スルタン、バヤジット2世（1447－1512）によって、1488年に創設された大規模な施設で、モスク、病院、医学校を持ち、現在、医学史博物館として公開されている。

トルコのスィワス（1217年創設）、ディヴリィ（1228年創設）、シリアのダマスカス（1154年創設、2002年には医学史博物館であったが、内戦のため、現状は不明）にも、モスク棟を利用した病院、医学校はある。

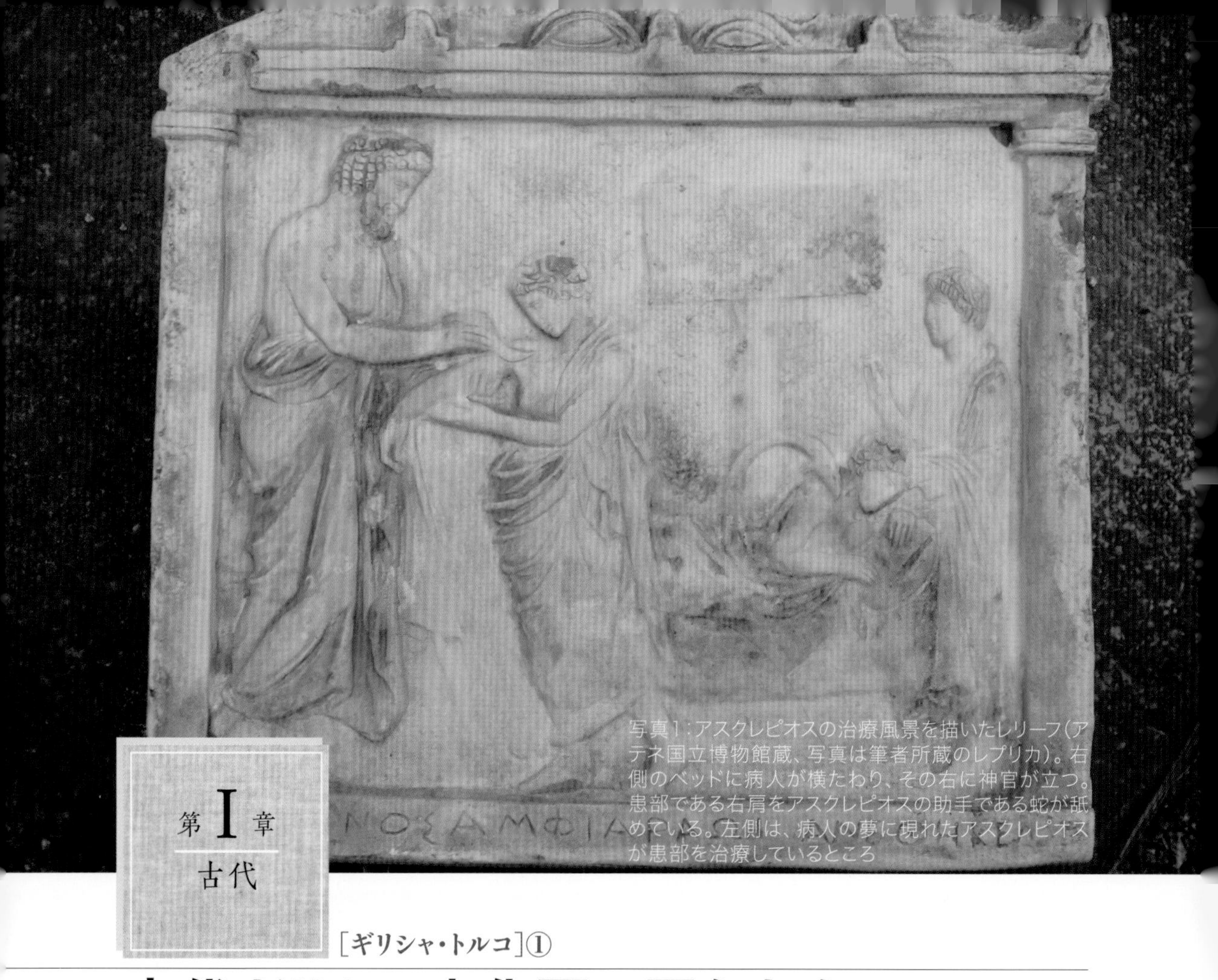

写真1：アスクレピオスの治療風景を描いたレリーフ（アテネ国立博物館蔵、写真は筆者所蔵のレプリカ）。右側のベッドに病人が横たわり、その右に神官が立つ。患部である右肩をアスクレピオスの助手である蛇が舐めている。左側は、病人の夢に現れたアスクレピオスが患部を治療しているところ

第I章
古代

［ギリシャ・トルコ］①

古代ギリシャ文化圏に置かれた2000年前のアスクレピオス神殿

現在のヨーロッパ人、歴史家、医史学者たちは、自分たちの文化文明のルーツは、古代ギリシャにあると信じている。古代ギリシャ神話において、アポロの息子のアスクレピオス（Asclepius）は医の神、アスクレピオスの娘のヒギエイアとパナケイアは、それぞれ、健康の女神、治癒の女神である。紀元前4世紀から紀元後4世紀までの間に、古代ギリシャ文化圏に600カ所のアスクレピオス神殿（Asclepieion）が置かれた。このアスクレピオス神殿を、現在のヨーロッパの医史学者たちは、病院のルーツと見做している。

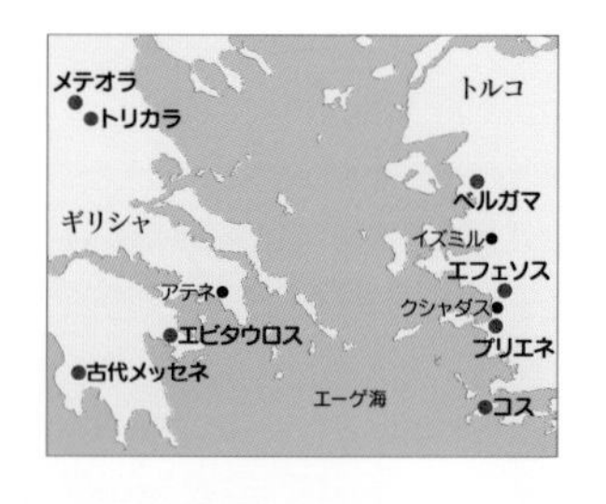

病人、あるいはその代理人は、浴場で身を浄めた後、神殿でアスクレピオス像に詣り、祈り、お籠り堂（Abaton）で眠りに就く。1枚のレリーフが残っている（写真1）。その右半分にはお籠り堂で眠る病人の患部、肩を蛇が舐めている様子が、左半分には病人の夢、アスクレピオスが肩を治療している様子が描かれている。現在のギリシャは乾燥した地であるが、かつては多雨で、アスク

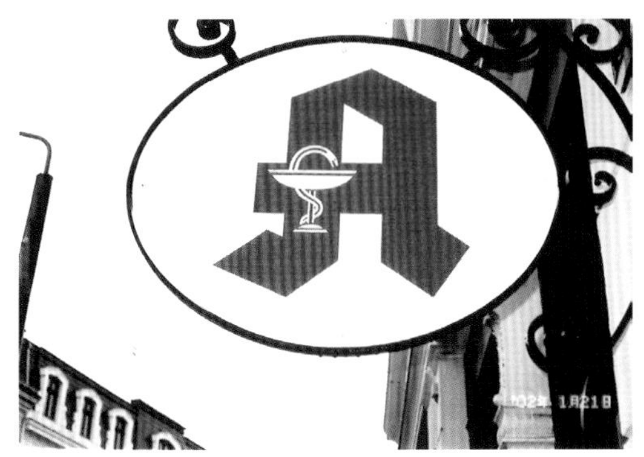
写真2：ドイツの薬局の共通マーク

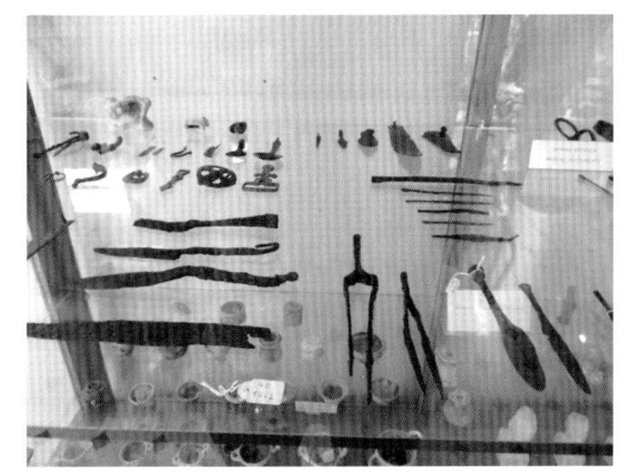
写真3：神殿から発掘された医療器具（アテネ考古学博物蔵、1994年撮影）

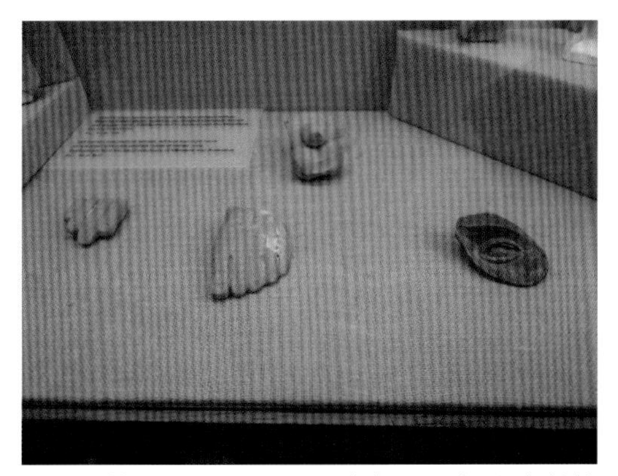
写真4：神殿から発掘された患部を形どった奉納物（古代メッセネ考古学博物館蔵）

レピオスの神域は湿潤で、泉が湧き、池があり、蛇が多数棲息していた。蛇は神殿でアスクレピオスの助手として働き、また脱皮をするので、永遠の命と考えられた。そのため、蛇は欧米において、医薬の象徴となった。薬局の看板に、盃の水薬を飲む蛇をよく見る。ドイツの薬局の共通マークを

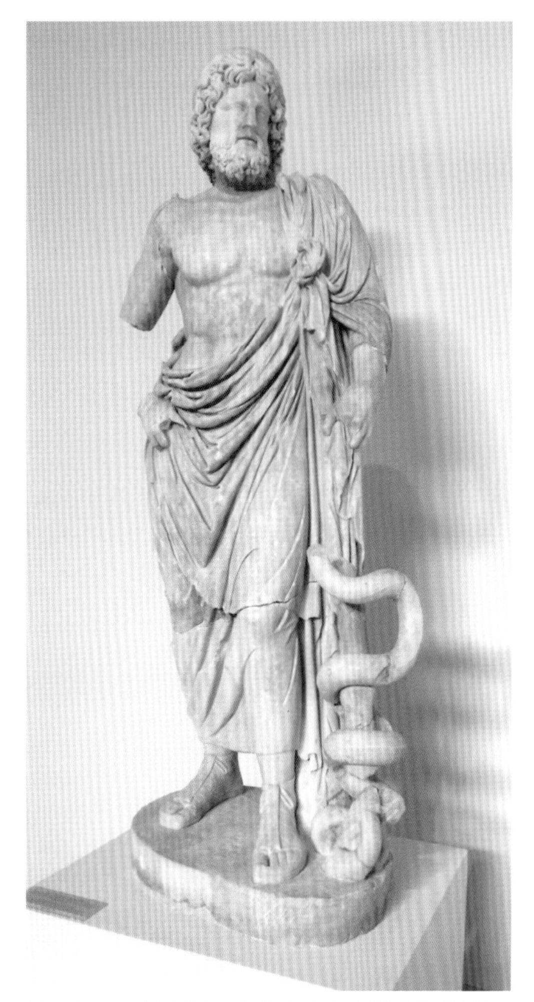
写真5：アスクレピオス像（アテネ考古学博物館蔵）

示した（写真2）。病人の夢を神官が解釈し、付属施設（競技場、体育館、闘技場）で運動させ、音楽堂で音楽治療をし、劇場で気晴らしをさせる。そのようにして、数日から数カ月間、施設に滞在し、病気が軽快して退院する。現在の病院とは当然、機能的に大きく異なり、宗教的、神秘的、心理的要素の強い施設である。

筆者はメッセネ、エピダウロス、コリントス、アテネ、トリカラ、コス島（ギリシャ）、ベルガマ、プリエネ、エフェソス（トルコ）、ローマ、シチリア島（イタリア）のアスクレピオス神殿遺跡を訪問した。発掘状況、保存状況、規模は遺跡により大きな

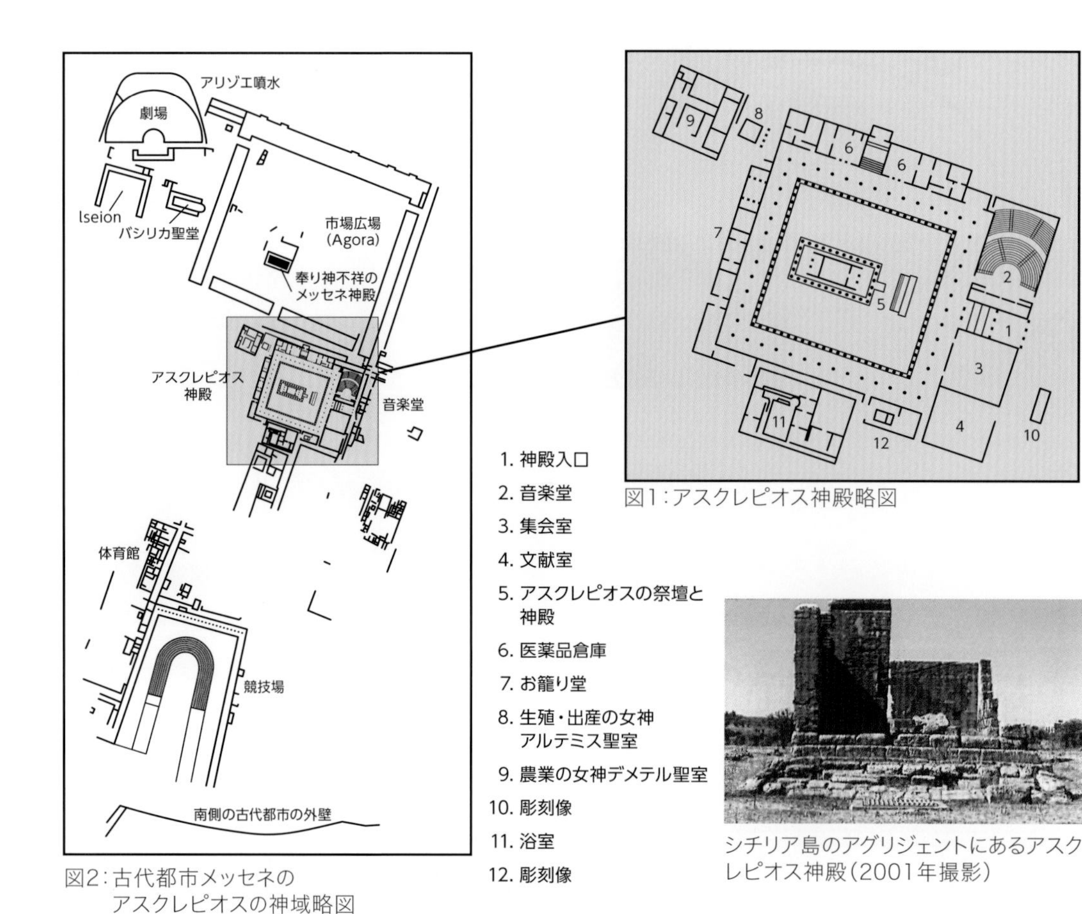

図1：アスクレピオス神殿略図

図2：古代都市メッセネの
アスクレピオスの神域略図

シチリア島のアグリジェントにあるアスクレピオス神殿（2001年撮影）

違いがある。状態が比較的良く大規模なメッセネとエピダヴロス、特徴のあるトリカラ、トルコ・ベルガマ、トルコ・プリエネのアスクレピオス神殿を紹介する。

メッセネのアスクレピオス神殿

古代都市メッセネ（Ancient Messini、現在の都市メッセネとは、25km離れている）のアスクレピオス神殿は、日本ではまったく無名で、日本語のガイドブックには記載がないが、熊本大学の伊藤重剛建築学教授が発掘調査を行い、英語の報告書を出している。アテネ西南にあるペロポネス（Peloponnes）半島の西南部に、半島で2番目に大きい人口7万人の都市カラマタ（Kalamata）がある。古代メッセネ遺跡は、カラマタの北北西30kmの山地にある。バスは週に2便しかなく、タクシーをチャーターして行かざるを得ない（片道40分、現地で2時間待機させ、往復・拘束3時間で40ユーロ程度）。

アスクレピオス神殿（図1）は、アスクレピオスの神域の複合施設群の中にあり、メッセネとエピダヴロスの施設は、その中央部にアスクレピオス神殿を置き、その周辺に泉水・浴場、音楽堂、劇場、闘技場、競技場を配した総合テーマパークである（図2）。

メス、ピンセット、鋏（これらの形状は、現在と変わらない）、ゾンデ、薬瓶といった医療器具（写真3）、患部を形どりアスクレピオスに捧げた粘土・金属製の模型（写真

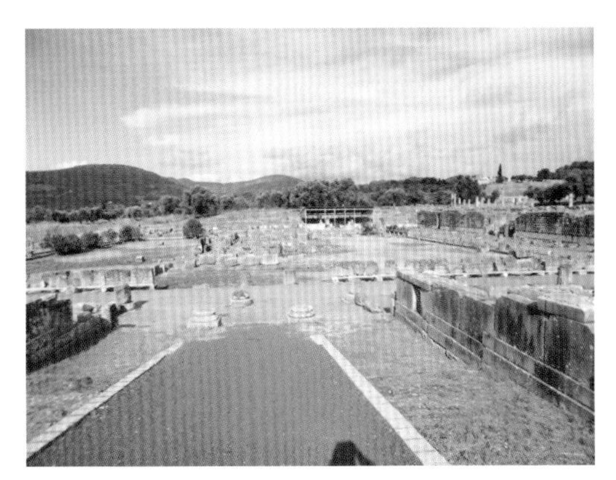

写真6:メッセネ・アスクレピオス神殿全景(図1の1から西を見る)

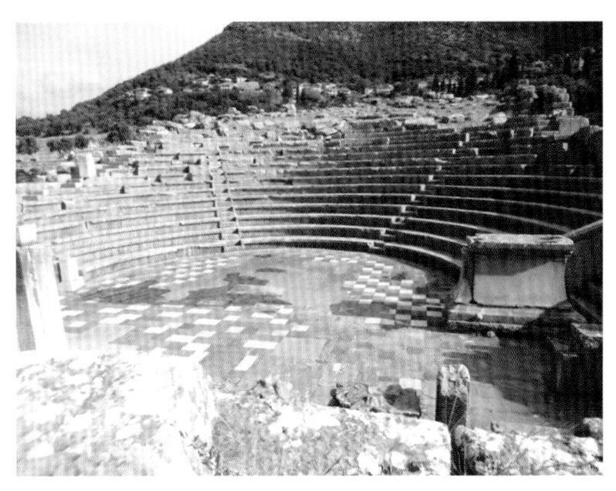

写真7:メッセネ・アスクレピオス神殿の音楽堂(図1の2)

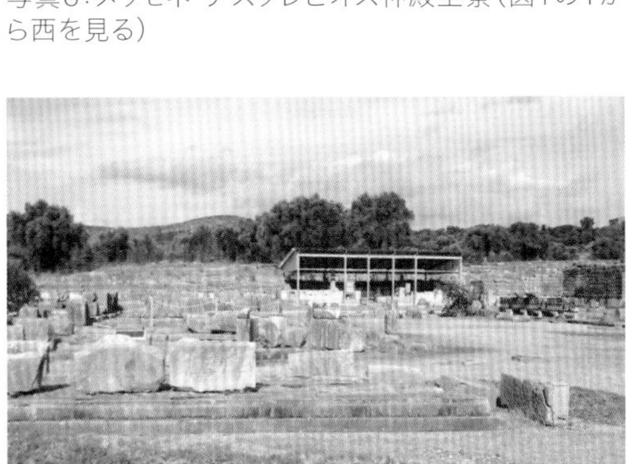

写真8:メッセネ・アスクレピオス神殿の祭壇からお籠り堂をのぞむ

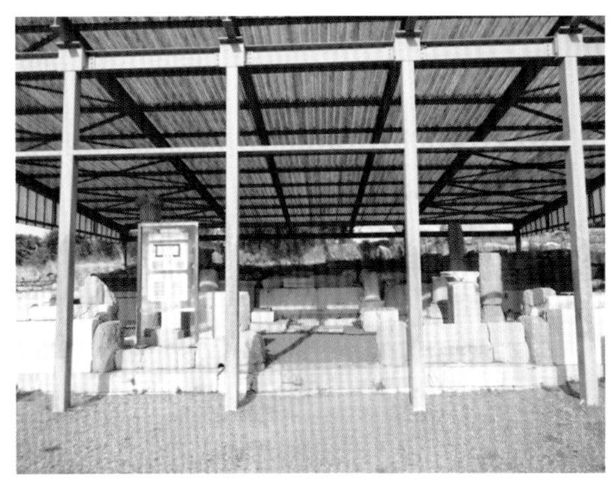

写真9:メッセネ・アスクレピオス神殿のお籠り堂(図1の7)

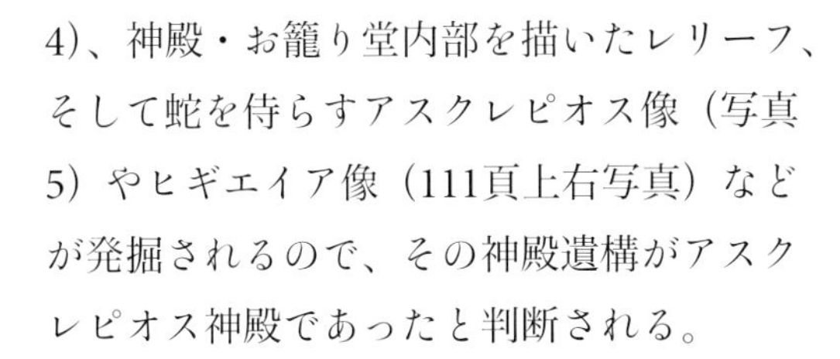

4)、神殿・お籠り堂内部を描いたレリーフ、そして蛇を侍らすアスクレピオス像(写真5)やヒギエイア像(111頁上右写真)などが発掘されるので、その神殿遺構がアスクレピオス神殿であったと判断される。

古代都市メッセネは紀元前369年に成立した。神域に入ると、劇場(建設はアスクレピオス神殿建設後)、床のモザイク・タイルの美しい建物(Iseion)、バシリカ聖堂、市場広場(Agora)、奉り神不詳のメッセネ神殿、そしてアスクレピオス神殿と音楽堂、体育館、競技場、そしてその南側には古代都市の外壁がある(図2)。

アスクレピオス神殿(写真6)の構造は、東側に入口、そのすぐ北に音楽堂(写真7)、すぐ南に集会室、集会室南に隣接して文献室がある。通路を西進すると、アスクレピオスの祭壇と広い神殿(写真8)、すぐ北に医薬品倉庫、その西に生殖・出産の女神アルテミス聖室、その西に農業の女神デメテル聖室、祭壇と神殿のすぐ西にお籠り堂(写真9)、南に浴室がある(図1の11)(熊本大学生時代にメッセネの発掘に参加したアテネ在住の考古学者　山口大介氏に助言を受けた)。

エピダウロスのアスクレピオス神殿

有名なエピダウロス(Epidavros)のアスクレピオスの神域は、ペロポネス半島南東部にある。訪問の起点となる町は人口1万4000人の観光都市ナフプリオ(Nafplio)で、ここから冬期を除き、1日2〜4本のバス(所

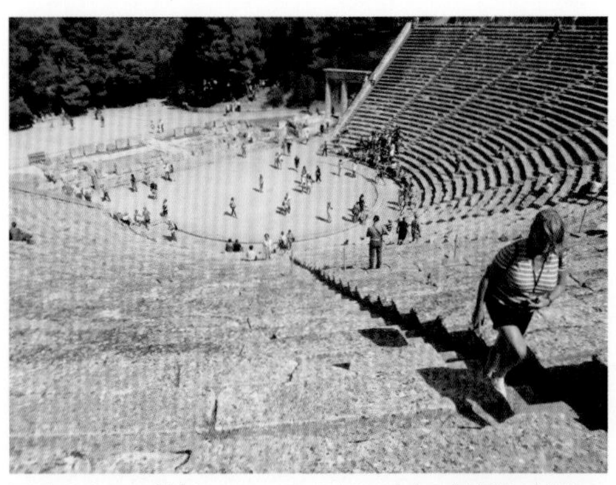
写真10：エピダウロスのアスクレピオス神殿に付設の野外大劇場（紀元前4世紀の建物）。1万4000人ほど収容可能。保存状態が良く、音響効果も抜群で、現在でも夏に古代劇場などが上演されている（1994年撮影）

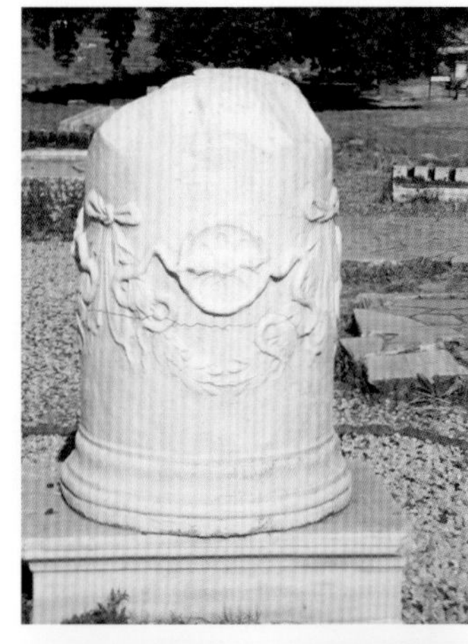
ベルガマ・アスクレピオス神殿参道入口の蛇のレリーフがある円柱

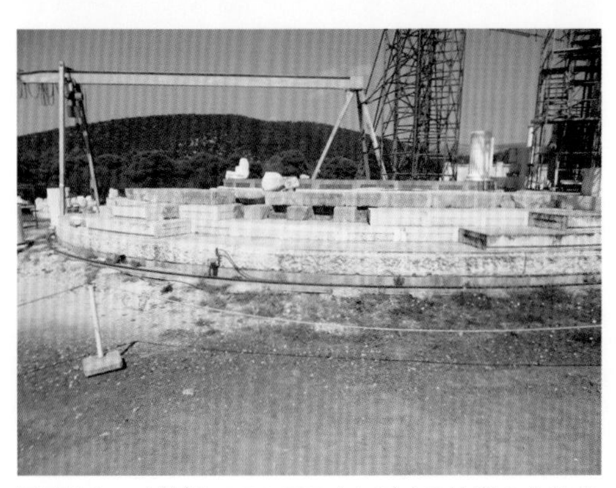
写真11：エピダウロスのアスクレピオス神殿の中核施設トロスの遺構。円形の特異な建造物である

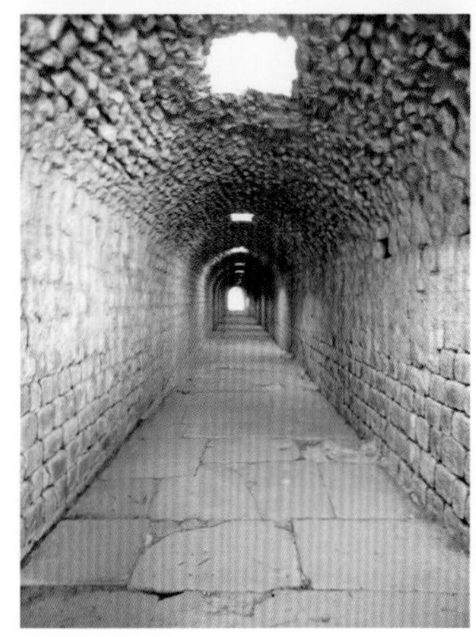
写真12：ベルガマ・アスクレピオス神殿のトンネル

要片道1時間弱）が出る。ギリシャの公共乗り物は運行頻度が低いので、この程度のバスの本数でも、到達しやすい史跡と言える。この神域は紀元前4世紀に建設された古代ギリシャ最大級の保存状態の良い1万4000席の円形劇場（写真10）で有名であるが、その北側に体育館、音楽堂、闘技場、競技場、そしてトロス（Tholos）という円形の聖廟（写真11）を備えた紀元前4世紀のアスクレピオス神殿とその北側に隣接してお籠り堂がある。

トルコ・ベルガマのアスクレピオス神殿

トルコのエーゲ海沿岸は古代ギリシャ文化圏で、いくつかのアスクレピオス神殿がある。ベルガマ（Bergama）のアスクレピオス神殿は町の中心からタクシーで10分、到達しやすい遺跡である。ベルガマのアスクレピオス神殿には、二つの特徴がある。その一つは保存状態が良く、神殿に至るトンネル（写真12）が残されている点で、他の遺跡ではトンネルを見ることがない。次にアスクレピオス神殿周辺に付帯施設、劇場以外のアスクレピオスの神域がないことである。アスクレピオス神殿周辺にはトルコ軍基地が広がっており、そのため発掘が進んでいないためかもしれない。

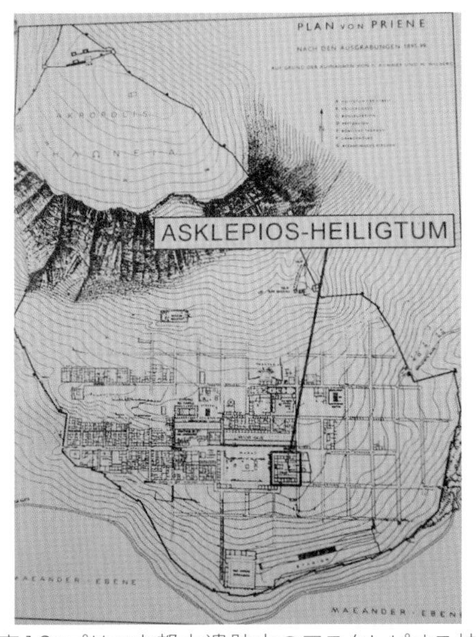

写真13：プリエネ都市遺跡中のアスクレピオス神殿（中央に「アスクレピオス神殿」の文字）

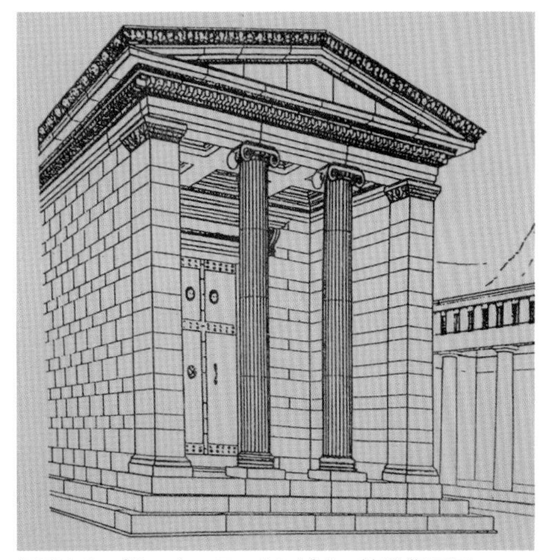
写真14：プリエネのアスクレピオス神殿復元図

トルコ・プリエネのアスクレピオス神殿

トルコのエフェソスは広大な古代ギリシャ遺跡であるが、その訪問の起点としてはエーゲ海沿岸のクシャダスが便利である。クシャダスから南のソケへドルムシュ（ミニバス）で30分、そこでプリエネ（Priene）行きのドルムシュに乗り換え、西の終点まで20分、そこから歩いて15分で山麓の古代プリエネ遺跡に到達する。縦横の区画が整然とした古代小都市遺跡（写真13）であるが、その中央部にアスクレピオス神殿（復元図、写真14）の遺構がある。都市遺跡の中にコンパクトにある点がプリエネの特徴で、付帯施設もない。この神殿は最近までゼウス神殿と考えられていた。医療系の発掘品が出て、アスクレピオス神殿と同定された。まったく無名の遺跡であるが、ドルムシュの本数が多く、行きやすい。

トリカラのアスクレピオス神殿

トリカラ（Trikala）は後述する中世メテオラ修道院訪問の起点となるカラムバカから南へバス（1時間毎）で40分、ギリシャではアスクレピオスの里として有名で、大規模なアスクレピオスの神域がかつて存在したと言い伝えられているが、現在の街が遺跡の上にそっくり載っかっている。発掘は200m四方の狭い範囲しかなされていないので、全貌が掴めない。都心の橋の上にアスクレピオス像が建つ（写真15）。

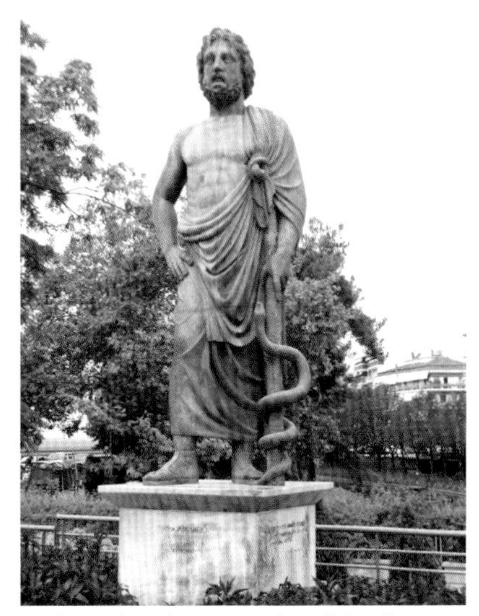
写真15：トリカラのアスクレピオス像

（1994年、2001年、2018年、2019年訪問・撮影）

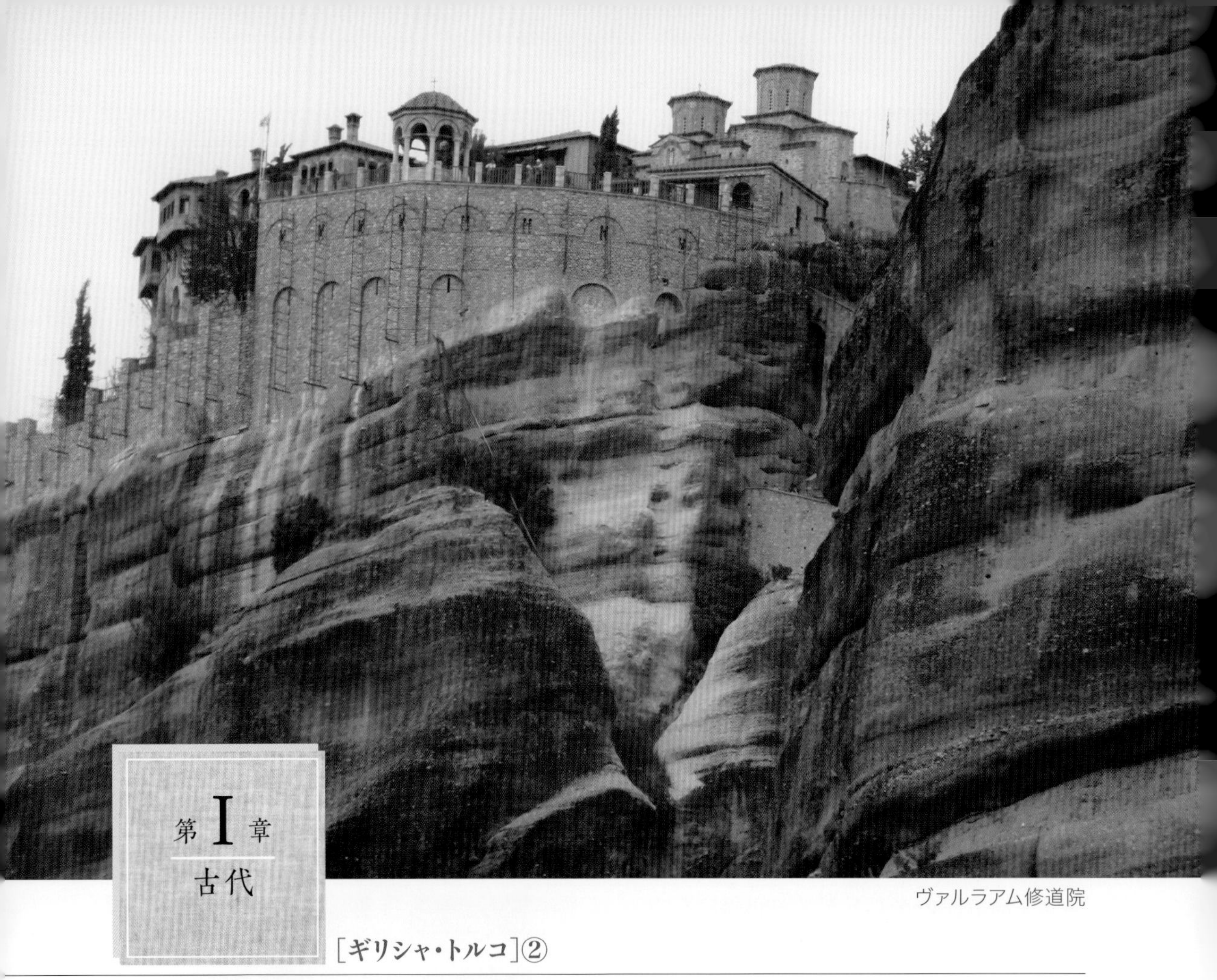
ヴァルラアム修道院

第I章
古代

［ギリシャ・トルコ］②

14世紀から16世紀のメテオラ修道院群の旧ホスピタル

アテネから北東へ列車かバスで5時間、カラムバカ（Kalambaka）に到着する。メテオラ山麓の村で、多数の宿舎施設や食堂がある。この村から市内バスで30分登ると、中世由来のメテオラ（Meteora）の修道院群に着く。絶壁の岩山の上に14世紀から16世紀に建てられた修道院が建ち、6カ所が現存・公開されている。孤立した絶壁の上にあり、自動車交通の開始まで、どのように修道院を建てたのか、どのように修道院に到達したのか、不思議である。

14世紀にセルビア人たちがテッサリア地方に侵入してくると、修道士たちが戦乱を逃れて、メテオラにやって来て共同生活を始めた。1356年に最初の修道院、現存する大メテオラ修道院が建てられた。メテオラはギリシャ正教の聖地として発展し、15世紀から16世紀に修道院は絶頂期を迎え、その数は24にも達した。

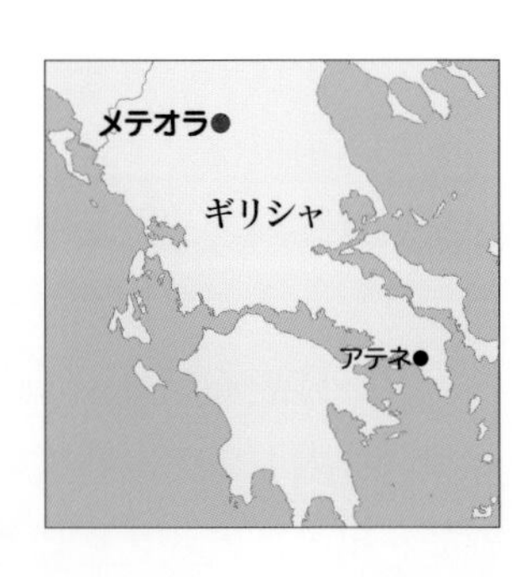

1518年に創設されたヴァルラアム（Varlaam）修道院は、現在、居住修道士8名、教会の壁・天井のフレスコ画で有名で

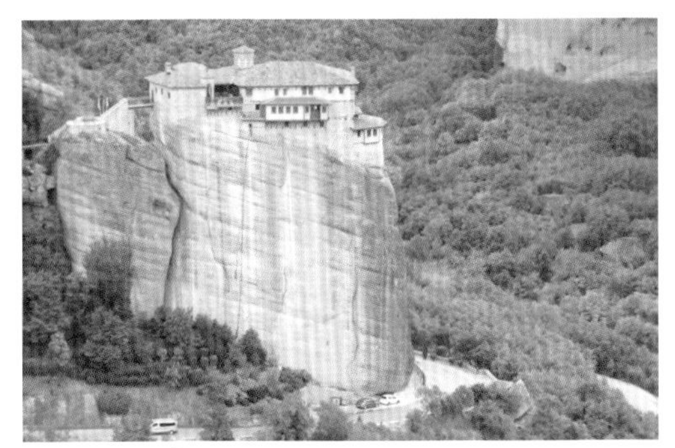
ルサヌ修道院

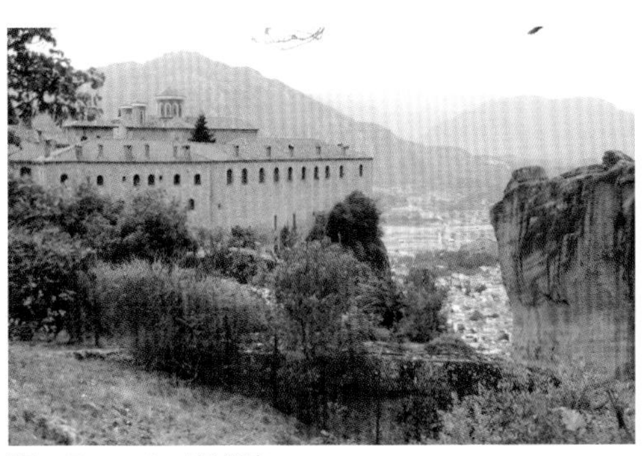
聖ステファノス修道院

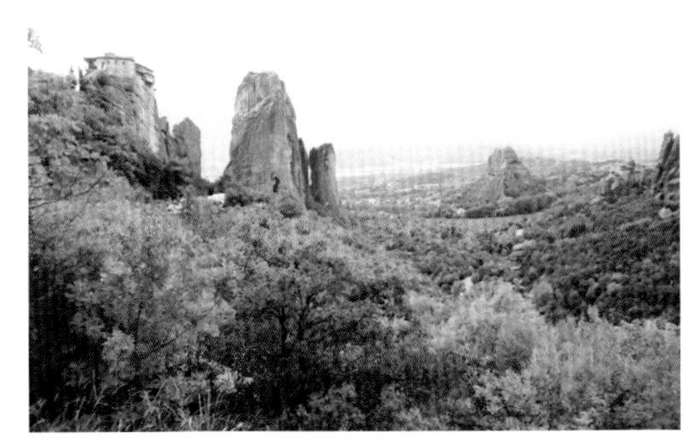
カラムバカをのぞむ

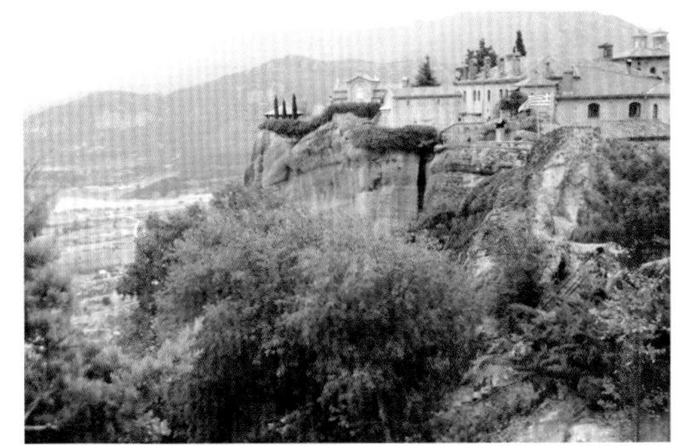
大メテオラ修道院

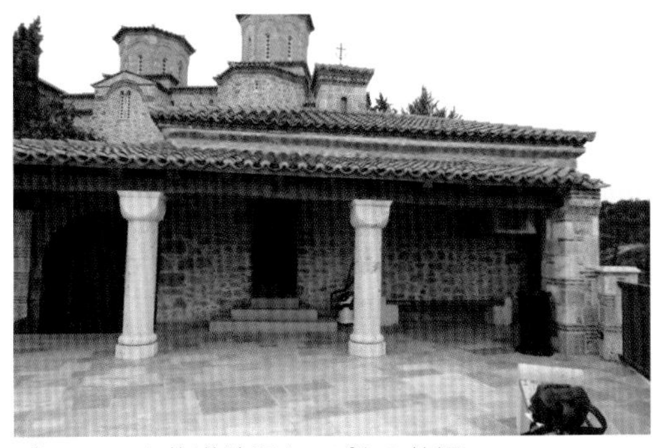
ヴァルラアム修道院旧ホスピタル外観

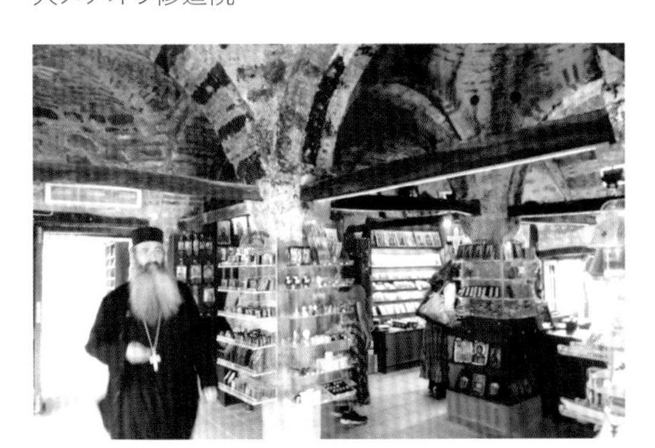
ヴァルラアム修道院旧ホスピタル内部

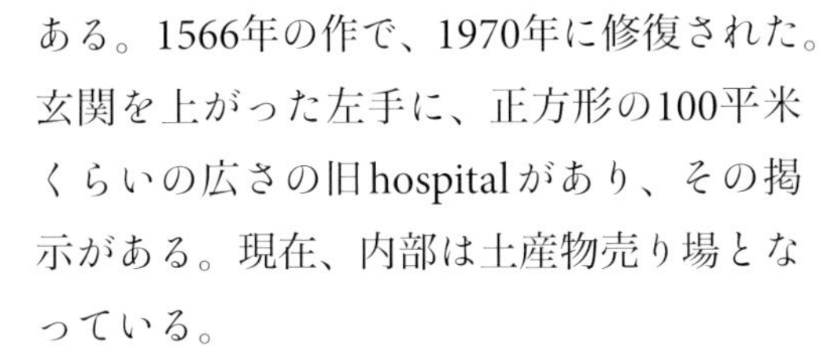

ある。1566年の作で、1970年に修復された。玄関を上がった左手に、正方形の100平米くらいの広さの旧hospitalがあり、その掲示がある。現在、内部は土産物売り場となっている。

しかし修道院同士の対立と、修道士を天職として目指す者の減少で、メテオラは衰退した。

ヴァルラアム修道院以外の他の５修道院は、大メテオラ修道院、聖ニコラウス修道院（14世紀創設）、ルサヌ修道院、聖トリアダ修道院（15世紀創設）、聖ステファノス修道院（15世紀末創設）で、いずれの修道院にもhospitalが置かれていた。中世のホスピタルは貧者、老人、病人、孤児、捨て子、狂人、売春婦、巡礼者などを収容し、食と住の世話をしたが、メテオラのhospitalは巡礼者宿に特化していた。1988年に複合遺産として、ユネスコの世界文化遺産に登録された。

（2018年訪問・撮影）

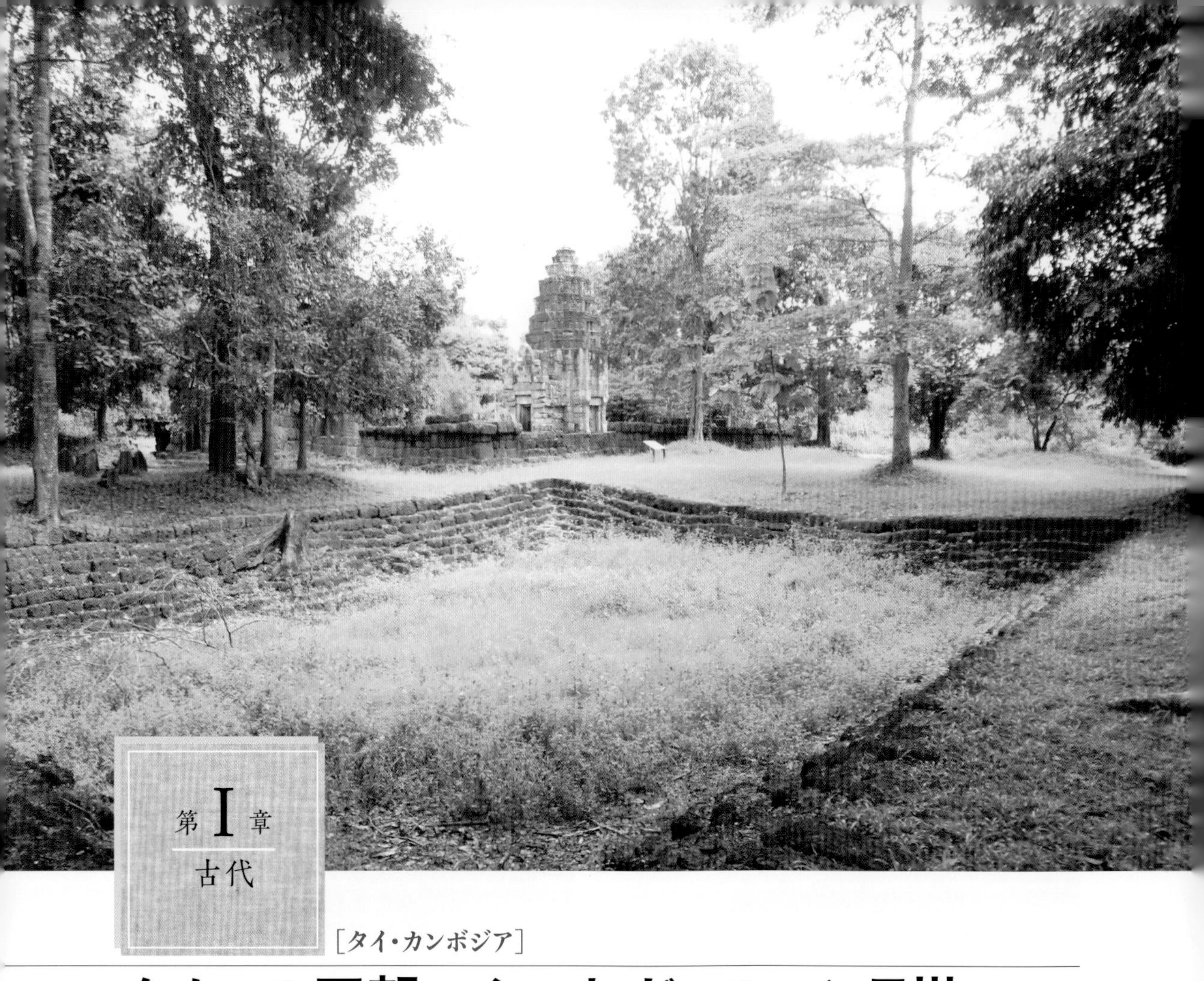

第I章
古代

［タイ・カンボジア］

クメール王朝　ジャヤヴァルマン7世（1181－1218/20?）の施療院

カンボジア・トンレサップ湖畔シェムリアップにあるアンコールワットは、クメール王朝の代表的な大規模な石造建造物群である。9世紀頃に統一王朝を形成したクメール王朝（800年頃～1500年頃）は、12世紀に最盛期を迎えた。

最盛期の王であるジャヤヴァルマン7世は、王道に沿って102の施療院（Arogayasala（クメール語で「病人の家」の意味), Kuti Rishi（「仙人」の家の意味））を建設したことが、タプローム碑文（1186）に記されている。タプロームはこの王の僧院で、アンコールワット遺跡群の中にある。現在のタイ東北部イサーン地方は、往時クメール王朝の領地であったが、19棟の施療院、現在のカンボジア領で18棟の施療院の存在が確認されている。

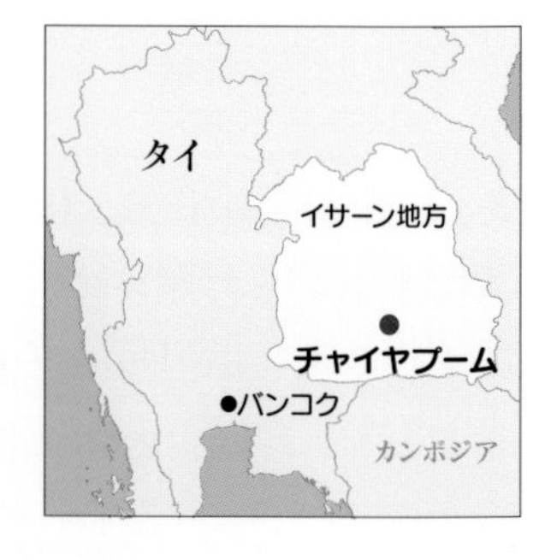

数年前に約10カ所訪問したが、あらためて、2014年7月に、その内6カ所を訪問した。地図には公共乗物で最も到達しやすいチャイヤプームを示した。

保存状態の良し悪しはあるが、矩形の周

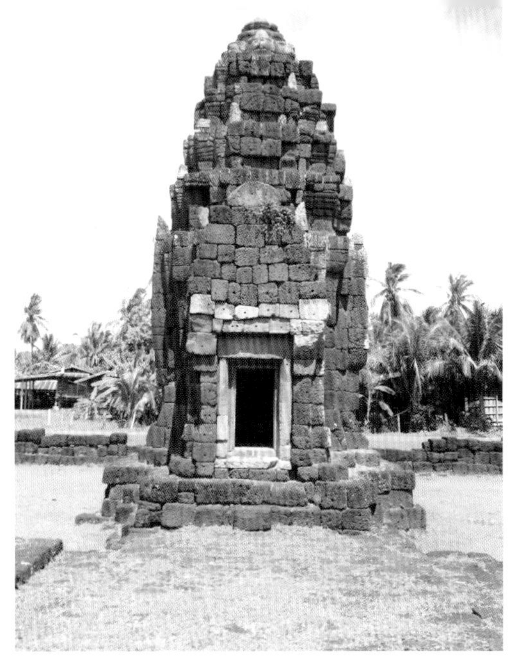
祠堂

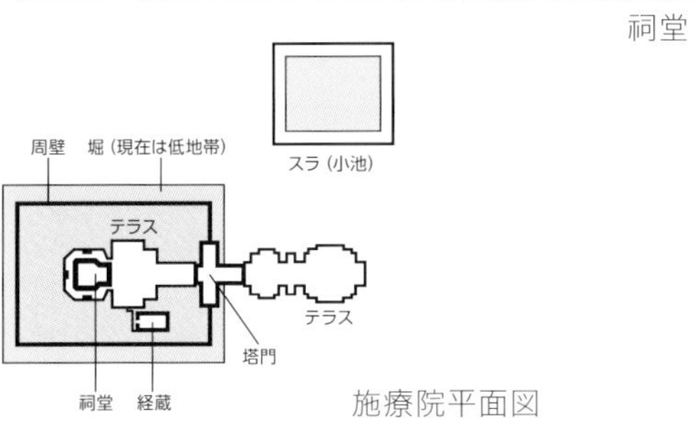

施療院平面図

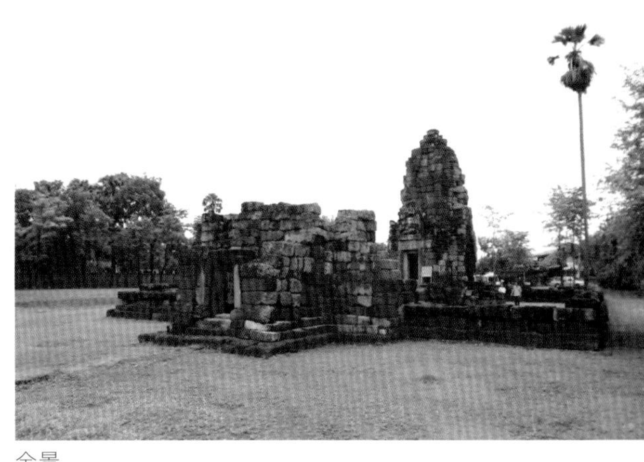
全景

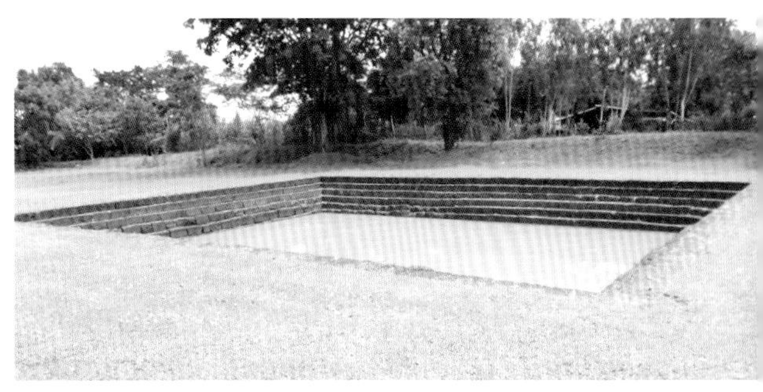
スラ（小池）

壁内の祠堂、経蔵、テラス、塔門、周壁前のテラス、周壁外の堀跡、境内右側前方の矩形のスラ（小池）の配置は、ほとんど同じである。主石材は褐色のラテライトが使用されているが、一部の施設では、砂岩も使用されている。他のクメール寺院と同様に、石造建築物だけで、木造建築物はなかった可能性が高い。

ヤショーヴァルマン1世の治世（889－900）から存在していた施療院を再組織化し、ジャヤヴァルマン7世自身が、病人の療養と薬剤の供給に携わっていたとされる。碑文に「身体を冒す病は、心も蝕む。民の苦しみが大きくなれば、王の苦しみも、それだけ大きくなる」とある。王自身が36種の薬石を処方し、50名から200名もの従事者が、狭い一つの施療院で働いていたという記録がある。

これらの施設が病院あるいは診療所であったとしても、それぞれの建物の機能はまだ解明されていない。筆者の想像であるが、病人はスラ（小池）で身を浄め、塔門から境内に入り、祠堂の中央に置かれている呪医仏（バイシャジュヤグラ）像（現在は失われている）の前に座り、呪術医が仏に向かって病気の平癒を願い、その後、薬を処方されたのではないだろうか？

シェムリアップやクメール遺跡の近辺には広大な矩形のバライ（人工の大池）があり、クメール王朝の基幹産業であった農業のための溜池の役割を果たしたが、病院の池は狭く、病人が身を浄めるために利用されたのだろう。施療院は大規模なクメール遺跡の周辺に置かれたもの、王道に孤立して置かれたものの2種がある。

（2014年訪問・撮影）

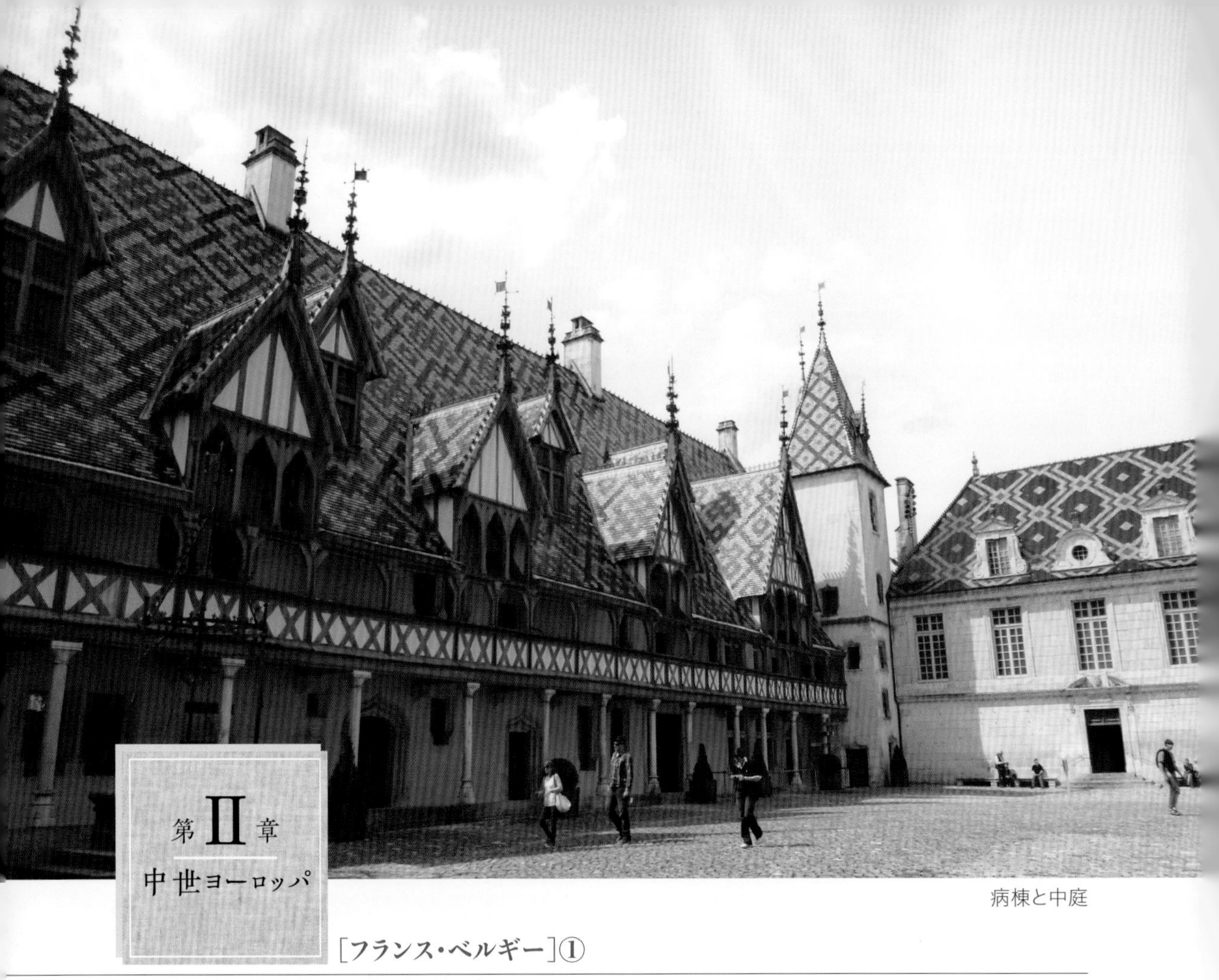
病棟と中庭

第Ⅱ章
中世ヨーロッパ

［フランス・ベルギー］①

15世紀に創設された フランス・ボーヌのオテル・デュー

オテル・デュー（Hotel-Dieu）はフランス語で、「神の家」、「市民病院」を意味する。1443年にブルゴーニュの公爵Nicolas Rolinにより創設されたボーヌ（Beaune）のオテル・デュー（無休、冬期は昼休館あり）は、病院博物館として公開されている。ボーヌのあるブルゴーニュ地方は美味しいワインを産する地域として有名で、土地の領主がこのオテル・デューに広い葡萄畑を寄進した。その畑から獲れる葡萄を醸造してワインを製造し、病院の経費に充てた。このオテル・デューの外観は、修道院そのものである。

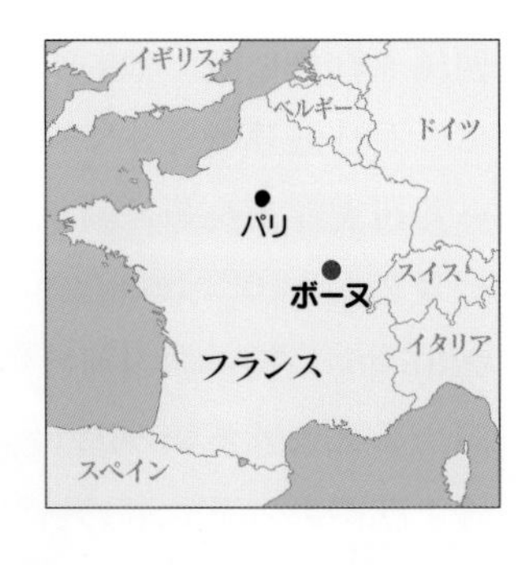

観光客も多数訪れ、受付には日本語のオーディオも準備されている。入口から長方形の中庭に入るが、石が敷き詰められ、敷地の一角に、井戸がある。修道院病院の中庭には、花が植えられ、芝が敷き詰められていることが多いので、石庭である点がボーヌのオテル・デューの特徴である。病棟の屋根が色彩豊かな蛇の皮のような網目模様で、美しい。このオテル・

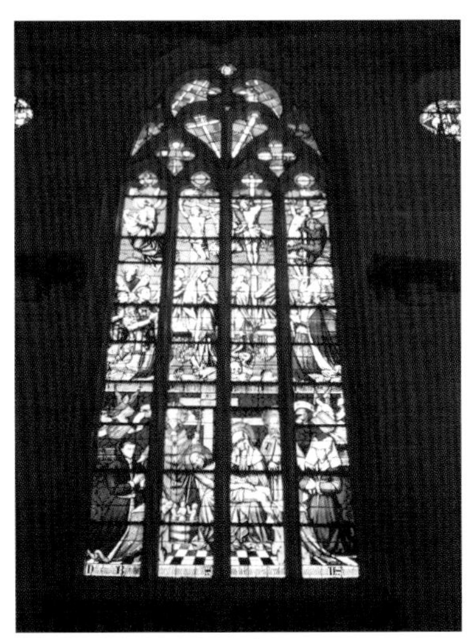
チャペルのステンドグラス

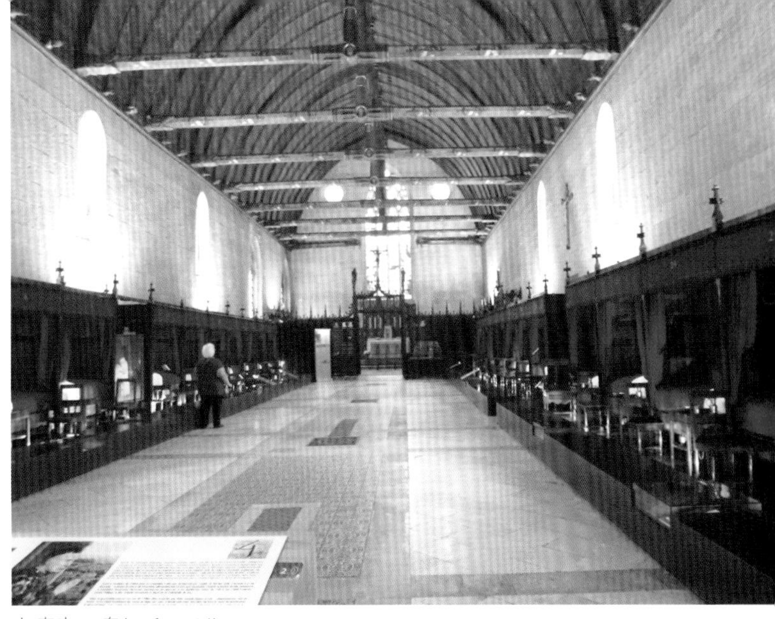
大病室　奥にチャペル

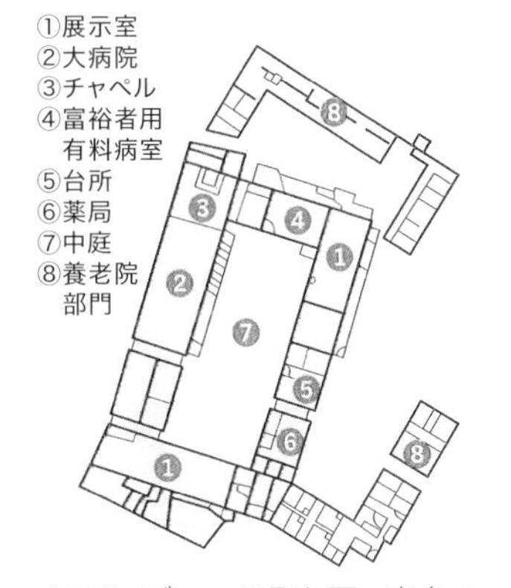

オテル･デュー見取り図。青色の部分が博物館で、無色の部分が現役の養老院部門

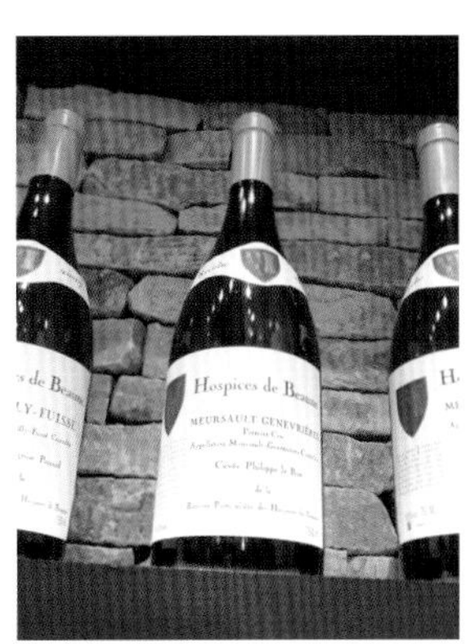
オテル･デューのワイン（1本30～125ユーロ）

オテル･デュー外観

デューが、裕福であったことを示唆している。大病室は教会を転用したもので、屋根付きのベッドが部屋の両脇に30床置かれている。大病室の奥には、美しいステンドグラスを備えたチャペルがある。次の部屋は小病室で、富裕者用の有料病室である（大病室は貧乏な病人用の無料病室）。次の部屋には、中世の医療に関する展示があり、その次は給食室、等身大の人形の修道女が、収容者のための給食の準備をしている。その次の部屋は薬局で、多数の磁器製の壺やガラス瓶に入れられた生薬が薬棚に保存され、大きな金属製の乳鉢と乳棒が机の前に置かれている。この病院で醸造されているワインは美味しく人気があるので、1本30～125ユーロと高価であるが、売店で販売されている。ちなみにスーパーで販売され、庶民が飲むワインの価格帯は、1.5～10ユーロである。

1970年まで現役の病院として機能していたが、病院部門は新設された郊外の建物に移転した。しかしながら養老院部分は現在でもこのオテル・デューに隣接し、2カ所に分かれて機能している。本館の西部と南部の別館で、この別館の屋根は古びた灰色、壁もまた在来通り古ぼけたままで、貧乏な老人を収容している。　(2013年訪問・撮影)

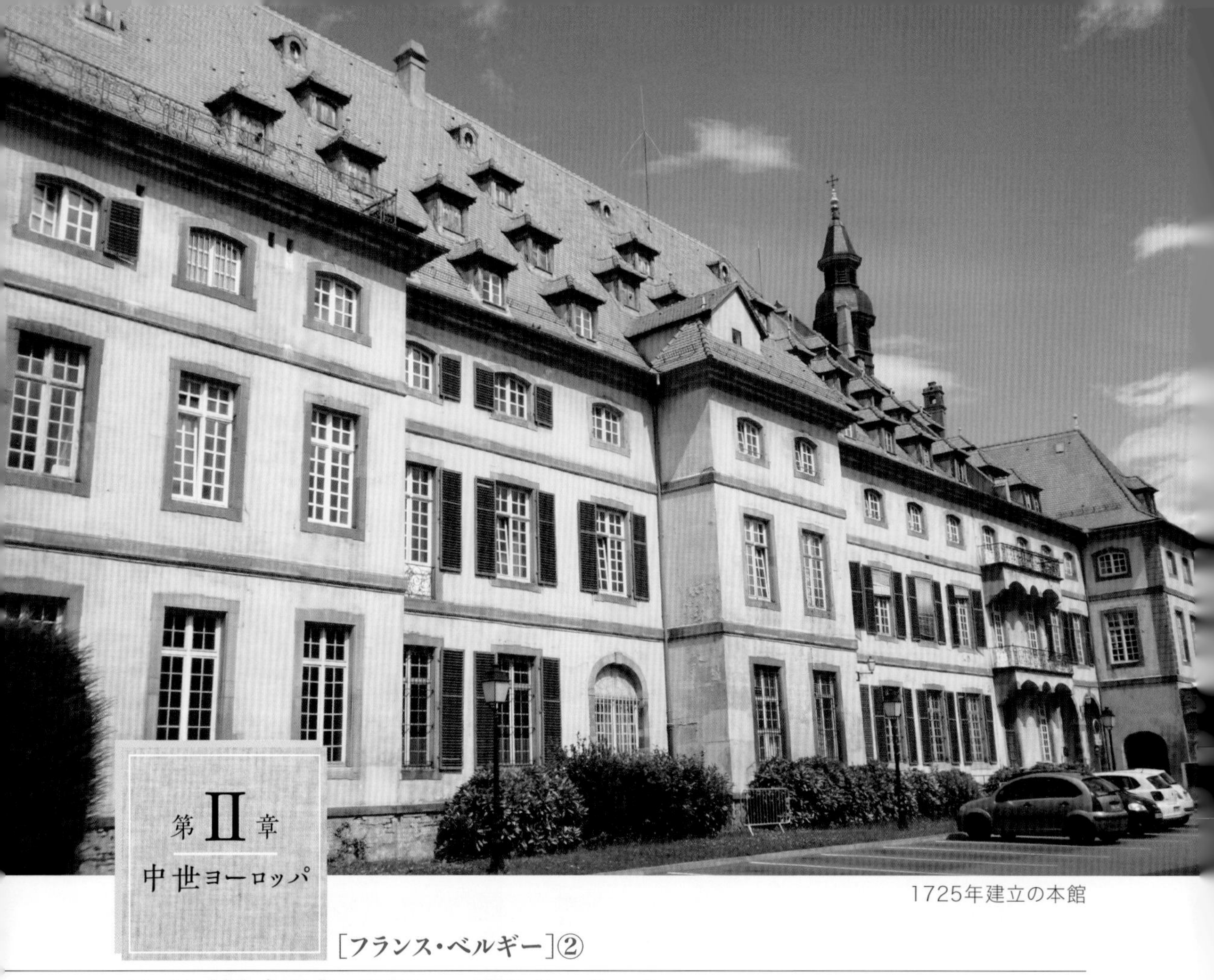
1725年建立の本館

第II章
中世ヨーロッパ

［フランス・ベルギー］②

12世紀初頭に置かれた ストラスブールの市民病院

フランス・アルザスの中心都市であるストラスブールは、その広域圏に45万人の人口を擁す大都市である。現在は都心となったが、旧市街外壁のすぐ内側に、伝説では657年に病院が置かれた。確実には1100年以後に、初代Burcard司教が最初の病院、市民病院（the Hospice Civils）を置いた。1145年以後の史料は存在する。当初、貧しい老人を世話したが、1296年の市域の大火災で焼失し、次は外壁外の小川の外側に隣接して、第2病院の4棟が建てられた。しかし外壁外の建物は、近づいてくる外敵を見えにくくするために破壊され、1398年に第3の病院、「新」あるいは、「大」病院と呼ばれるが、外壁内に建てられた。これは、1716年に地下室を残し、焼失した。

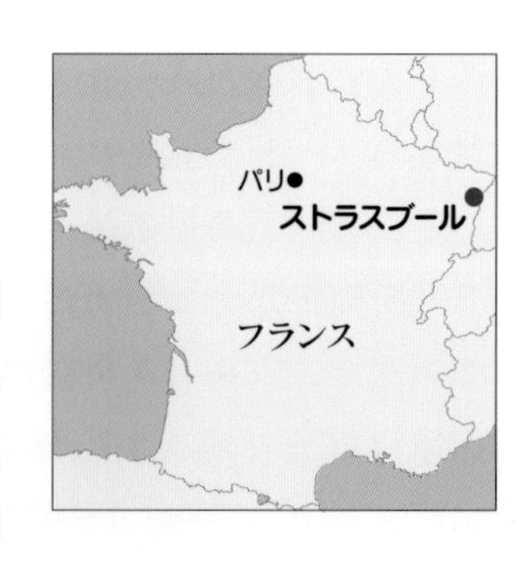

ストラスブール中央駅からトラムA線、D線で5分、Porte de l’Hopital（病院門）停留所で降り、オピタル（病院）広場から左手に1340年建立の市域外への関門であった病院門（7つあった門の内、この門だけが現存。

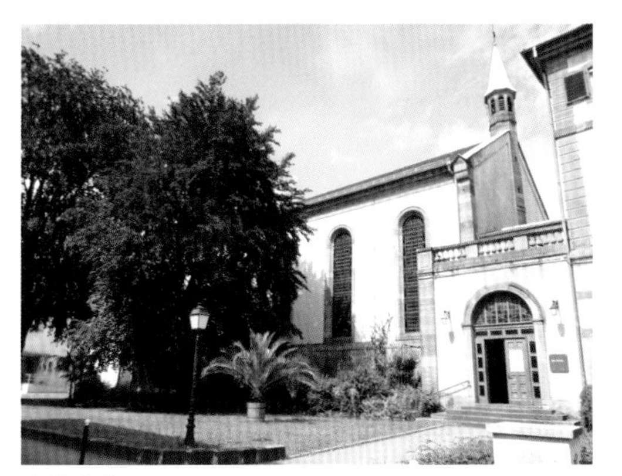

病院教会

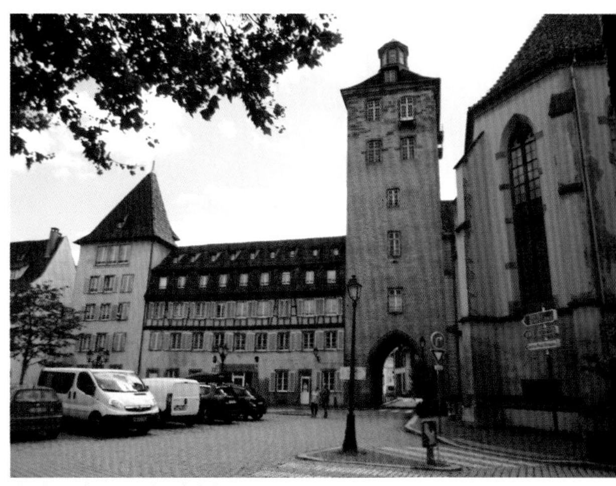

病院門（1340年建立）

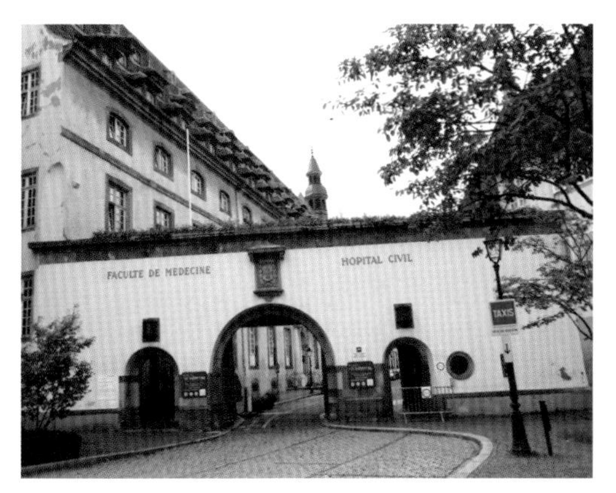

医学部·病院の正門

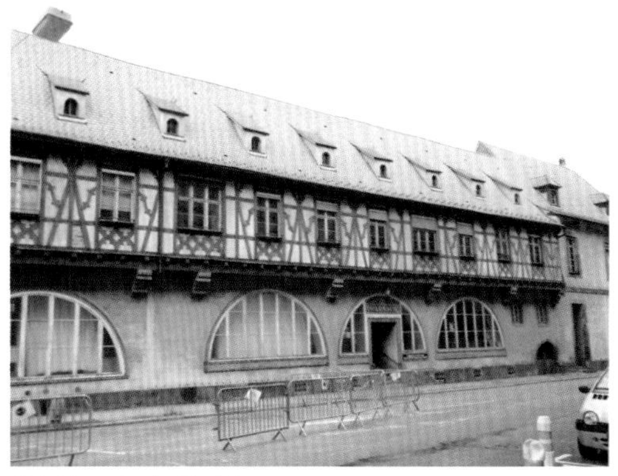

薬局（1537年建立）

病院に隣接して置かれたので、病院門と呼ばれるが、病院への門ではない）を見ながら、右手にある現在の医学部・病院正門を入ると、その右手に屋根裏部屋のある2階建ての1537年建立の薬局がある。左手が1725年建立の巨大な本館で、3階建ての上に、眼のような形の窓を持つ屋根裏部屋が４層もある。この個室は入所者の世話をした召使の部屋である。中央部の屋根上に、2層の黒い塔が聳える印象的な建物である。そして、その西端に隣接して、教会がある。教会は欧米では病院に必須の施設である。地下室はワイン酒場になっており、病院醸造販売のオリジナル・ブランドの美味しいホスピス・ワインが、経済的な価格、ボトル2000円以下で嗜める。

19世紀中に傷病者を治療する現在の病院の機能に変化し、現在1万1000名が働くアルザス地方最大の近代的なストラスブール大学病院として機能している。広大な敷地西部に、近代的病院棟が建てられている。

1908年のノーベル賞受賞者、サルバルサン606号の開発者Paul Ehrlich（1854－1915）、1922年の受賞者、アセチルコリン研究のOtto Fritz Meyerhof（1884－1951）、および1936年の受賞者、筋肉における乳酸生成と代謝研究のOtto Loewi（1873－1961）が、この病院で働いた。ドイツとフランスが取り合った都市ゆえ、ドイツ人医学者とフランス人医学者が混在している。

（2016年訪問・撮影）

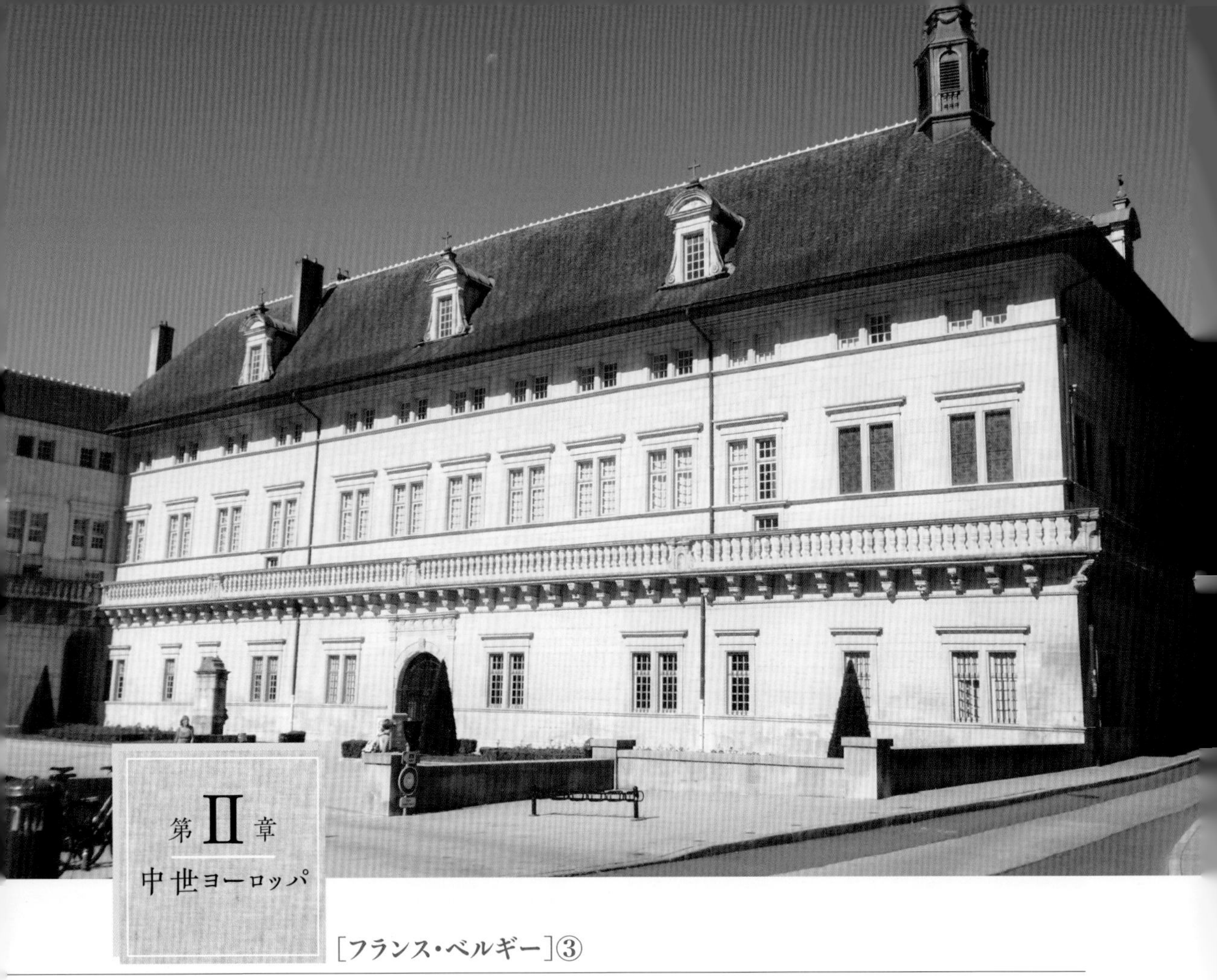

第II章
中世ヨーロッパ

［フランス・ベルギー］③

ドールの17世紀建築のオテル・デューとパスツールの生家

オテル・デュー（Hotel-Dieu, 神の家、市民病院）は、パリ、リヨン、ボーヌのものが有名であるが、ブルゴーニュ地方とジュラ地方には、歴史があって昔の状況を再現したオテル・デューが、多数存在する。その中からボーヌ、ドール、シャリリュー、トゥールニュ、ルーアンのものを紹介したい。ドール（Dole）はディジョンの南東40kmに位置する人口2万4000人の都市で、1678年までフランシュ・コンテ国の首都であったが、この年、ルイ14世の攻撃に敗れ、フランス王国に併合された。オテル・デュー、シャリテ（慈悲）総合病院、パスツールの生家など、医療史上、見どころの多い町である。

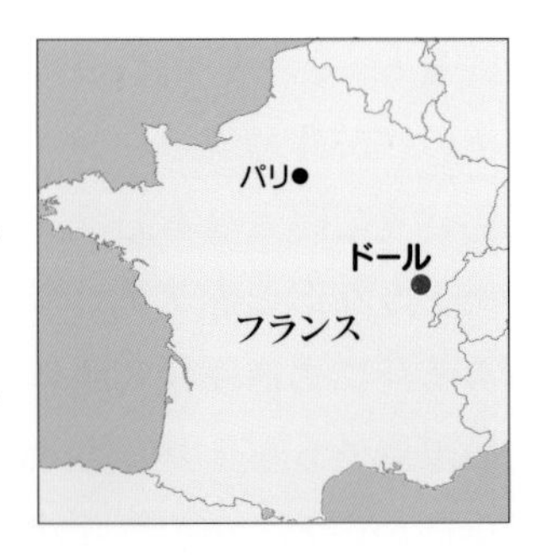

フランス国鉄駅から徒歩10分、Doubs川支流のTanneurs 運河に面して、オテル・デューが置かれている。白い石造の4階建ての巨大な建物で、1613年に建設が開始された。ルイ14世による攻撃や戦争で、数回の中断を経て、フランス王国に併合後の1686 年に完成した。噴水のある中庭を持つ建物で、当初は老人や貧

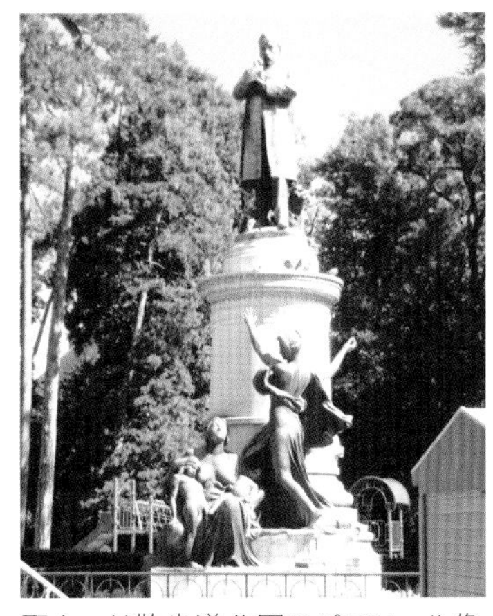

聖ムーリ散歩道公園のパスツール像

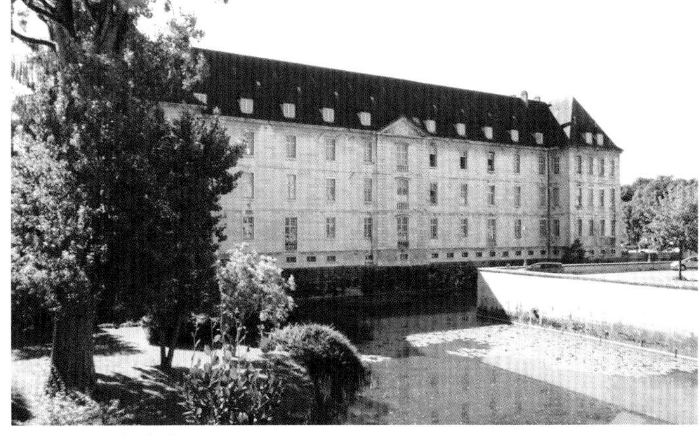

シャリテ総合病院

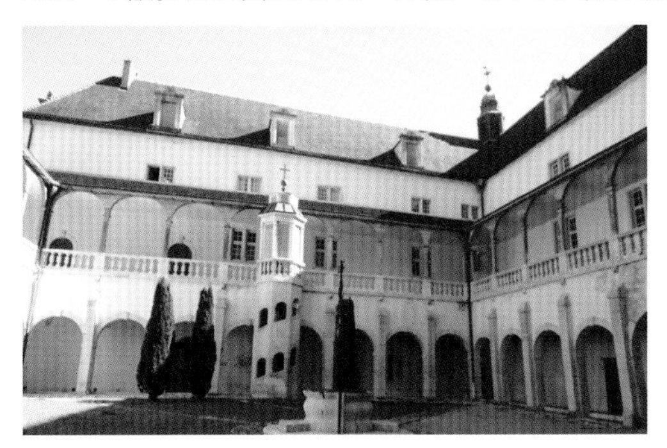

オテル･デュー内庭

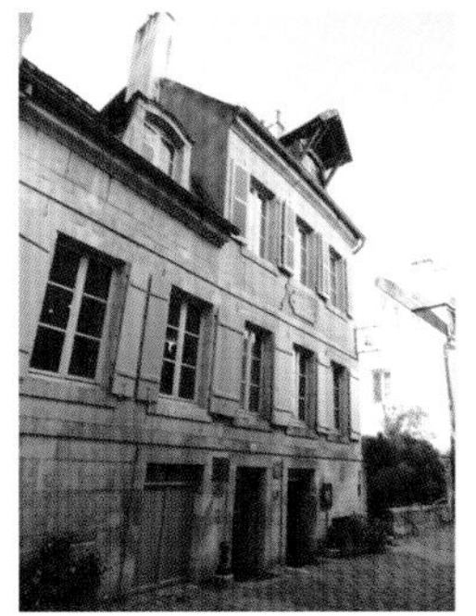

パスツール生家

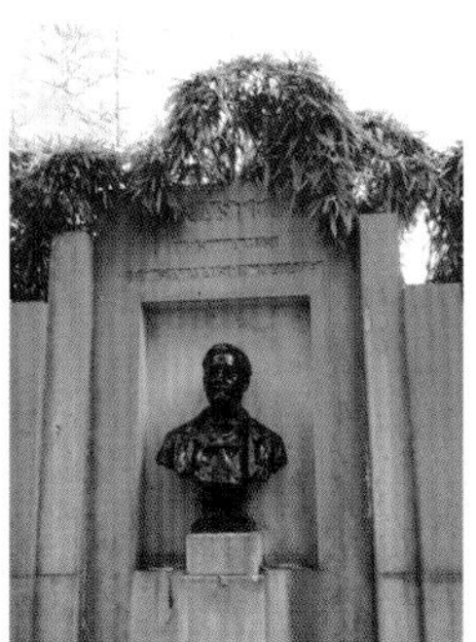

生家西側公園のパスツール胸像

者をその2階に収容し、世話をした。週日の日中は、中庭、2階廊下まで立ち入りが可能で、見学ができる。1973年に病院機能は、郊外に移転し、旧棟の一部は、2000年から公共図書館と市公文書館として利用されている。公共図書館内への立ち入りも許されている。往時の薬局は美しく整備され、観光案内所によるガイド・ツアーが、限定された日時にだけ施行されている。

オテル・デューの東隣に、3階建てで屋根裏部屋のある堂々たるシャリテ総合病院（L'hopital general de la Charite）棟がある。1700年から1760年にかけて建設された。この病院機能も、郊外に移転した。

パスツール通り（Rue Pasteur）と運河に挟まれて、3階建ての邸宅であるパスツール（Louis Pasteur, 1822-1895）の生家があり、博物館（Maison Natale de Paster, 日曜日を除く7～8月の毎日開館）として公開されている。パスツールはこの家で、1822年に生まれ、3歳まで過ごした。皮なめし職人であった父に関する展示、パスツールの生活や医学業績に関する物品が展示されている。博物館すぐ西側の小公園にパスツールの胸像がある。観光案内所斜め向かいの聖ムーリ散歩道公園（St-Mauris Cours）には、パスツールの大銅像が聳え、その銅像が建つ石造の円柱の台に、二人の母親の像が描かれている。左手に伝染病に罹患してぐったりした二人の子供を抱く乳房を露わにした疲労困憊した母、右手にパスツールの仕事の結果、伝染病の恐怖から解放され、歓喜の踊りを舞う母が描かれている。

（2016年訪問・撮影）

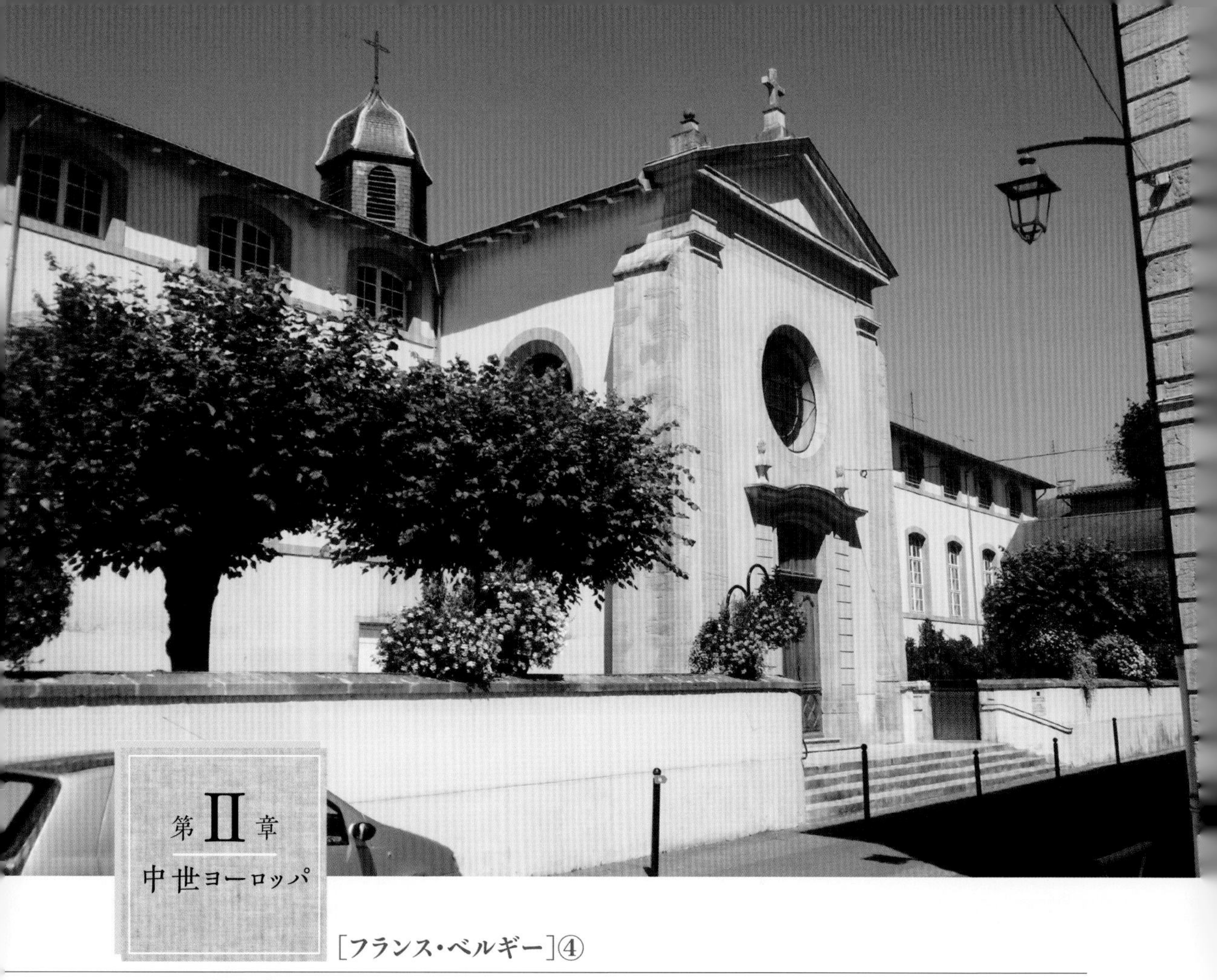

第Ⅱ章
中世ヨーロッパ

［フランス・ベルギー］④

17世紀には成立していた シャリリューのオテル・デュー

リヨンから北西へ列車で1時間弱、ロアンヌ（Roanne）駅に行き、駅裏のバスターミナルから1日数本のバスで、北東に50分、人口4000人の小都市シャリリュー（Charlieu）に着く。近代の人口増加がなかったので、中世の佇まいを残す町である。中世にはソーヌ川とロアール渓谷を結ぶ道路沿いの賑やかな商業都市であった。近年は婦人帽と絹産業で栄えている。

シャリリューにも、修道院とオテル・デューがあり、観光客で賑わっている。町の西端に10世紀に起源を発するベネディクト派の修道院（Benedictine Abbey）が、都心の市庁舎前に、オテル・デューがある。

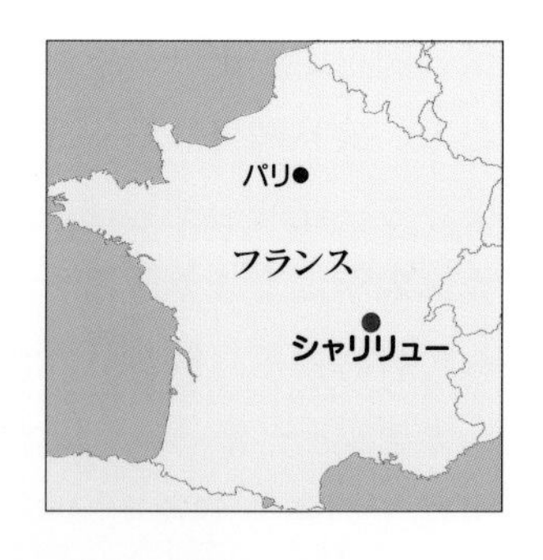

オテル・デュー内には病院博物館（Musee Hospitalier、月曜日を除く7〜8月の毎日開館）が置かれ、内部の見学ができる。18世紀に建てられたこの旧オテル・デュー本館は、1981年まで地方病院として機能し、病院機能は郊外に移転した。

町を東西に貫く目抜き通り、ジーン・モ

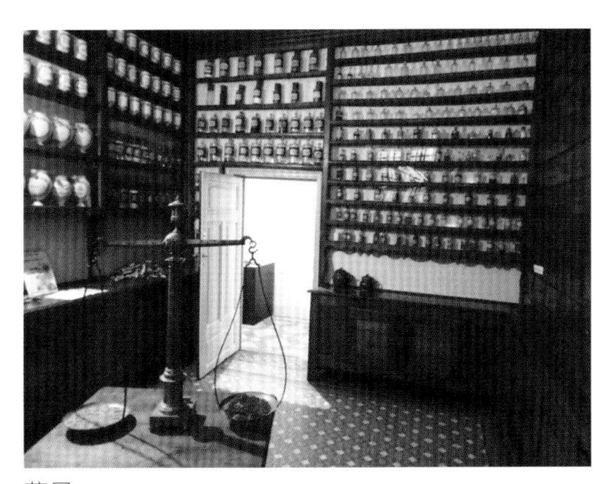

薬局

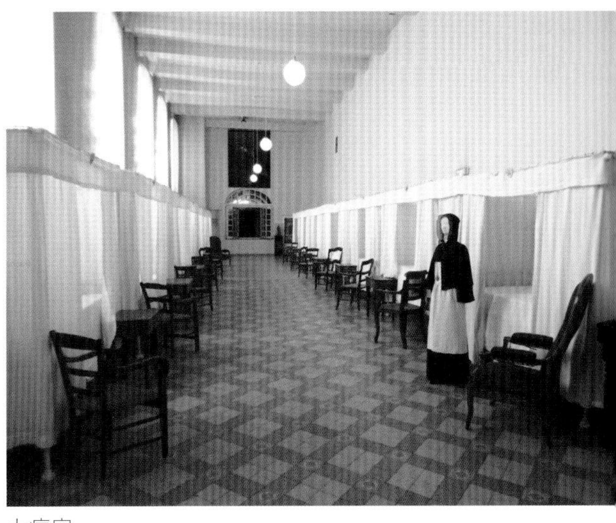

大病室

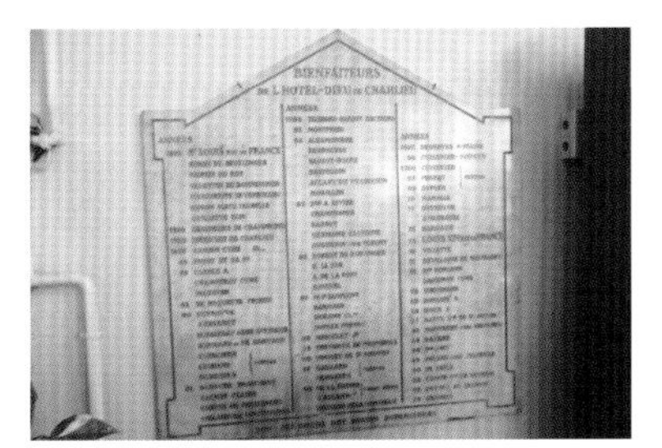

寄進者名が刻まれた石板

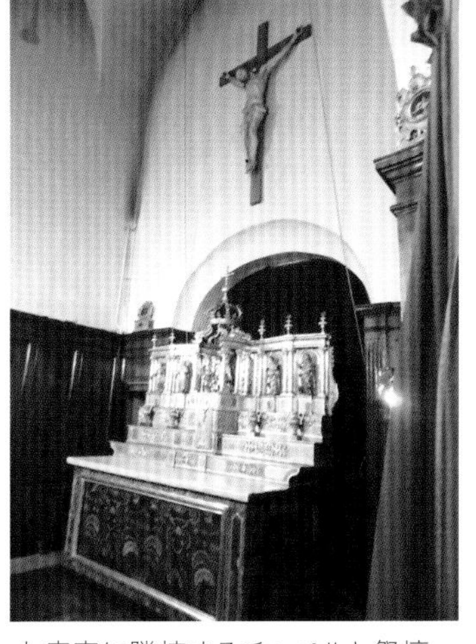

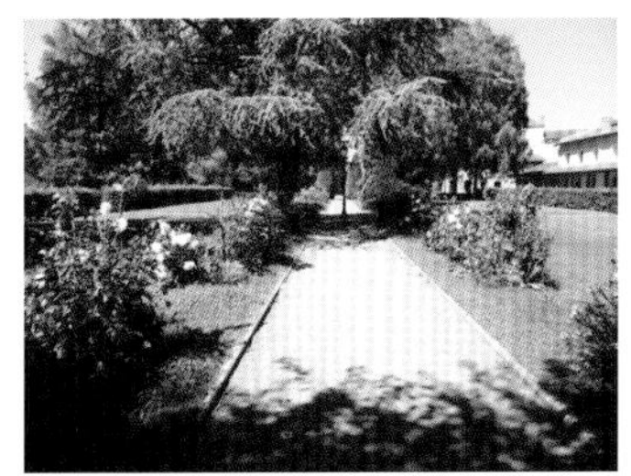

薬草園

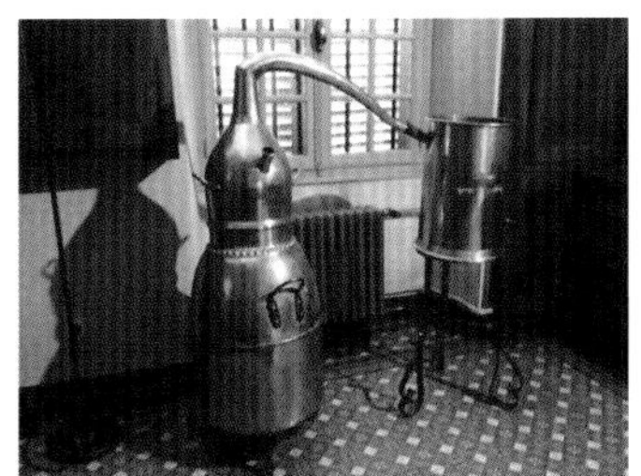

実験室のアランビック

大病室に隣接するチャペルと祭壇

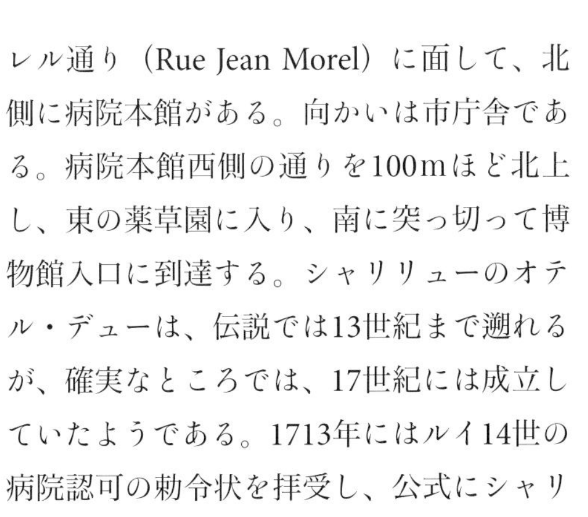

レル通り（Rue Jean Morel）に面して、北側に病院本館がある。向かいは市庁舎である。病院本館西側の通りを100mほど北上し、東の薬草園に入り、南に突っ切って博物館入口に到達する。シャリリューのオテル・デューは、伝説では13世紀まで遡れるが、確実なところでは、17世紀には成立していたようである。1713年にはルイ14世の病院認可の勅令状を拝受し、公式にシャリリューのオテル・デューは発足した。本館建物は1750年に崩壊したが、再建され、現在に至っている。病院内部は、2つの時代を基準に再現さている。18世紀を想定した病室と薬局、20世紀を想定した実験室、治療室、手術室の再現である。実験室には真鍮の蒸留器であるアランビックが展示されている。

18世紀の薬局には、デスクの上に薬秤、棚に磁器製、ガラス製の多数の薬壺、薬瓶が置かれている。リネン室も再現され、傍に修道女（看護師）のマネキンが立っている。大病室には白布の天井があるベッドが、部屋の両側に20床弱置かれ、修道女のマネキンが立っている。大病室の奥に、チャペルがある。壁の大理石板には、1530年からの寄進者名が刻まれている。

（2016年訪問・撮影）

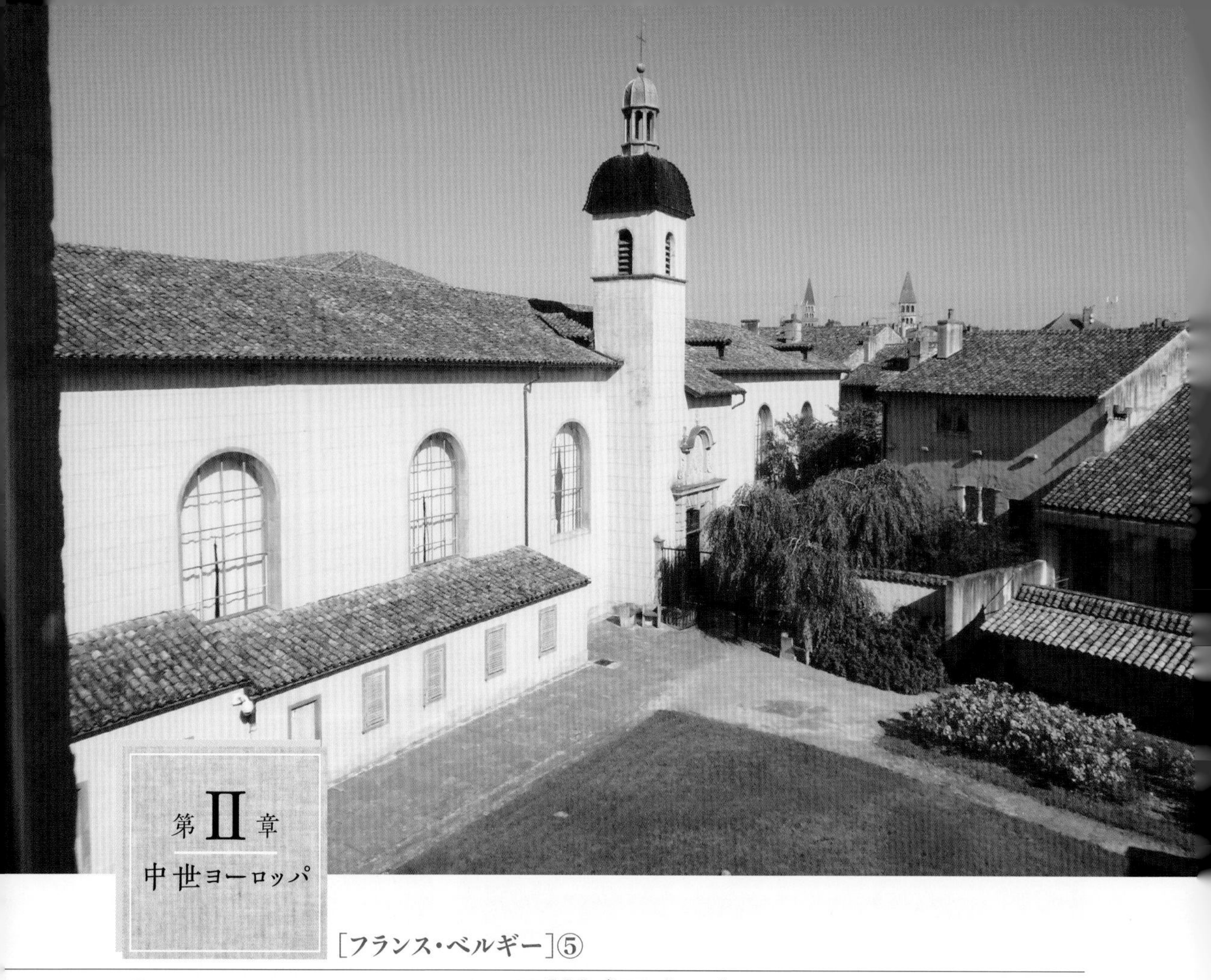

第Ⅱ章
中世ヨーロッパ

［フランス・ベルギー］⑤

トゥールニュの17世紀からのオテル・デュー

トゥールニュ（Tournus）はディジョンとリヨンの中間に位置するソーヌ（Saone）川沿いの人口6000人の小都市である。10世紀に起源を発する修道院とオテル・デューが売り物の観光都市で、ホテルとミシュラン・レッド・ガイドで評価された美味しいレストランが多い。フランス国鉄駅前に安いが美味しいと評価されているレストランLe Terminusがあり、道路を隔てた向かいに、一つ星の大変美味しいと評価されているRest.Greuzeがある。その南側、駅から徒歩5分の場所に、10世紀建立の修道院（Eglise St-Philibert）がある。内陣床のモザイクが美しい。

パリ●
フランス
トゥールニュ

街の中心街をゆっくり南に歩いて7、8分で市庁舎に到着するが、その裏手にオテル・デューがある。パリと同様に、都心に置かれた点が特徴である。Musee Greuze（4月～10月、火曜日を除く毎日開館）は、オテル・デュー内に郷土の芸術家Jean Baptiste Greuze（1725トゥールニュ生－1805パリ没）の作品を展示し、考古学の展示もある。その南

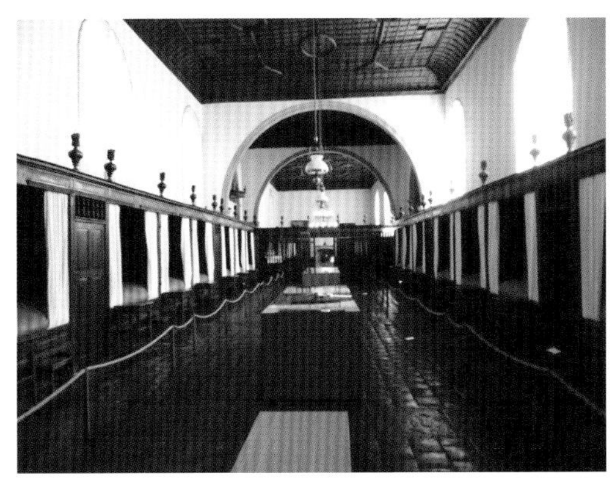
病室（手前が女性部屋、奥が男性部屋）

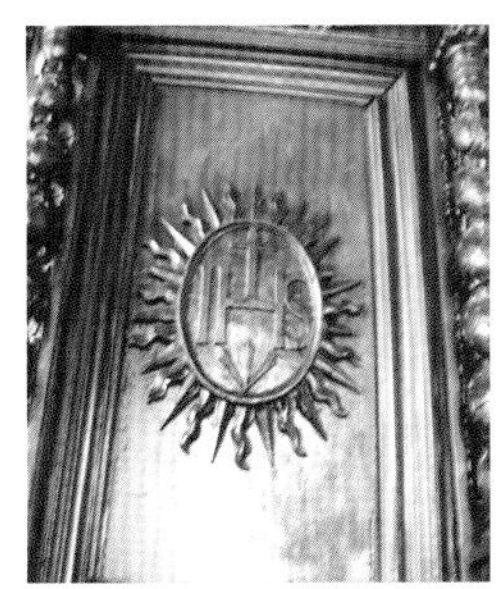
イエズス会のマーク

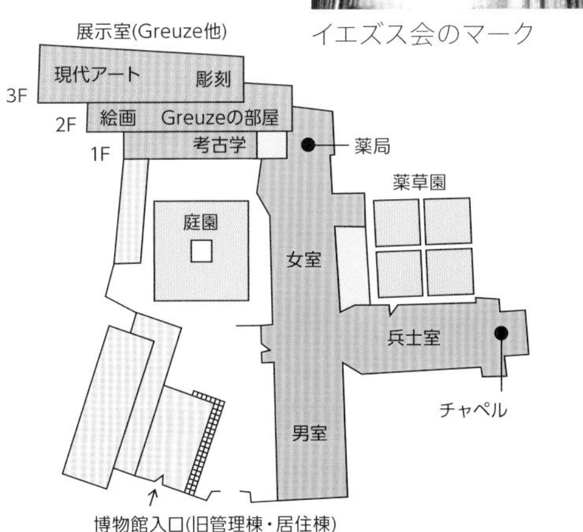

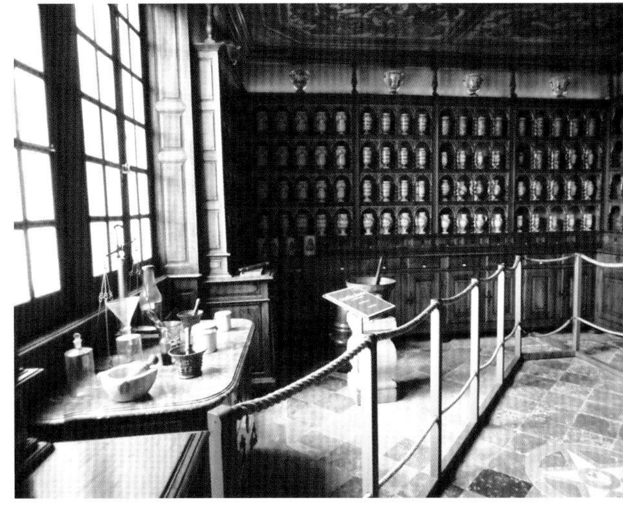
薬局

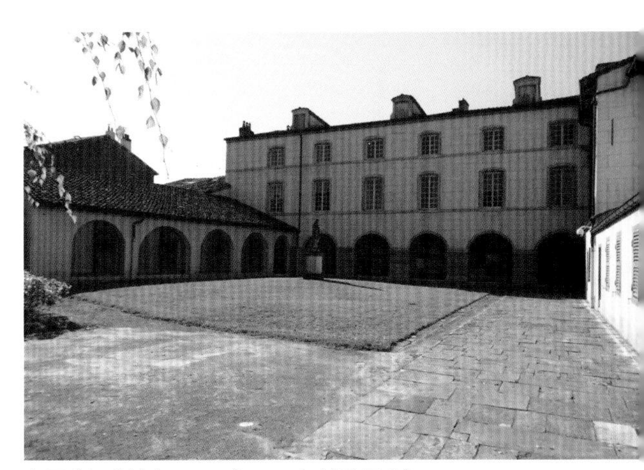
庭園（右手がオテル・デュー、奥が展示室）

側の復元されたオテル・デューの内部も見学できる。かつての管理棟、老人や貧者を世話した聖職者や修道女の居住棟が博物館入口で、入場料を支払って、入館する。

1675年から1792年の間に建設された3病棟はトの字型で、中央西部に病棟（教会）入口があり、前身施設への14世紀からの寄進者名を刻んだ石板が、壁に掲げられている。北部が女性部屋、南部が男性部屋、東部が兵士部屋になっている。それぞれのベッドは、屋根付きで、各、約20床ずつ置かれている。部屋の中央部には当時使用された医療器具や生活道具が展示されている。兵士部屋の東端に教会の祭殿があり、聖職者のお立ち台の立て板には、イエズス会のマークがくっきりと描かれている。

17世紀の薬局は、以前のように復元されている。300個の美しい磁器製の薬壺を木製のキャビネットに収容し、デスクの上には薬秤、複数の金属製・石製の乳鉢、液体薬を入れたガラス瓶を配し、天井には薬草のフレスコ画が描かれている。また建物東部には薬草園がある。

（2016年訪問・撮影）

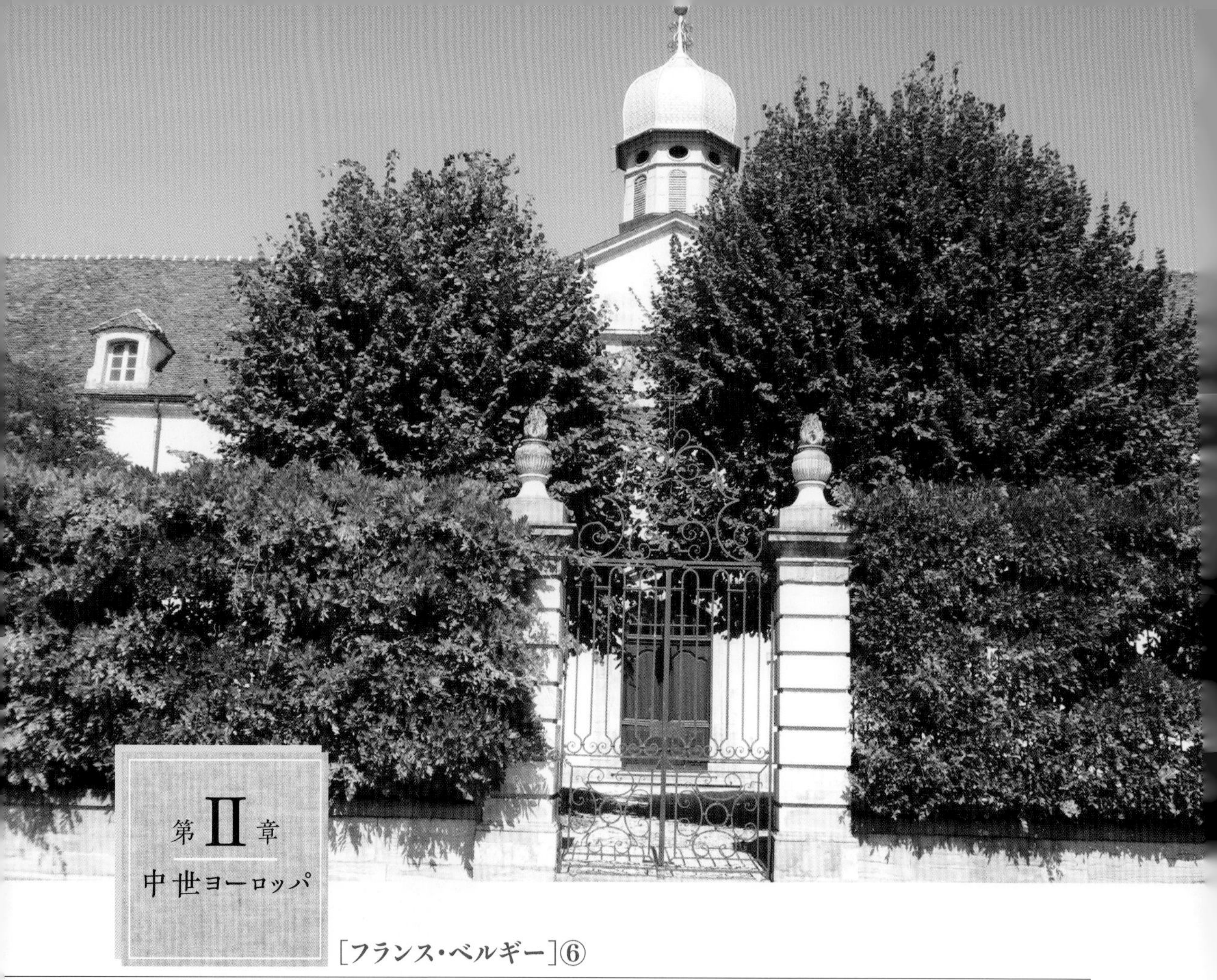

第II章
中世ヨーロッパ

［フランス・ベルギー］⑥

1682年に建てられたルーアンのオテル・デュー

ディジョンとリヨンの中間にあるルーアン（Louhans）は、ブルゴーニュ南部の人口6000人の小都市で、フランス国鉄の駅がある。ノルマンジーの大都市Rouenも、カタカナでは同じくルーアンと表記されるので、注意が必要である。都市の規模に比し、大きなオテル・デューが市庁舎南側にあり、3月から12月中旬まで、火曜日を除き、日に2、3回、ガイド・ツアーを実施している。このガイド・ツアーが、ブルゴーニュ、ジュラ地方のオテル・デューの中で、一番、賑わっていた。なお。このオテル・デューは、Hopital Locale de la Bresse Louhannaiseという別名を持つ。別名を持つオテル・デューを時々みかける。

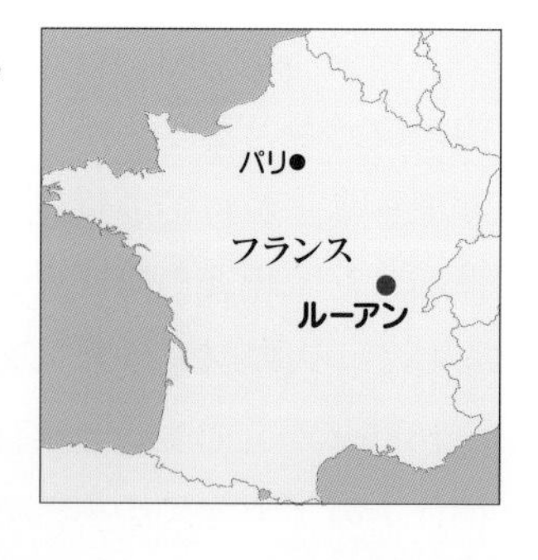

1682年に建てられ、病院機能が郊外に移転する近年まで、使用されていた。1964年に歴史的建造物に指定された。

このオテル・デューは、とくに薬局が素晴らしい。木製のキャビネットに置かれた磁器製の15世紀、16世紀の美しい100個を超す薬壷は、見事である。艶のあるスペイ

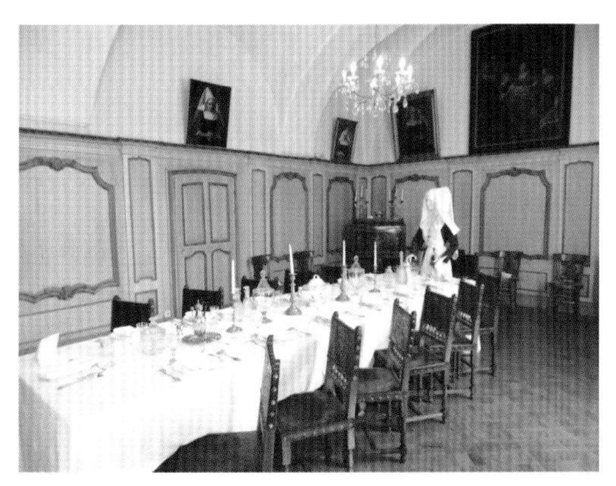

理事の食堂

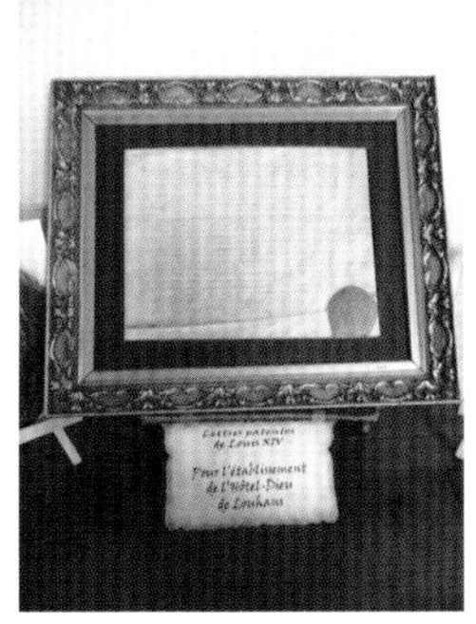

ルイ14世の病院認可勅令状

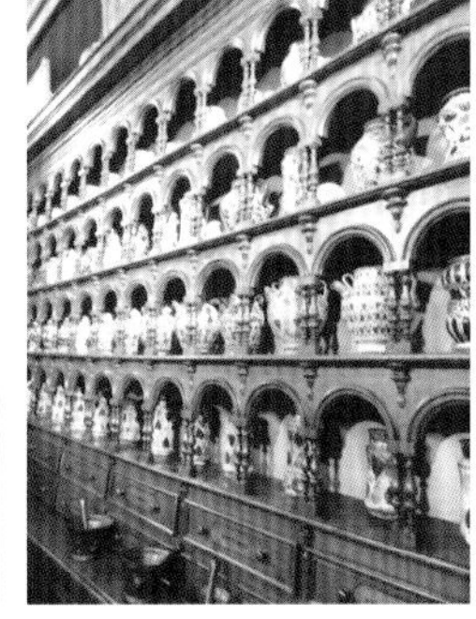

薬局

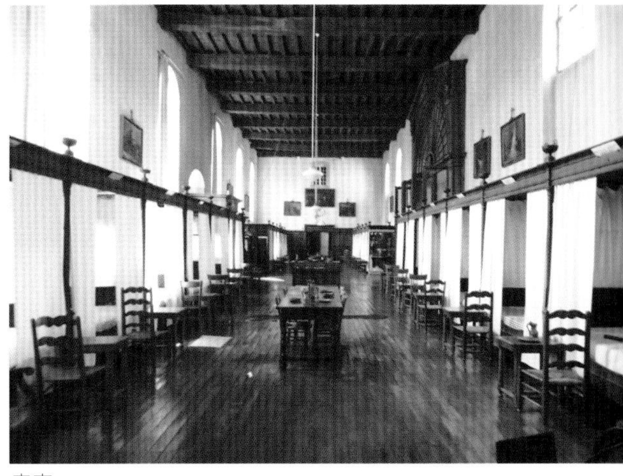

病室

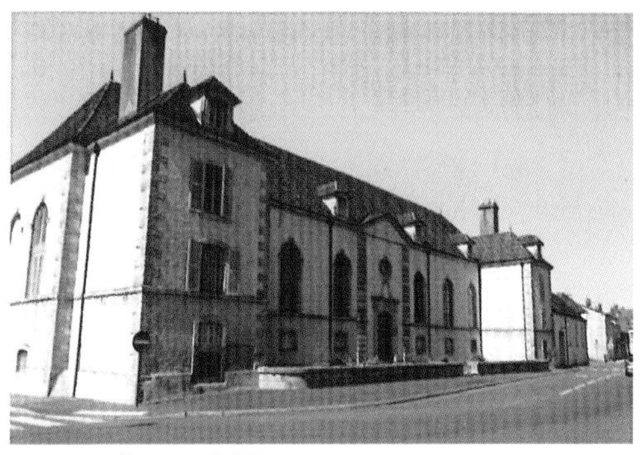

オテル･デューの側面

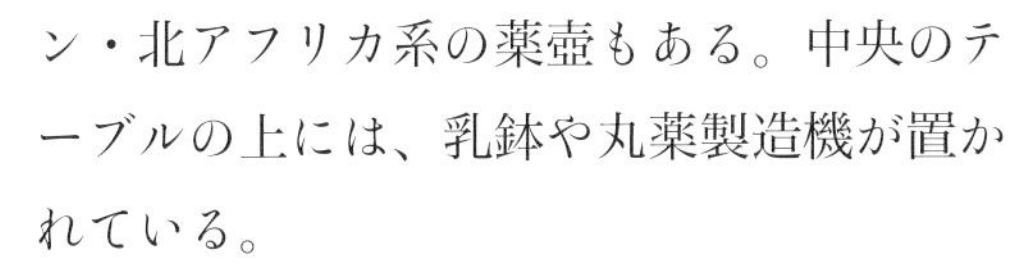

ン・北アフリカ系の薬壺もある。中央のテーブルの上には、乳鉢や丸薬製造機が置かれている。

本館1階中央の大部屋が病室で、男女別に分かれていて、2室ある。床も天井もベッドも褐色の木製で、重厚である。17～18世紀を想定して復元され、1室に屋根付きベッドが20床ほど両側に置かれ、ベッド毎に椅子1脚が配されている。大部屋の中央部にはテーブルと椅子、長椅子が置かれ、テーブル上には金属製の食器が置かれている。また中央に磁器製の大きな暖房器具も置かれている。2つの病室の中央に、チャペルがあり、祭壇がある。

その隣の部屋は理事の食堂で、長テーブル上には白いテーブル・クロスが敷かれ、修道女が準備をしている。その隣の部屋は、修道女の食堂で、質素で、木製の長テーブルと椅子、テーブル上には真鍮製の調理器具が置かれている。

史料室には、18世紀前半のルイ14世の病院認可勅令状が展示されている。

Resau des Hotel-Dieu et Apoticaireries（オテル・デューと薬局網）というフランス語のウェブサイトがある。歴史的薬局を持つ古い病院を紹介している。32のフランスの施設、ドイツ、ベルギー、スイス各1施設の35施設が紹介されている。フランスでは、特にブルゴーニュ、ジュラ地方に、オテル・デューは密に分布しており、2016年8月にその内10施設を訪れ、その内4施設を紹介した。

（2016年訪問・撮影）

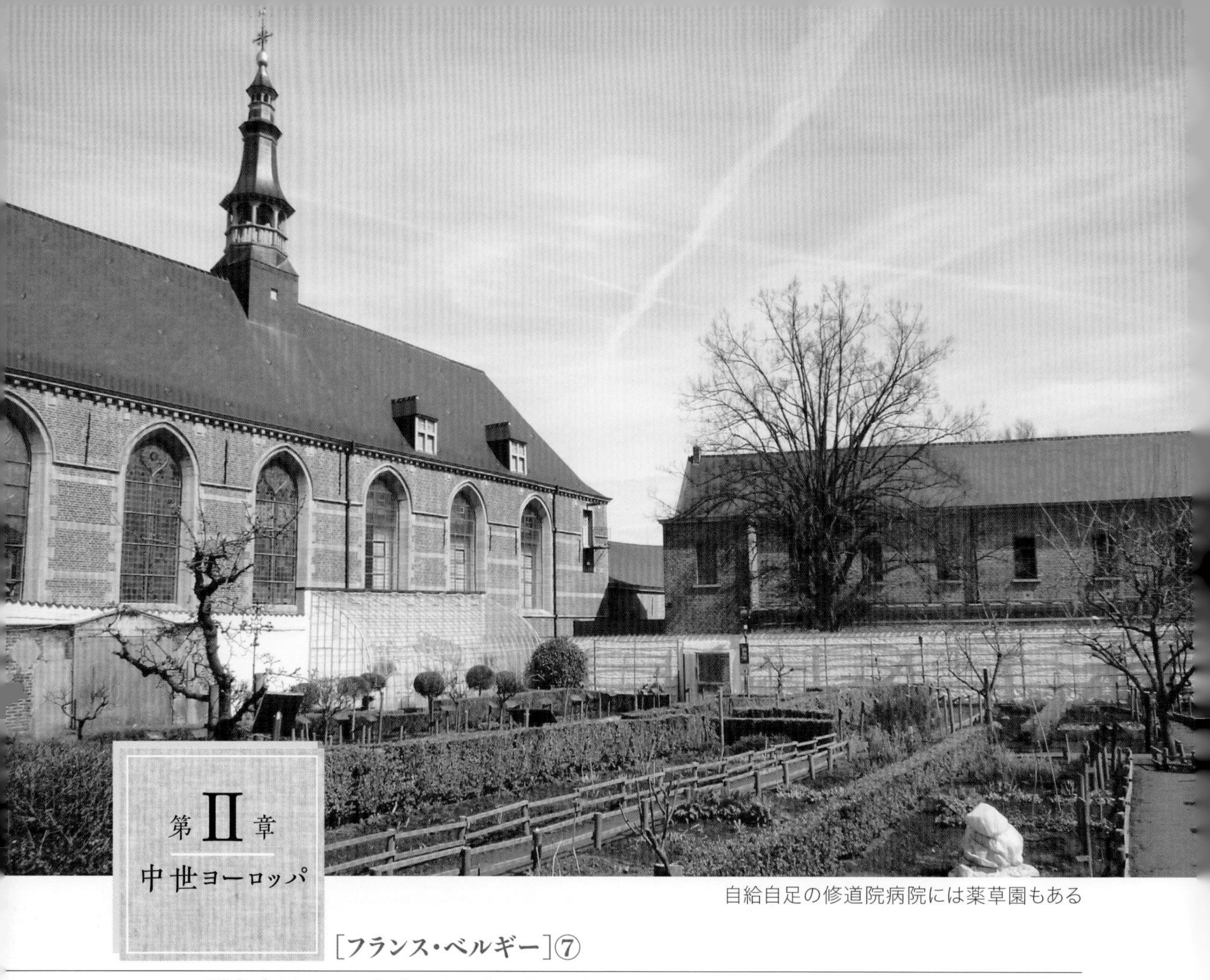
自給自足の修道院病院には薬草園もある

第Ⅱ章
中世ヨーロッパ

［フランス・ベルギー］⑦

13世紀に創設されたベルギー・レシーヌの薔薇の聖母病院

修道女で土地の領主Arnould 4世の未亡人Alix de Resoitによって1242年に創設された「薔薇の聖母病院（L'Hopital Notre-Dame a la Rose)」は、ベルギーのレシーヌ(Lessines）にある。ベルギーのフランス語圏中央北端部に位置する中世にその起源を発する修道院病院は、限定された期間（3月～11月、土日のみ14時～17時45分、7月、8月は月曜日を除き、14時～17時45分、12月～2月は全休）のみ、公開されている。ブリュッセルから1時間に1本、ヘントからは2時間に1本の列車で1時間、Geraadsbergenで乗り換えて、10分で到達する。レシーヌは人口1万8000人の小都市で、小高い丘上のSt-Pierre大教会を中心に発達した。その教会の門前町の東半分の地域に、大規模な薔薇の聖母病院がある。

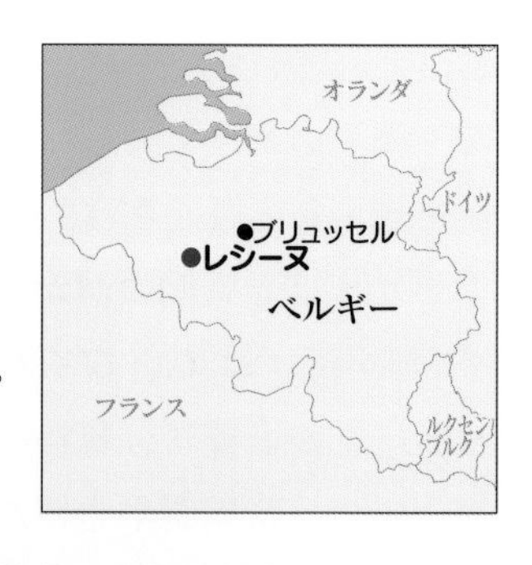

1242年の創設後、段階的に拡張され、その外観は修道院そのものである。現在の建物は、16世紀から18世紀にかけて建てられた。ルネッサンス式、バロック式、後期ゴシック式の建築様式が混在している。中心

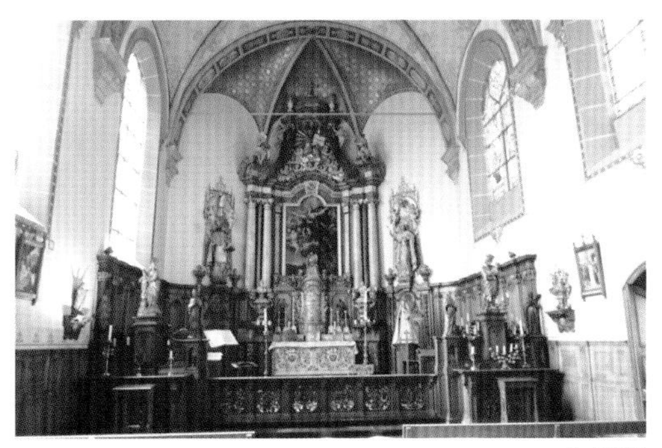
礼拝堂

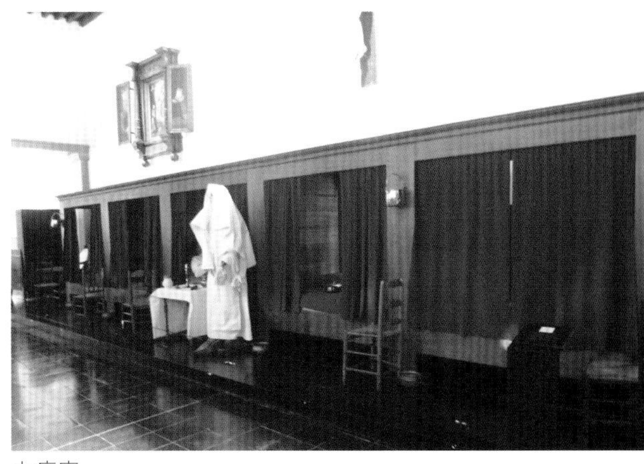
大病室

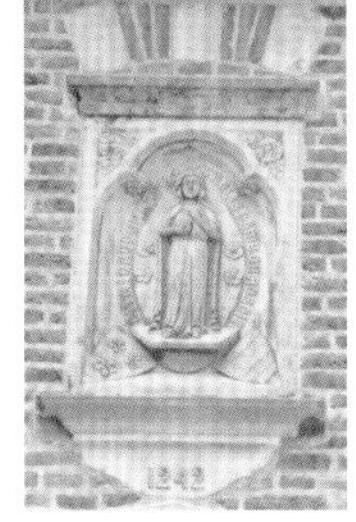
創設者
Alix de Resoitのレリーフ

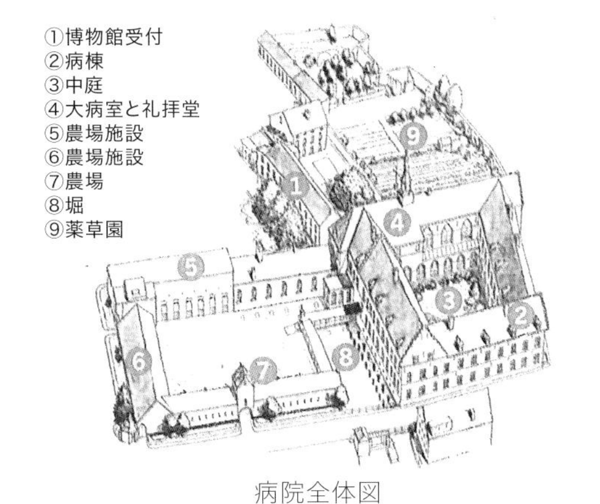

病院全体図

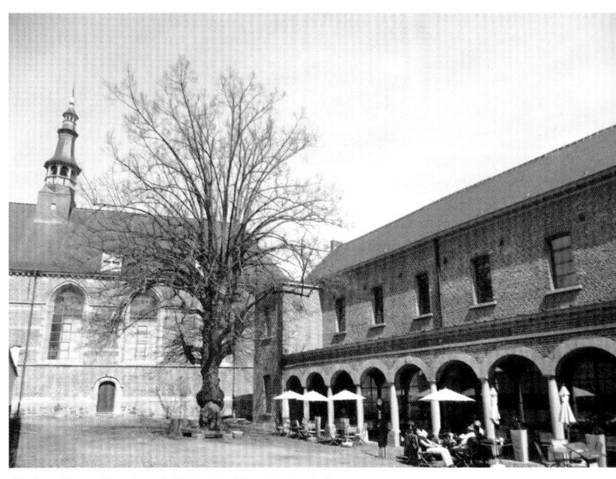
礼拝堂の右手に博物館（旧大病室）

部の病棟とチャペルは、17、18世紀の建物で、中庭があり、中庭の壁には創設者Alix de Resoitのレリーフが飾られている。大きなチャペルの3分の2が大病室となり、貧乏な病人が収容され、修道女により、世話された。それ以外に修道女のための病室もある。完全な自給自足の修道院病院であり、薬草園、氷室、付設農場、パン工場、ワイン醸造所まで持った。現在、病院ブランドのワインを売店で販売している。1990年まで病院として利用され、20年前に病院博物館になった。欧州の医学史専門家を除き、まだあまり知られていないので、見学者も少ない。

軽食・ワイン・ビールが飲めるテラス脇に博物館入口があり、まずaudio roomで病院歴史紹介のビデオを見る。その後、修道女の病室、チャペル、大病室、薬局や、内科・外科・産科・修道院に関する歴史展示を見る。医学史系の展示は、この修道院独特のものではなく、一般的なものが多い。外へ出ると、広い薬草園と、その一段上の地面に、氷を保存した地下氷室（ひむろ）がある。敷地の東側にある堀の東に、農場がある。

（2013年訪問・撮影）

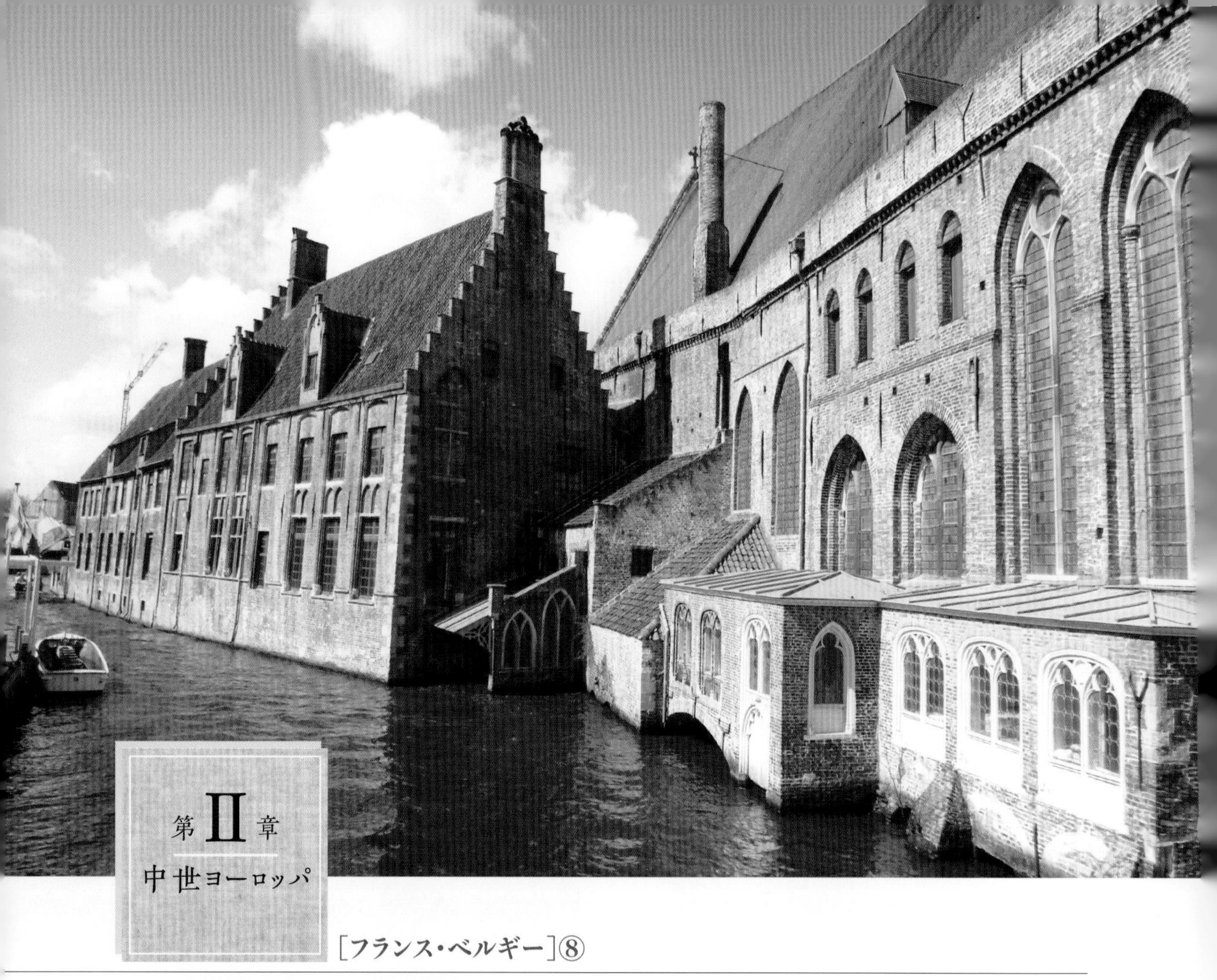

第Ⅱ章
中世ヨーロッパ

［フランス・ベルギー］⑧

14世紀に創設されたベルギー・ブルージュの聖ヤンス・ホスピタル

ブルージュ（Brugge）は世界文化遺産に指定され、日本人を含む多数の観光客が訪れる。ベルギーを代表する画家のひとり、メムリンク（Hans Memling, 1430／1440頃－1494）の作品を展示しているので、メムリンク美術館（9時半～17時、月曜日休館）と呼ばれている旧修道院棟が、1310年に創設された聖ヤンス・ホスピタルで、その館内には、病室や薬局の歴史的な展示もある。

ブルージュ駅から旧市内へ入り川を渡ると、聖ヤンス・ホスピタル棟がある。この修道院病院のすぐ南に接して町の防御壁の機能をする堀川があるが、シーズン中には観光客を鮨詰めにした観光ボートがひっきりなしに上下している。中世の病院の多くは川に接して建てられた。

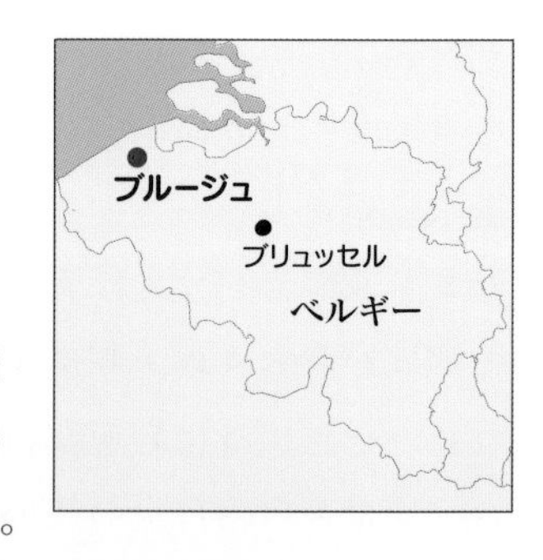

川を上下する船から税を接収する、収容者が逃亡するのを防ぐなどの意味があったようだ。

博物館の正面は修道院そのものである。かつての大病室には、キリストの像と十字架が掲げられ、メムリンクの画が展示され

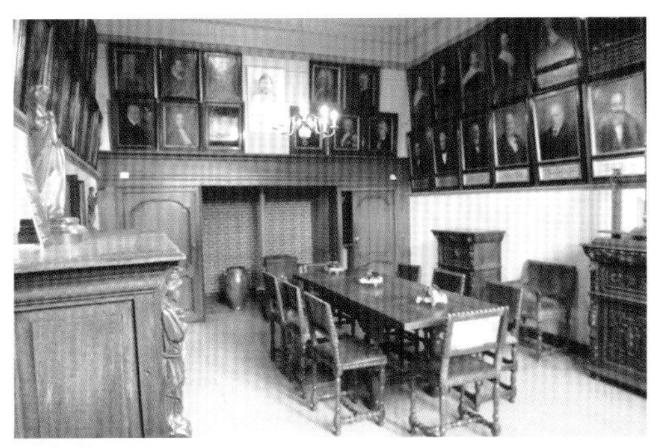
理事室

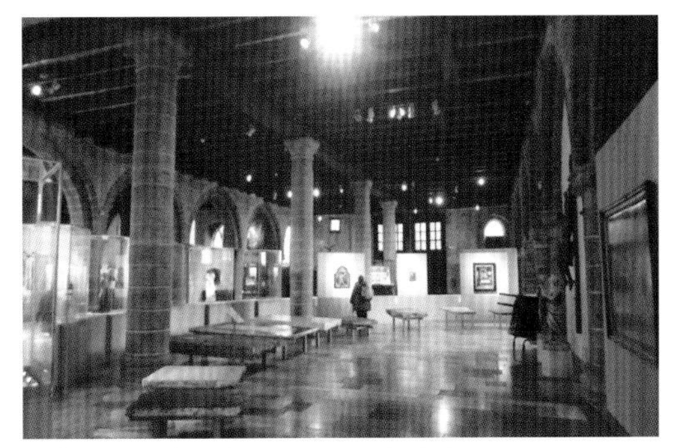
現在は展示室になっている元大病室

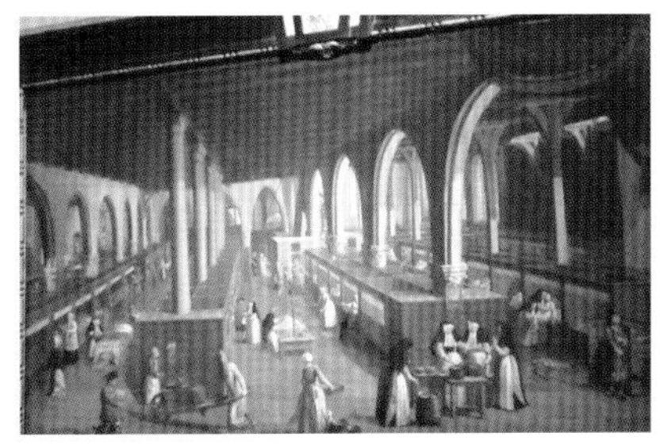
1778年当時の大病室(J.Beerblock画)

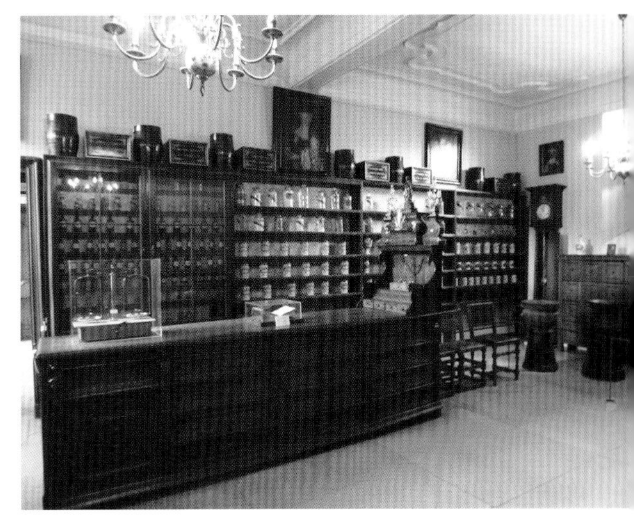
薬局

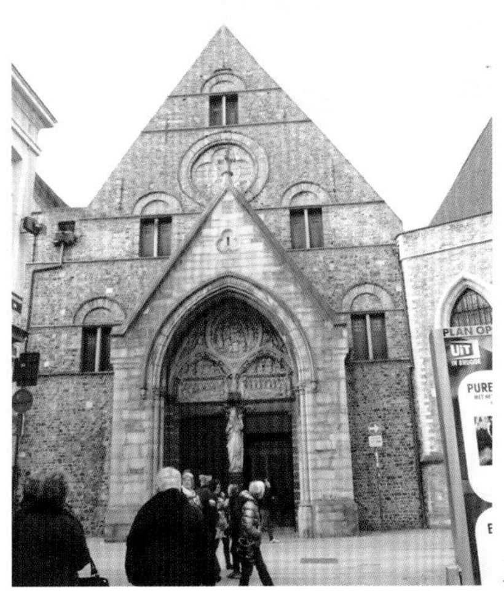
正面玄関

ているほか、1778年頃のJ.Beerblock画の屋根付きベッドに横たわる病人を修道女と平服の女が世話している大病室の画が展示されている。大病室に隣接して、中規模なチャペルがある。ホスピタルには貧乏な、あるいは年老いた病人が収容され、彼らが心安らかに天国に行くための施設で、神に祈ることが最重要視された。看護師に相当した修道女が収容者の世話を行い、内科医や外科医は外からの通いで、ホスピタルには常駐していなかった。

修道院の内庭に大病室から直接行けるドアは現在閉鎖され、いったん玄関を出て、左に50mほど行き、左に入ると、かつての中庭に到達する。中庭に面して、平屋の長屋がある。その1室が薬局で、多数の磁器製の壷やガラス瓶が薬棚に並べられている。薬の大半は、植物、動物、鉱物由来の生薬で、中世、その種類は非常に多かった。机上には薬秤、手前に大きな金属製の乳鉢と乳棒が置かれている。薬局の奥の部屋は理事室で、中央に長方形の机と椅子8脚が置かれ、壁には歴代の理事たちの肖像画が掲げられている。(ブルージュはオランダ語圏なので、ブルッヘが正当な都市名、hospitalはホスピタルとなる)　(2013年訪問・撮影)

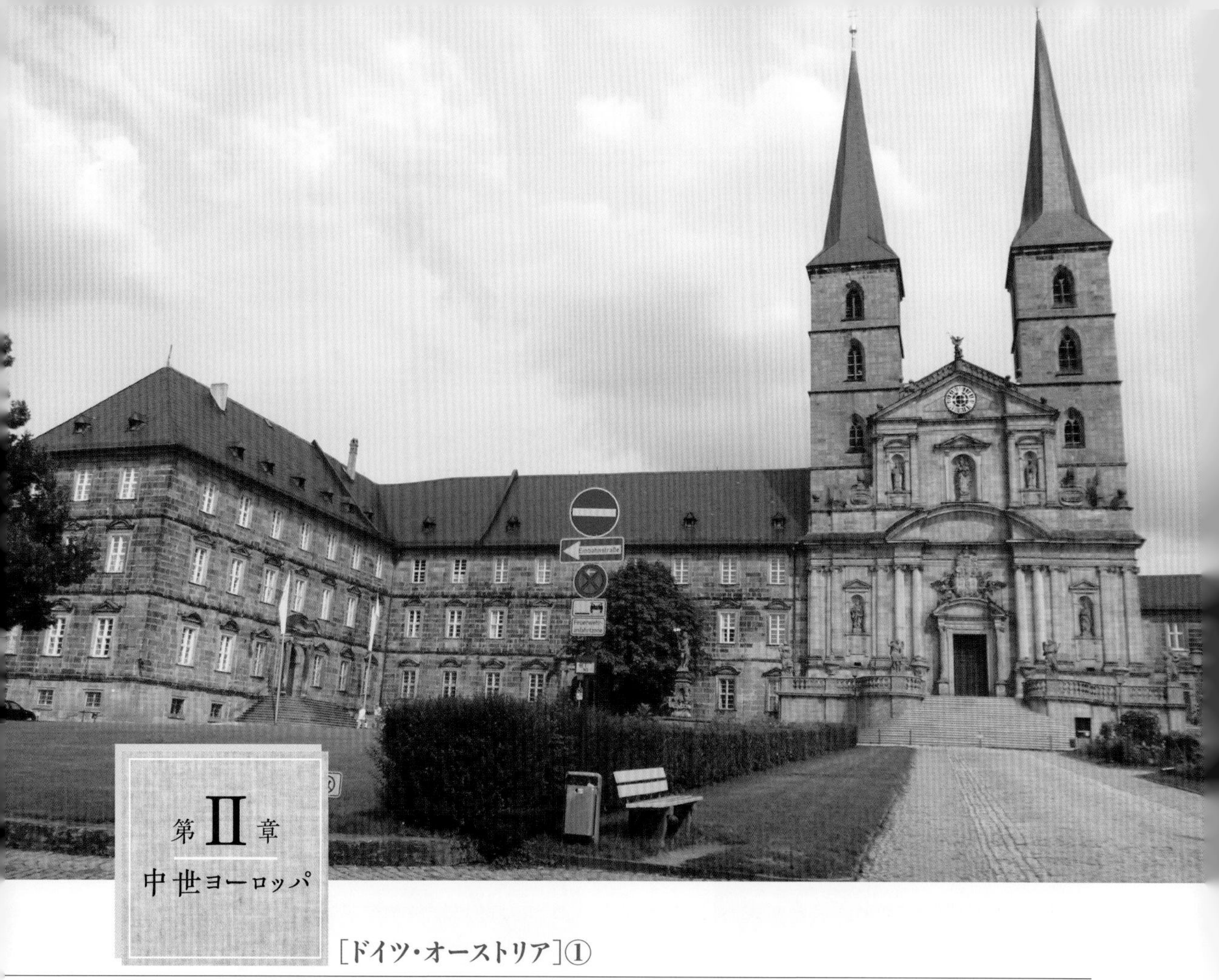

第II章
中世ヨーロッパ

［ドイツ・オーストリア］①

11世紀の大修道院が1804年にシュピタールに改組されたバンベルク

南ドイツ・バイエルン州の人口7万人の古都バンベルク（Bamberg）の旧市街は、世界文化遺産に指定されている。皇帝ハインリッヒ（Heinrich）2世に任命されたバンベルクの司教エベルハルト（Eberhard）は、カトリック・ベネディクト派の聖ミヒャエル修道院を、1015年に市域南西部の小高い丘の上に創設した。1117年までにおきた地震のため全壊した。オットー（Otto）司教により再建されたが、1610年に再び焼失し、教会はネオゴシック風に、修道院はバロック風に再建された。1803年にナポレオンにより還俗され、修道院は廃止され、翌年、聖ミヒャエル・シュピタール（St Michael Spital）に改組された。シュピタール、すなわち救貧院は、ドイツ語圏では病院の起源で、その後、ヴュルツブルクやザルツブルクのように大学病院になったもの、現役の養老院であるものなど、様々である。

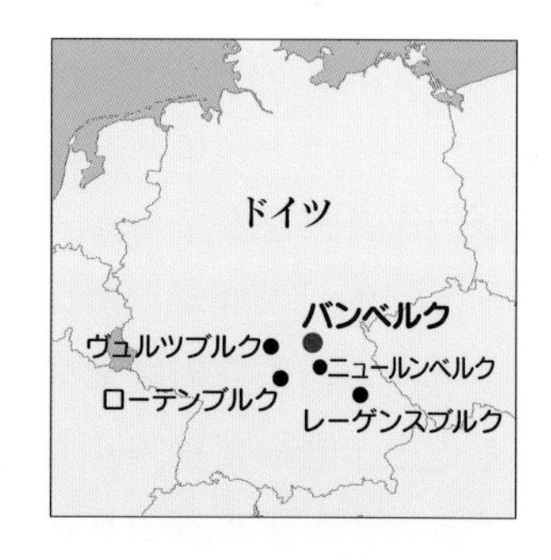

印象的なツインタワーの巨大な教会は、取材時には工事のため閉鎖されていたので、

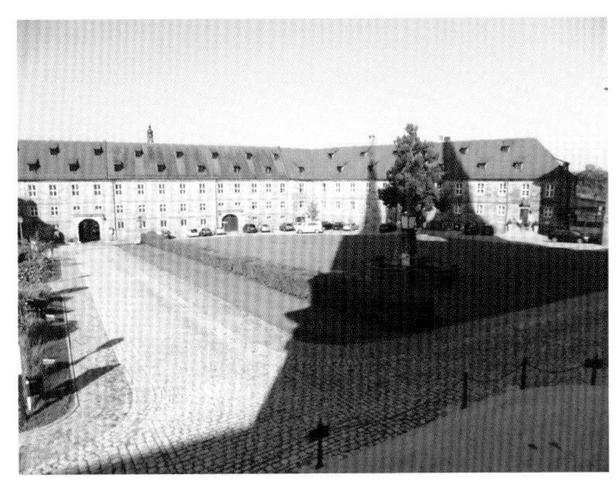

教会に向き合うシュピタール棟（③、⑪）

①市内バス停留所
②駐車場
③ビール醸造所跡
④醸造所ビア・ガーデン
⑤カフェ
⑥テラスカフェ
⑦展望台
⑧ドームが眺望できる場所
⑨ビール博物館
⑩公衆トイレ
⑪養老院ブルガーシュピタール

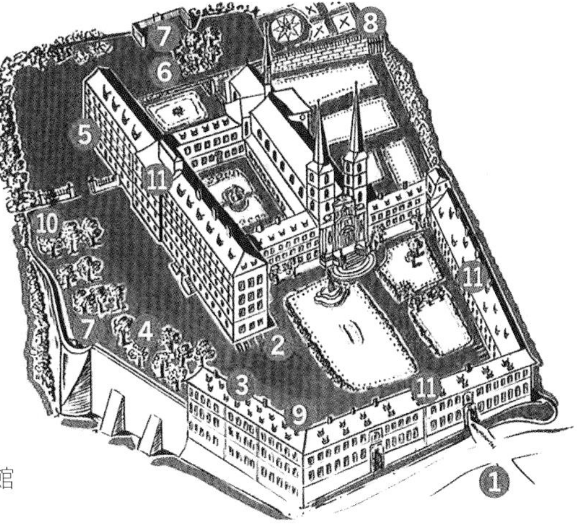

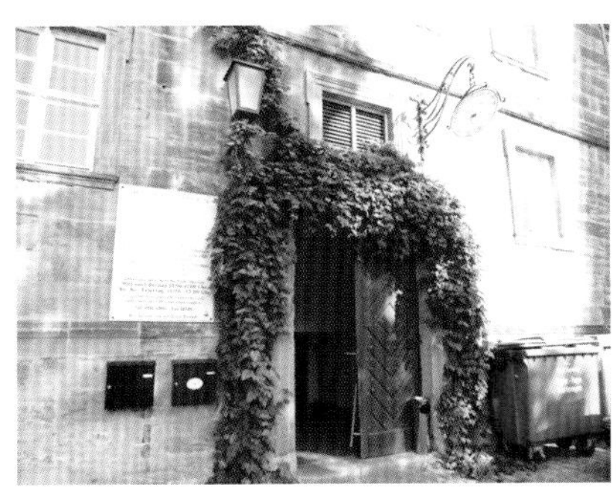

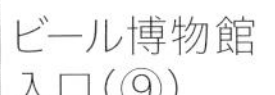

ビール博物館
入口（⑨）

内部見学は不可能であったが、天井には580種の薬草と3枚の中世ペストの流行の記憶を描いた人と骸骨のフレスコ画がある。巨大なシュピタール棟は、3、4階建ての堂々とした建築物で、教会の西側とそれとは別に、教会に向かいあう形で建てられ、現在も多数の老人を収容している。向かいのシュピタール棟の中央には、1979年以後、ビール博物館（Fraenkisches Brauerei Museum）が置かれているが、かつてのビール醸造所の跡である。修道院で自給自足の生活をするため、シュピタールの維持費を捻出するために、12世紀から1969年までの間、実際にこの建物でビールが醸造されていた。ドイツの修道院において、ビール醸造は、市民による醸造に先駆けて行われた。ビールは修道士の栄養源として、また修道院を泊まり歩く巡礼者や修道院が世話する入所者（貧困者、老人、病人）へ提供する飲み物として、欠かせないものであった。

小高い丘の西の斜面は薬草園で、入所者の病気治療のための薬草が栽培され、東の斜面にはワイン醸造用の葡萄畑がある。この修道院には図書室もあり、病院や大学へ発展するための施設は揃っていたが、現在も養老院のままで、発展しなかった一例である。

大教会前と後の広場は庭園として整備され、芝がしかれ、薬草が植えられ、季節の花が咲き乱れている。また、庭にはビア・ガーデンも夏には置かれる。バンベルクの旧市街には、世界中から観光客が訪れ、シーズン中は大混雑しているが、聖ミヒャエル・シュピタールまで足を伸ばす人は少なく、静寂が保たれ、入所している老人たちが、天気の良い日中には、庭でひなたぼっこをしている。

（2013年訪問・撮影）

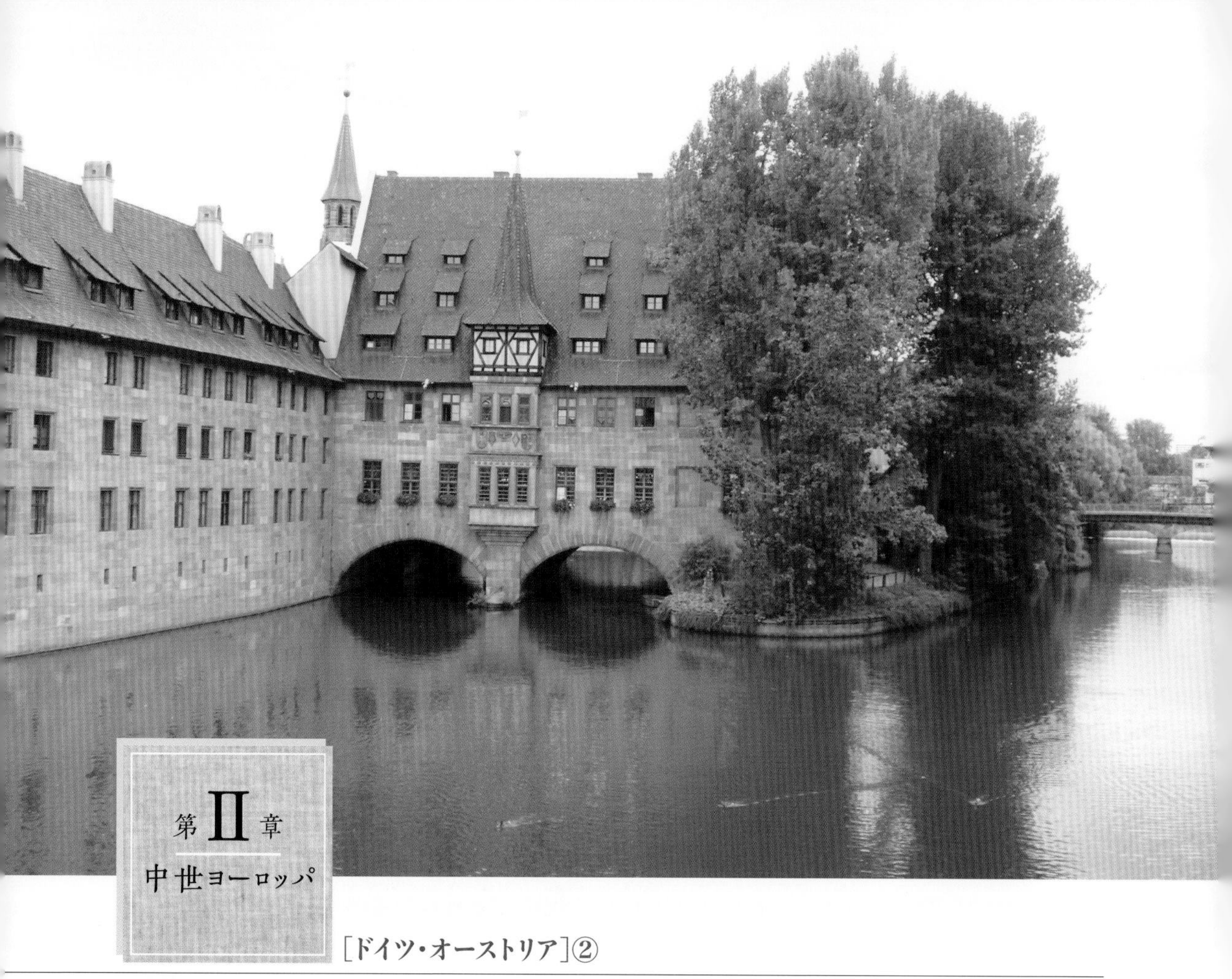

第II章
中世ヨーロッパ

［ドイツ・オーストリア］②

都心の川の上に架かる ニュールンベルクの聖霊シュピタール

バイエルン州フランケン地方の首都ニュールンベルク（Nuernberg）は、人口50万人の大都市で、重要な交易路の交差点に位置し、15、16世紀にはその繁栄が頂点に達していた。ドナウ河支流のベグニッツ（Begnitz）川を中心に発達した街で、都心のベグニッツ川の中州をまたいで、巨大な聖霊シュピタール（Heilig-Geist-Spital）がある。

ニュールンベルクでは、まずドイツ騎士団が1227年にエリザベス・シュピタールを建てた。1332年にロイポルト（Leupold）2世司教とフォン・サンクト・セバルト（von St.Sebald）主任司祭により聖霊財団が設立され、1339年までに教会を中心とする現在の施設の中核部分が完成した。当時、エリザベス・シュピタールが旧シュピタール、聖霊シュピタールが新シュピタールと呼ばれた。1406年からシュピタールは独自でワインとビールの醸造を始め、それらは聖霊シュピタールの入所者に提供され、また市販された。1486年より本格的

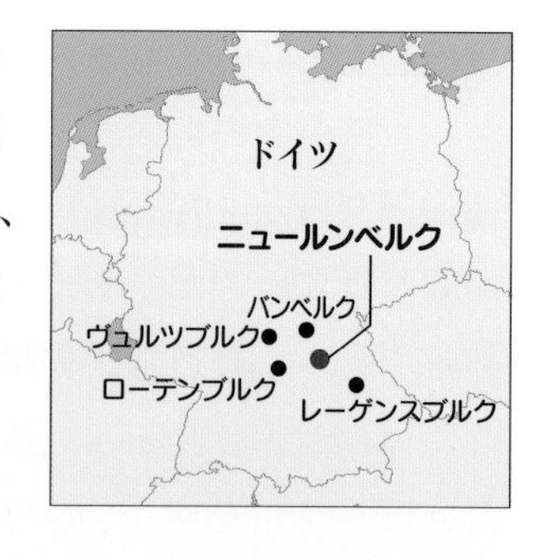

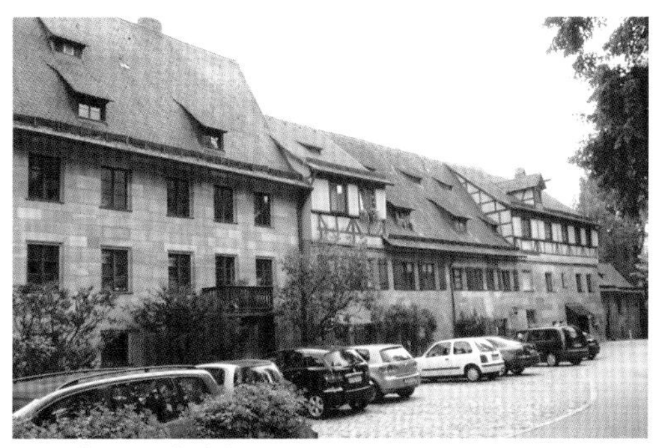

シュピタール中庭側

シュピタール薬局

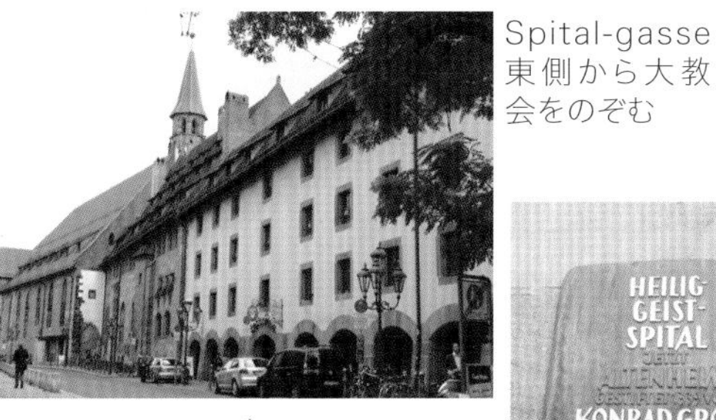

Spital-gasse東側から大教会をのぞむ

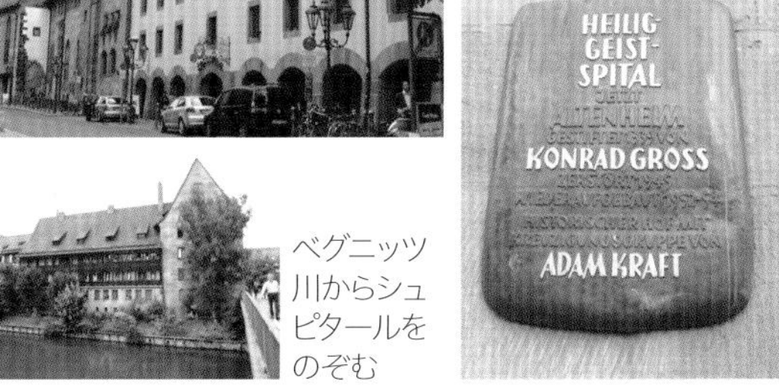

ペグニッツ川からシュピタールをのぞむ

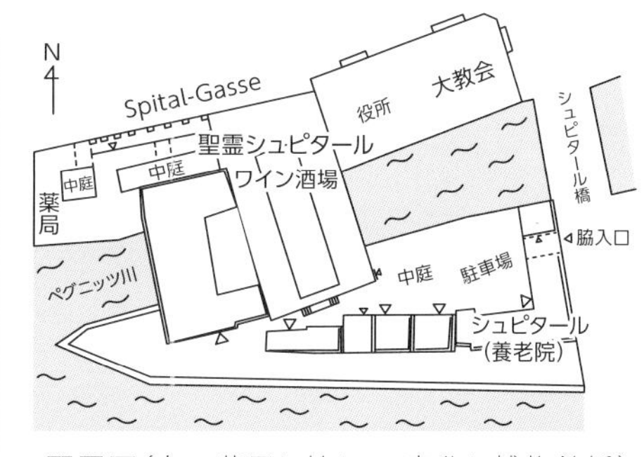

配置図（左の薬局に接して、南北に博物館橋）

に入所者に医療が施され始め、1498年に現在の博物館橋（Museumsbruecke）に一番近い場所にある本館の中に聖霊薬局が完成した。現在の建物の大半は14〜15世紀に建てられた。1945年に連合軍の空爆でかなり破壊されたが、戦後、昔通りに復元され、現在に至る。その全体像を博物館橋から見ることができる。正面は優雅な張り出し窓に飾られ、美しい建物である。観光都市ニュールンベルクの目玉観光場所である。

北側のSpital-gasseに面した建物は、間口が200mにも及ぶ。その西端に薬局が、中央に巨大なワイン酒場が、このシュピタールと同名の聖霊シュピタール（Heilig-Geist-Spital）という店名で、営業している。このシュピタールで醸造した良心的な価格のワインと美味しいニュールンベルク料理が提供されている。ヨーロッパでは酒とシュピタール・病院は切っても切れない仲で、その伝統は現在にまで受け継がれ、入所者はビール・ワインを提供される。Spital-gasseの本館東側には、1339年までに建てられた大教会がある。このシュピタールの中核的建物である。それ以外に、この広大な複合建築の一部は、現在、役所、事務所として利用されている。

中州の東側から入ると、現役のシュピタール（Senioren-Wohnanlage Heilig-Geist Spital）があり、養老院として、現在も機能している。そのウェブサイトによると、キッチン、居間、2ベッドの寝室、バスルーム付き、駐車スペース付きのバリア・フリーのアパートメントに、1カ月わずか600オイロの自己負担額で入居できるという。

（2013年訪問・撮影）

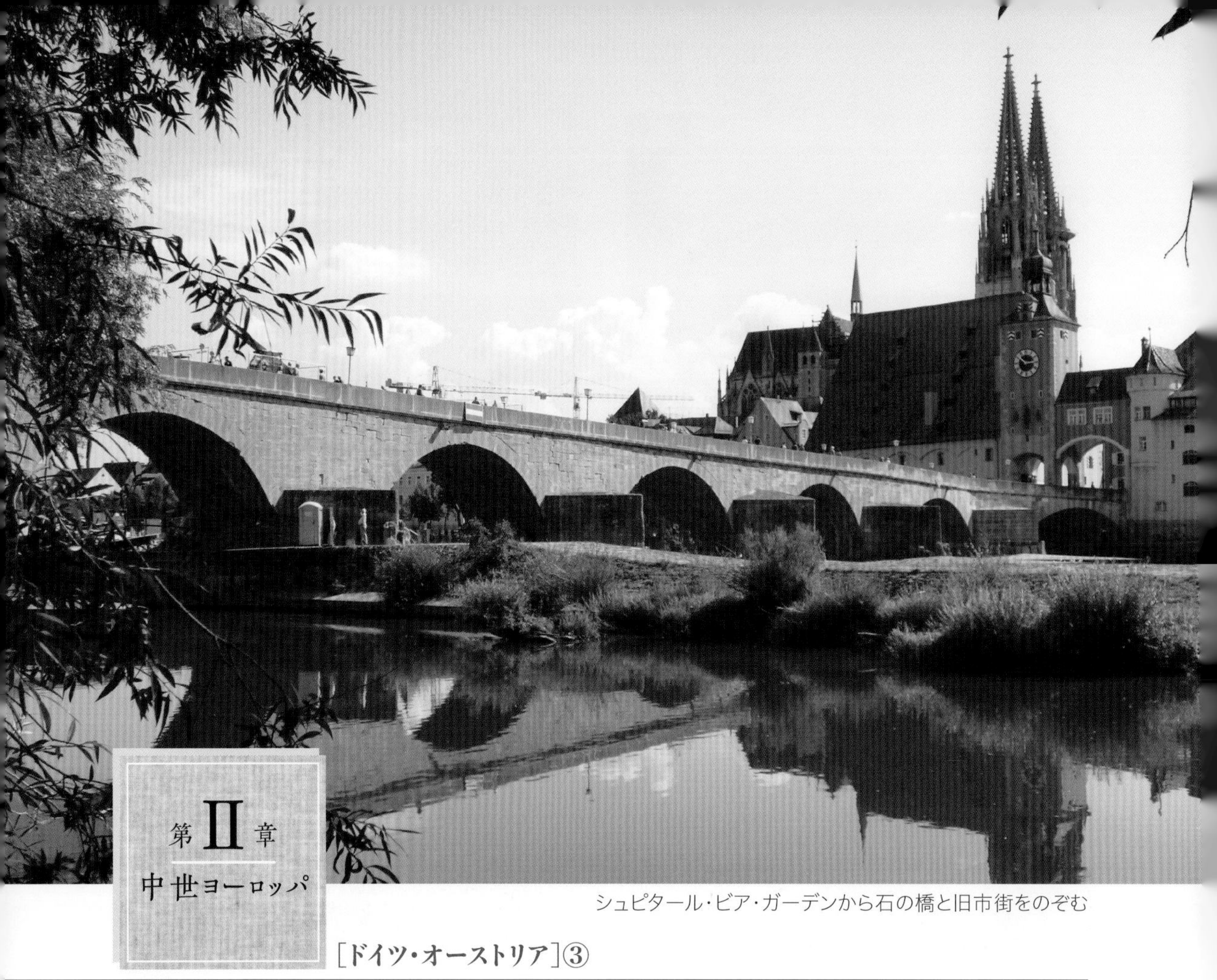

第II章
中世ヨーロッパ

シュピタール・ビア・ガーデンから石の橋と旧市街をのぞむ

［ドイツ・オーストリア］③

賑わうビア・ガーデンを持つ世界文化遺産 レーゲンスブルクのカタリネンシュピタール

ミュンヘンの北100kmの位置にある古都、人口13万人のレーゲンスブルク(Regensburg)は、旧市街一帯が2006年に世界文化遺産に指定された。旧市街の北側にドナウ河が流れ、1146年に完成し、1877年に現在の幅に拡張された石の橋（Steinerne Bruecke）が架かる。石の橋の対岸にカタリネンシュピタール（Katharinenspital）があるが、この施設も世界文化遺産の一部である。このシュピタールは、レーゲンスブルクのブルガー・シュピタール（市民病院）として、コンラット（Konrad）4世司教によって、1212年に創設された。100名の貧乏な病人を収容し、当時この地方最大のシュピタールであった。1430年に増築され、1809年に部分的に破壊された後に、復興された。なお1663年から1806年まで、神聖ローマ帝国の帝国議会はレーゲンスブルクに置かれていた。現在のカタリネンシュピタール棟は、19世紀初期の建造である。その玄関脇の銘板には「この聖ヨハネス・ホスピタルは」とドイツ語で記載されているの

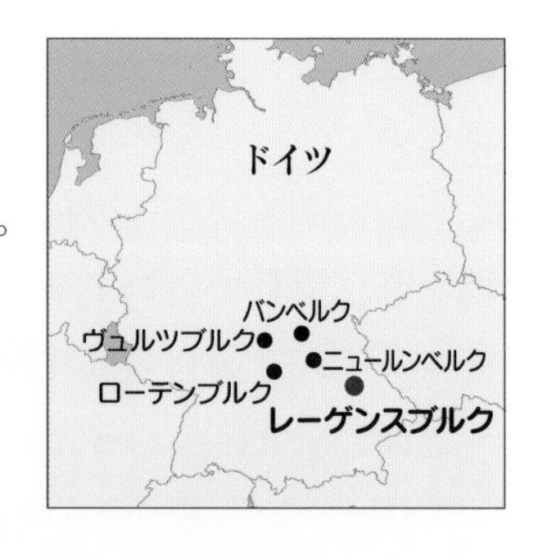

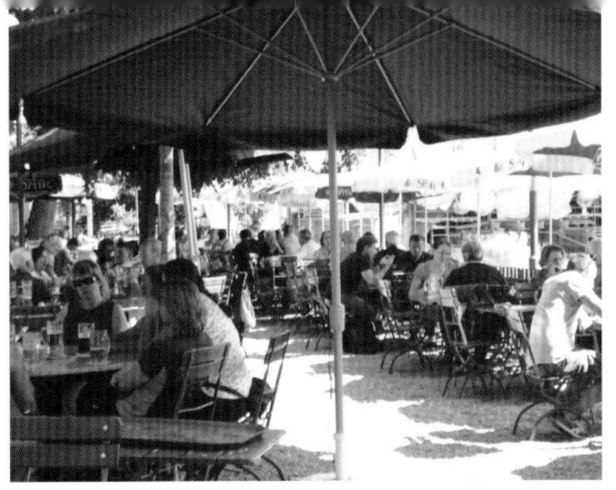

シュピタール・ビア・ガーデン

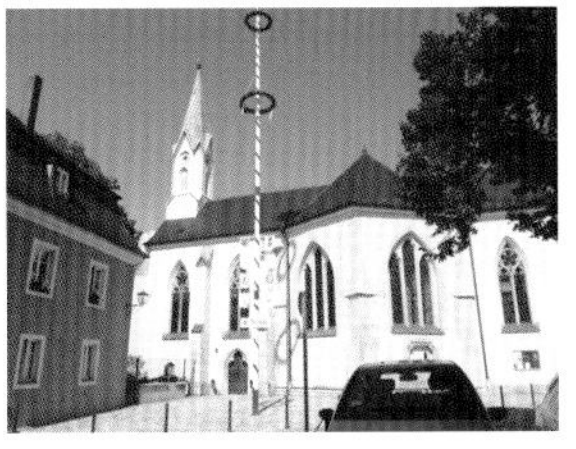

シュピタール教会

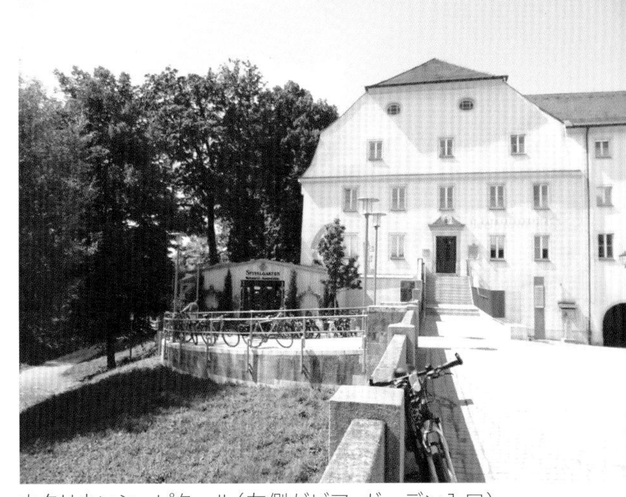

カタリネンシュピタール（左側がビア・ガーデン入口）

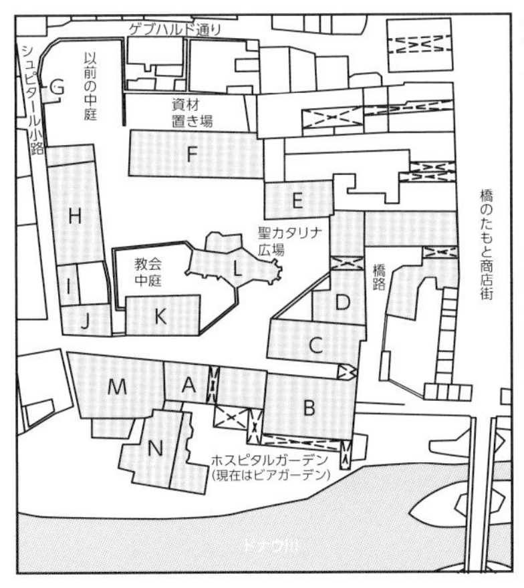

カタリネンシュピタール
見取り図

A.中央棟
B.シュピタール
C.穀物倉庫
D.東翼
E.北翼
F.車庫
G.以前の霊安室
(G〜I：現在はビール倉塵など)
H.納屋
I.以前の豚小屋
J.聖職者事務室
K.聖職者の住居
L.シュピタール教会
M.ビール醸造所
N.1809年まで病院の浴場 現在はビアホール

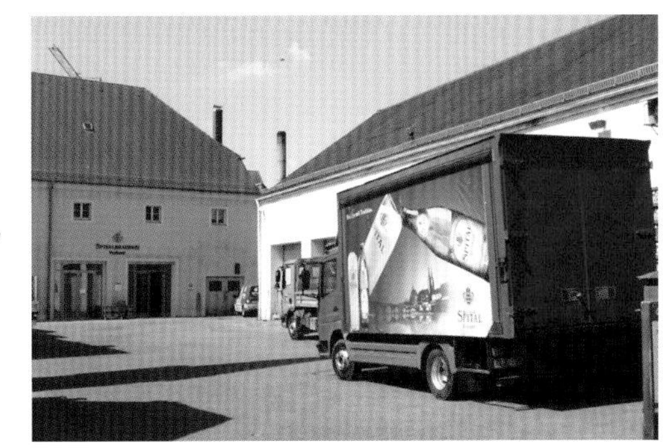

シュピタール・ビール醸造所と配送車

で、聖ヨハネス・ホスピタルがこのシュピタールの異名であろう。シュピタール棟にはこのシュピタールの公文書館も置かれているが、予約しないと入館は難しい。

シュピタールは酒の醸造で利益を得て運営された例が多いが、この施設は、現在の敷地内に、シュピタール棟、シュピタール教会、シュピタール・ビール醸造所、シュピタール・ビア・ガーデンの4点セットを完全に備える稀な例である。石の橋を歩いて行くと、対岸左手にビア・ガーデンとシュピタール棟が見える。シュピタール棟の奥にシュピタール教会とビール醸造所が置かれる。シュピタール教会は、13世紀の早期ゴシック教会建築で、レーゲンスブルクの教会群の中でも、もっとも興味深い教会建築の一つだそうである。

このシュピタール・ビール醸造所は、13世紀に創設されたが、現在も経営状況は良さそうで、ビア・ガーデンでは、生ビール、白ビール、黒ビールなどが、500cc、3オイロちょっと（400円）で飲める。料理も美味しい。200人以上は収容できる中規模なビア・ガーデンには、市民・観光客が詰め掛け、夏期昼食時には、大混雑となり、ビールとレーゲンスブルク料理を楽しむことができる。冬期や雨の日には、屋内のビア・ホール施設が開放される。

（2013年訪問・撮影）

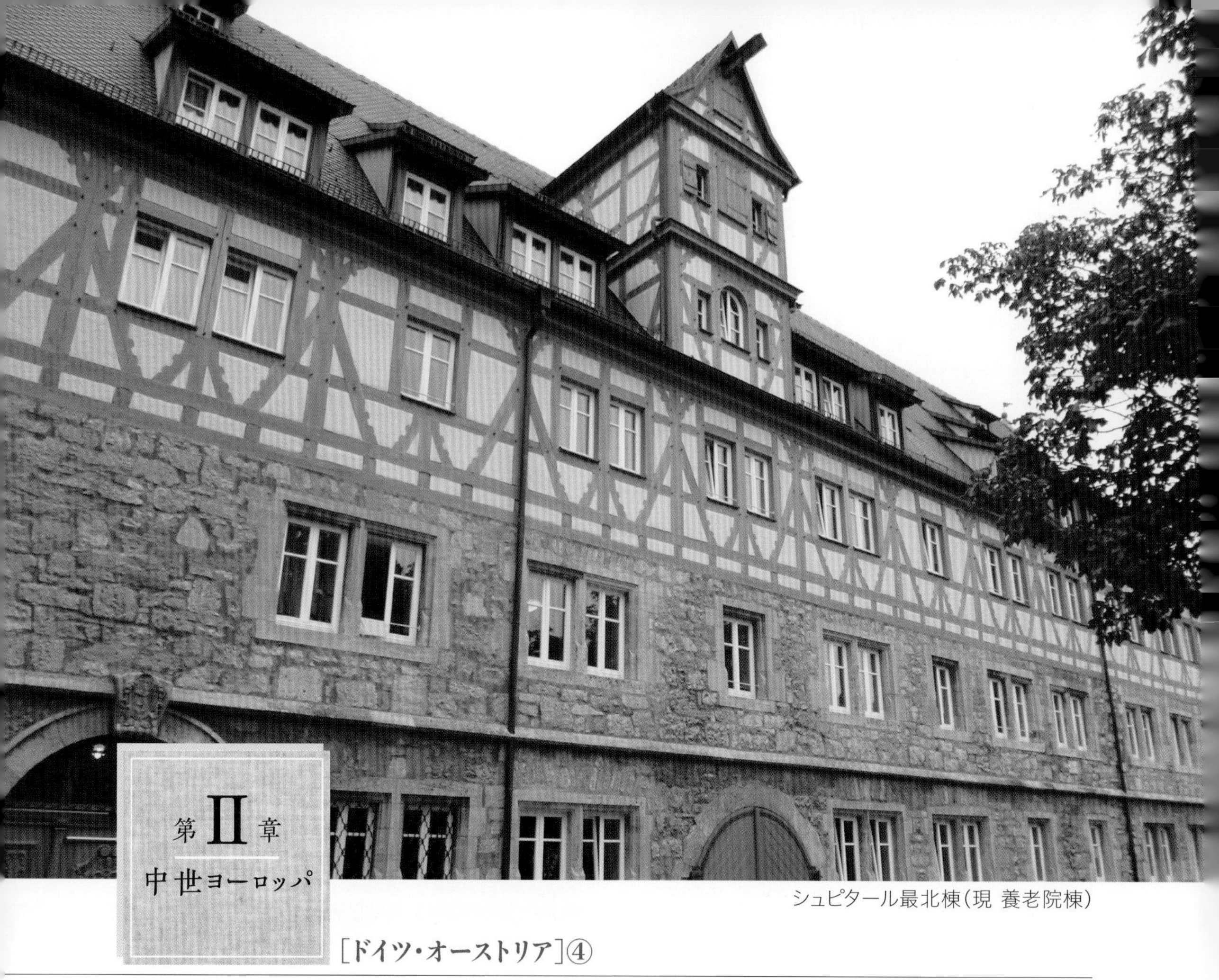

シュピタール最北棟(現 養老院棟)

第Ⅱ章
中世ヨーロッパ

［ドイツ・オーストリア］④

ローテンブルクの16〜17世紀建築のシュピタール

有名観光地を見物した後に、歴史ある病院棟、シュピタールを見ることができることを、ローテンブルクを例に、お示ししたい。バイエルン地方の人口1万人の小都市ローテンブルクは、防御壁が鉢巻状に街を囲み、中世の雰囲気を色濃く残す旧市街全域が世界文化遺産に指定されている。世界中からの観光客で、街はいつも賑わっている。街はタウバー川東岸の丘陵の上に、まず、12世紀頃形成され、その後、2回にわたり、拡張された。注意深く市街図を見れば、拡張の経過がよく判る。最初の街は環状道路ユーデン・ガッセの内部だけであり、次いで、各方向2倍に拡張され、現在の市街域となった。南はジーベルス塔(Siebersturm)の場所まで拡張された。最後にさらに、南部の「ボンネットの先」Kappenzipfelと呼ばれる、南部に虫垂のようにぶら下がっているシュピタール地区まで旧市街が拡張された。

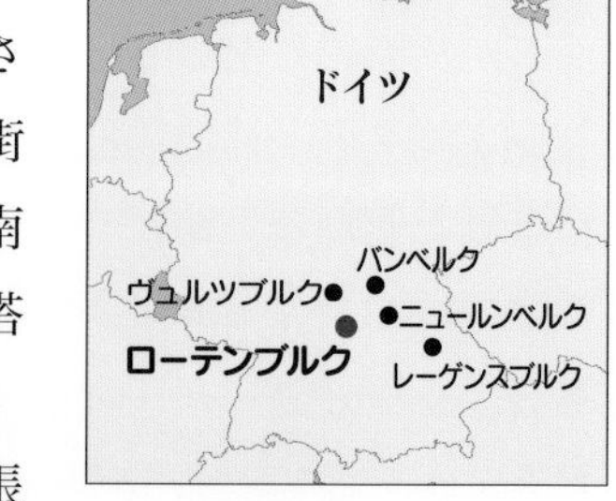

旧市街地の1割強の面積を占めるシュピタール地区に保存されるシュピタールにかか

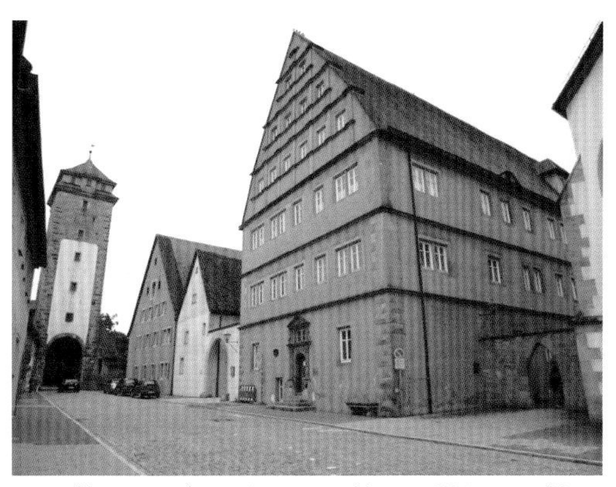
シュピタール・ガッセからシュピタール門とシュピタール棟をのぞむ

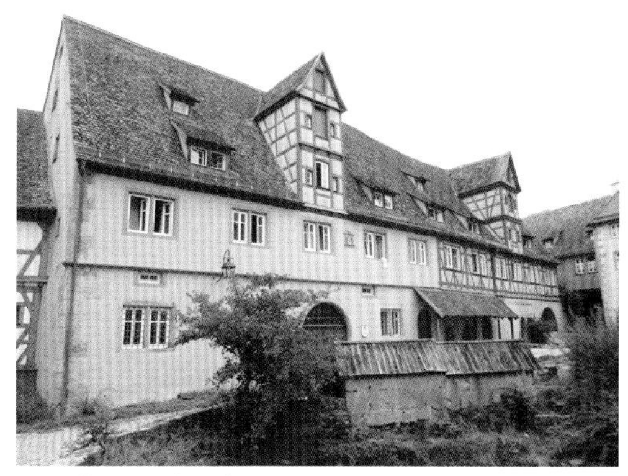
シュピタール南棟（現 ユース・ホステル）

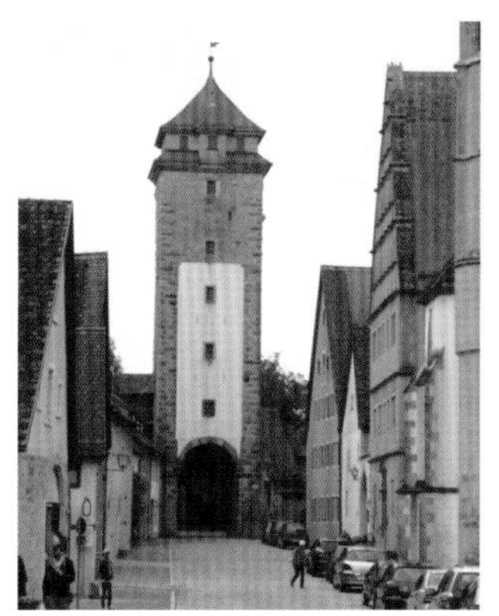
シュピタール門

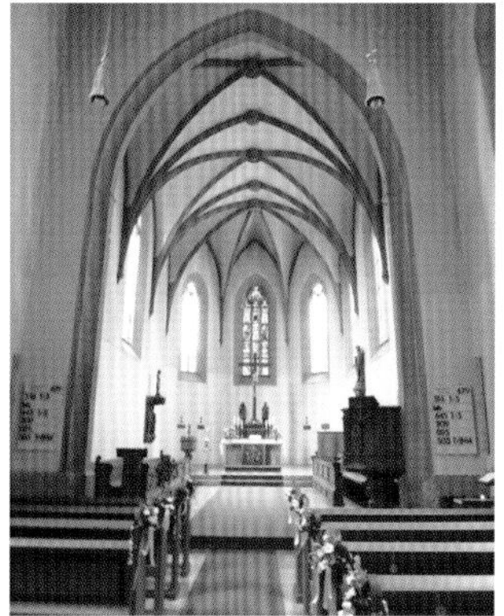
シュピタール教会内部

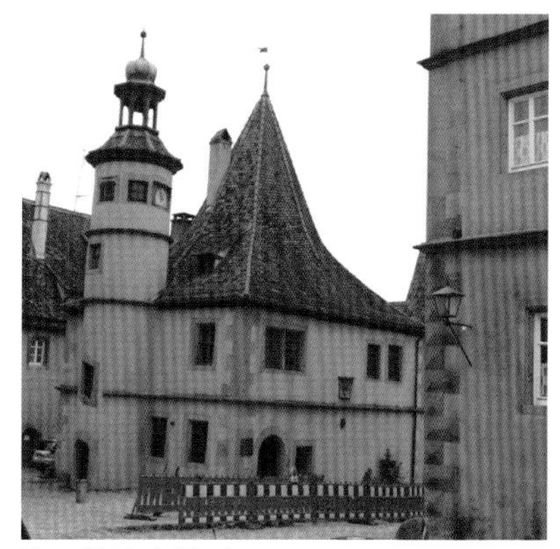
騎馬林務官詰所

わる建造物の多くは、16〜17世紀の建造である。最南部に外界に通じるシュピタール門（Spitaltor）、その北に一群の市立病院、Reichesstadhalleの建造物があり、その中心に表通りのシュピタール・ガッセに面して、ゴシック式建築のシュピタール教会（Spitalkirche）があり、その南に2棟、北に1棟の旧収容棟がある。南の2棟は、現在も1棟はバイエルン赤十字社が運営する養老院として機能しており、1棟は事務所に、北の1棟はユース・ホステルとして利用されている。中庭の中央に騎馬林務官詰所（Hegereiterhaeuschen）が建ち、これは急傾斜の屋根と小塔を持つ優雅な建物である。西端の1棟は農作物倉庫である。

シュピタールの敷地には立ち入ることは自由にできるが、個々の建物の内部には入れない。シュピタール教会だけは内部の見学ができる。他の都市のシュピタール教会と同様、一般の教会と内部の構造や装飾に、質的な違いは認められない。シュピタール教会へは、入所者は誰でもいつでも立ち入り、神に祈ることができた。また、日時を決めて、聖職者によるミサが行われた。欧米のシュピタールには教会が必須というより、むしろ、シュピタールが修道院や教会の付属施設であった性格が強い。シュピタールは入所者が心安らかに天国に召されるための施設で、現在の欧米の近代的病院にも、その中央部に教会が置かれていることが多い。宗教施設が一切ない、現在の日本の病院が特異なのである。

（2013年訪問・撮影）

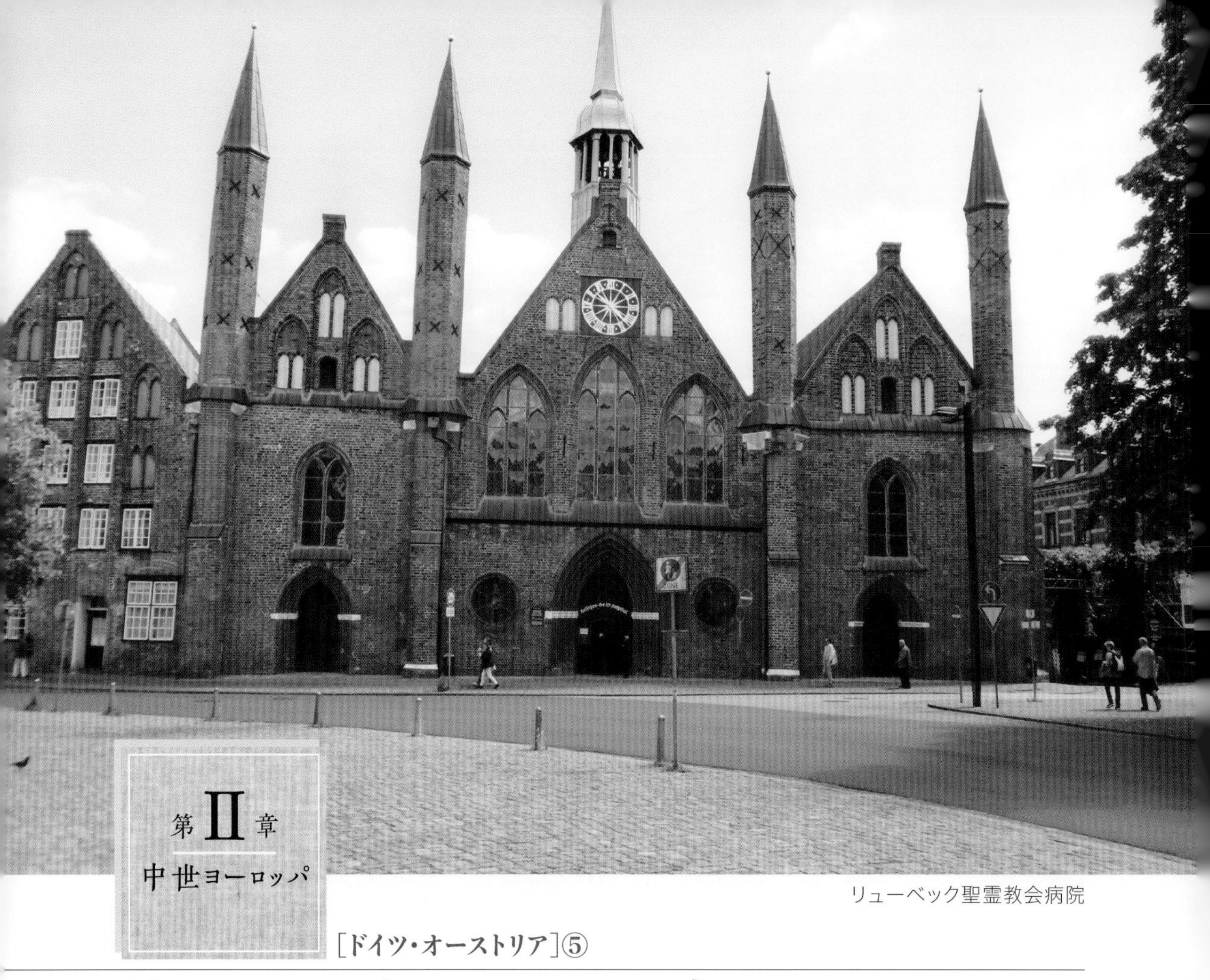

第Ⅱ章
中世ヨーロッパ

リューベック聖霊教会病院

［ドイツ・オーストリア］⑤

リューベック（13世紀創設）と ノイシュタッド（15世紀創設）の聖霊教会病院

聖霊教会（Heilige Geist）は、広くドイツ全域、オーストリア地域に分布し、困窮者収容施設を付設した施設が多い。理由はよく判らないが、北ドイツではHospital、南ドイツ・オーストリアではSpitalと称される例が多い。2018年夏に北東ドイツのハンザ都市を訪れ、6都市で聖霊教会病院を取材したが、その内、3施設を紹介する。

バルト海に面した最も有力なハンザ都市、人口21万人のリューベック（Luebeck）は、第二次世界大戦の際、連合軍による空爆で大きな被害を受けたが、再建され、旧市街は1987年にはユネスコの世界文化遺産に登録された。中世の雰囲気を色濃く残す都市である。旧市街地の北部Koenigstrasse通りに面し、聖霊教会病院（Heiligen-Geist-Hospital）がある。この街の有力な見物対象として、多数の観光客が訪れている。先端に青い屋根の小塔を持つ赤茶色の煉瓦造りの13世紀に建てられた3棟の切妻造りの建物が、広場に面して建つ。中央の切妻造りの建物入口を入ると、13世

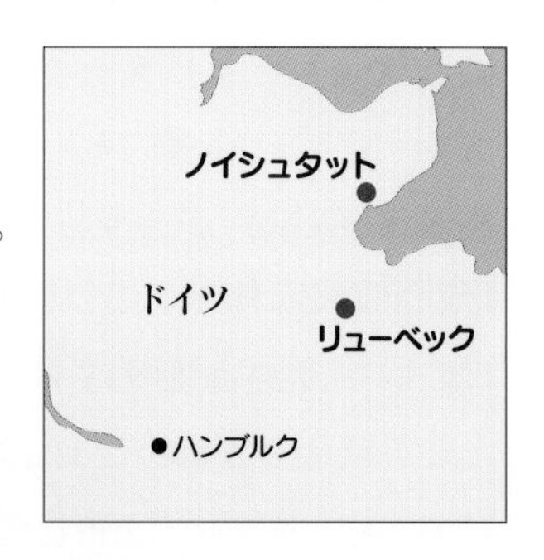

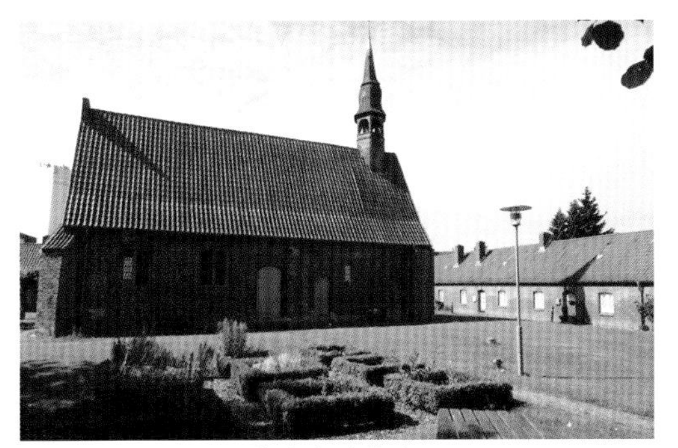

ノイシュタット聖霊教会病院教会

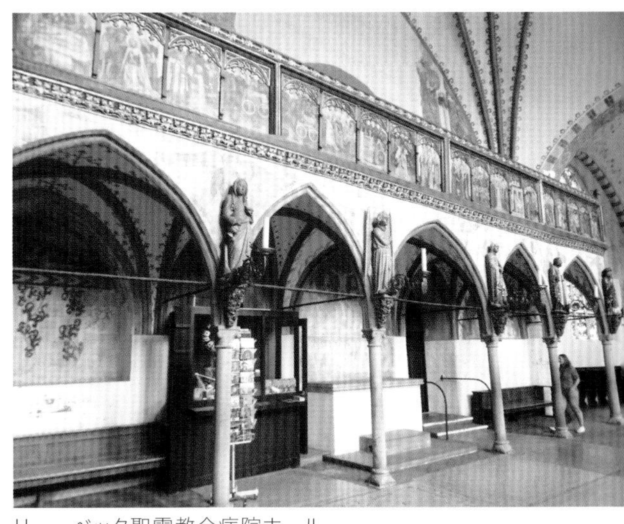

リューベック聖霊教会病院ホール

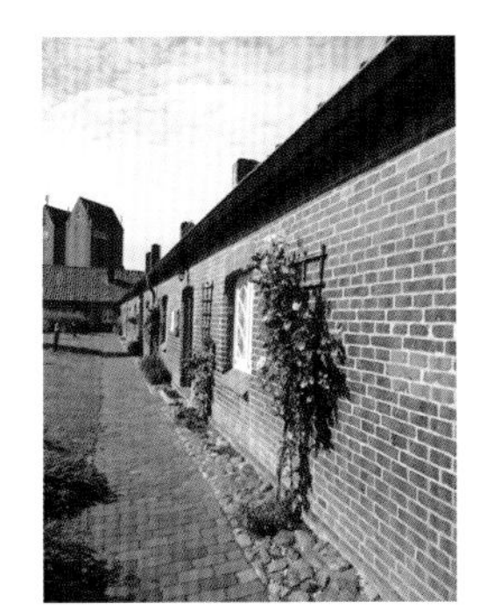

ノイシュタット
聖霊教会病院居室

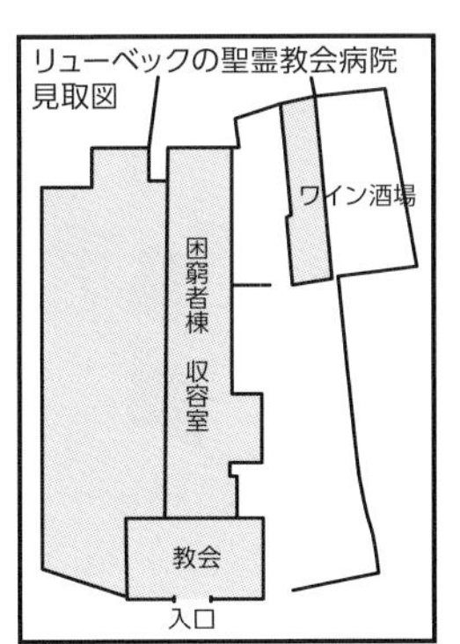

リューベック聖霊教会病院見取図

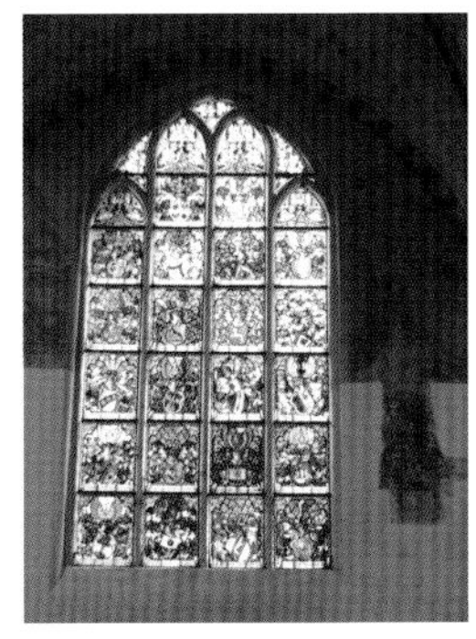

リューベック聖霊教会病院のステンドグラス

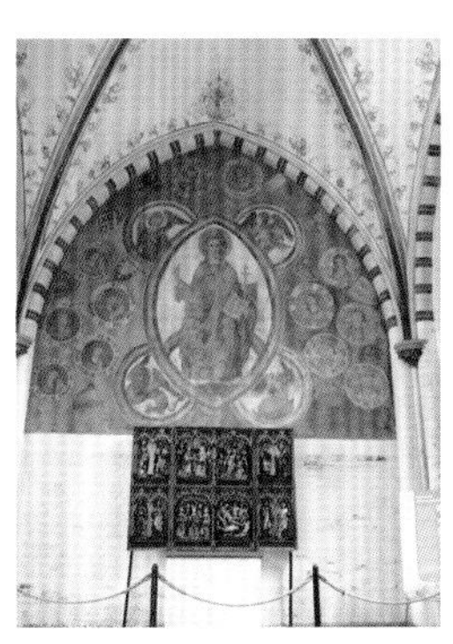

リューベック聖霊教会病院

紀と14世紀の絵画が飾られた、かつて教会として利用されたゴシック風の大ホールがある。その奥に困窮者を収容した狭い個室が100室ほど並ぶ。訪問時は工事中で、個室に入っての見学は不可能であった。複合建物の南側、右側面はワイン酒場になっている。ワイン酒場の入口は病院の入口とは別で、南側の小路に面してあり、病院で醸造したワインを味わうことができる。

リューベックから北へ列車で40分、人口1万6000人の小都市ノイシュタッド（Neustadt in Holstein）にも聖霊教会病院（Hospital zum Heiligen Geist）がある。駅から旧市街地へ向かって徒歩3分の場所に置かれている。1344年に都市ノイシュタッドが成立した。シスマー（Cismar）修道院への巡礼者が野宿していたので、彼らを収容するために1408年に都市の門のすぐ外側に病院が建てられた。リューベックの聖霊教会病院は、大きな建物の中に狭い居室があったのとは対照的に、ノイシュタッドの聖霊教会病院は、広々とした敷地にあり、中央の芝生の中には教会が建ち、それをL字型に取り囲むように平屋の長屋があって、現在は老人を収容している。奥の1室は博物館で、管理人に電話をすると見学できる。

（2017年訪問・撮影）

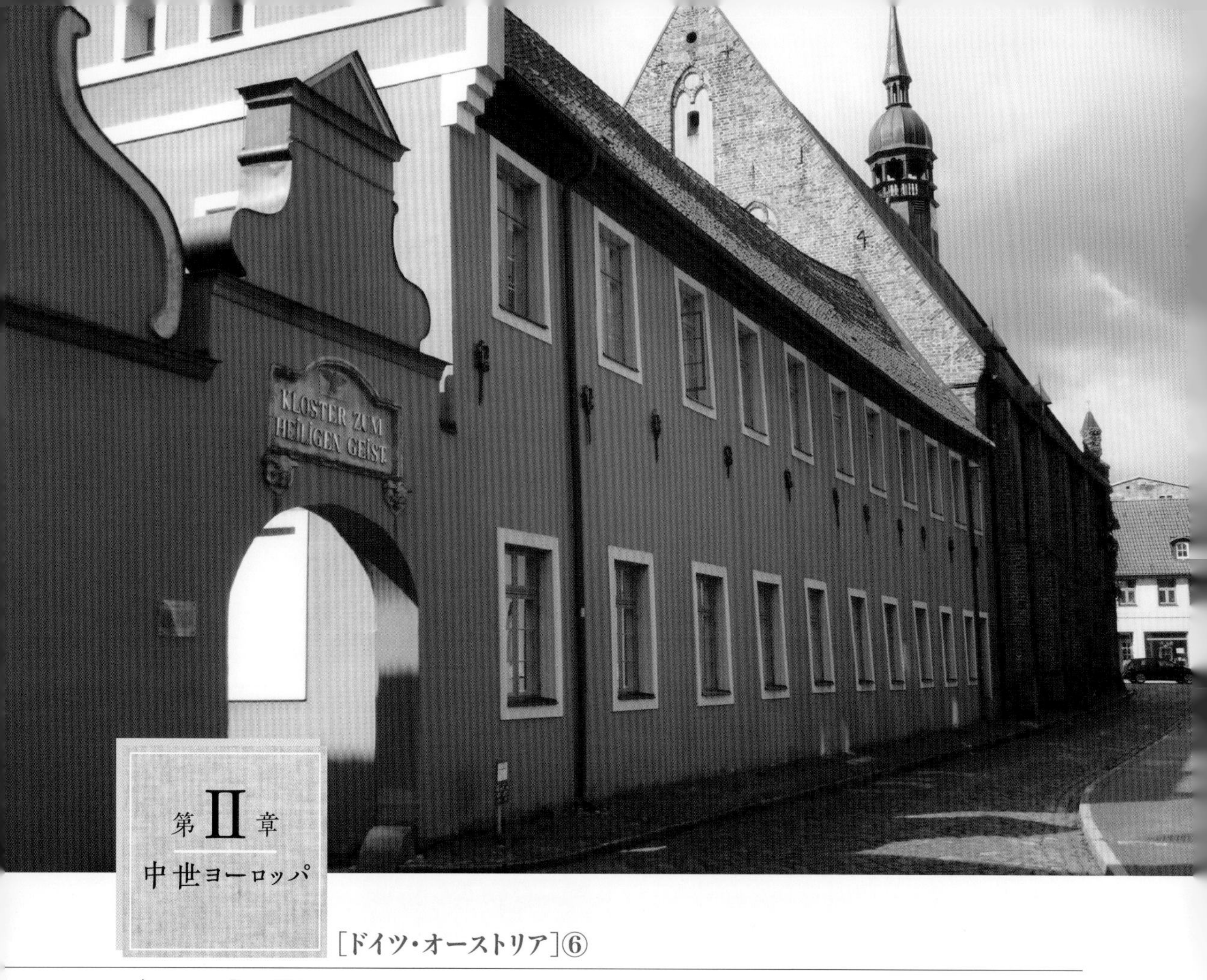

第Ⅱ章
中世ヨーロッパ

［ドイツ・オーストリア］⑥

シュトラールスンドの13世紀由来の聖霊教会修道院病院

ドイツ東南端にあるリューベックに次いで2番目に重要なハンザ都市、人口6万人のシュトラールスンド（Stralsund）にも、大規模な聖霊教会修道院病院（Heiligeistkloster.hospital）の複合施設がある。この都市は13世紀初めに成立したが、間もなくリューベックと競合するバルト海沿岸の有力な都市となった。大教会がいくつも建つシュトラールスンド旧市街の東南端、街の防御壁の役割を果たした外海の内側に、保存状態の良い聖霊教会・修道院・収容棟から成る複合施設がある。2002年に聖霊教会修道院病院を含む旧市街全体が、ユネスコ文化遺産に指定された。

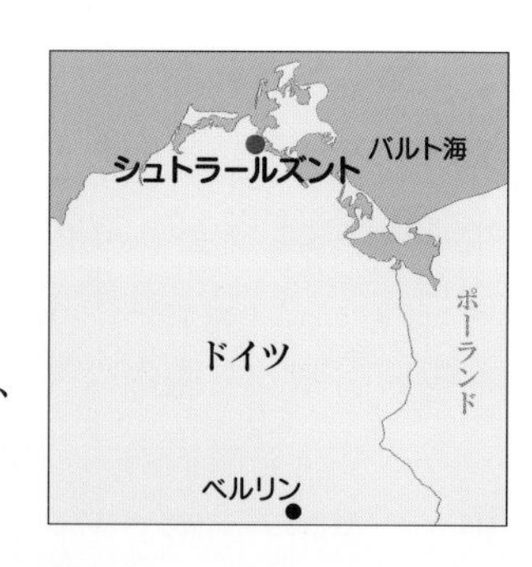

この教会はシュトラールスンドで最初のキリスト教会として、1256年に建てられた。設立当初から、聖霊教会は疫病（後にペストと同定）患者と慢性皮膚病患者（レプラ患者）の世話を始めた。1320年に現在地に移転した。周辺の68の村が聖霊協会修道院病院を扶助した。15世紀に煉瓦造りの教会が建てられた。現在残る建物で、最も古い部分である。中

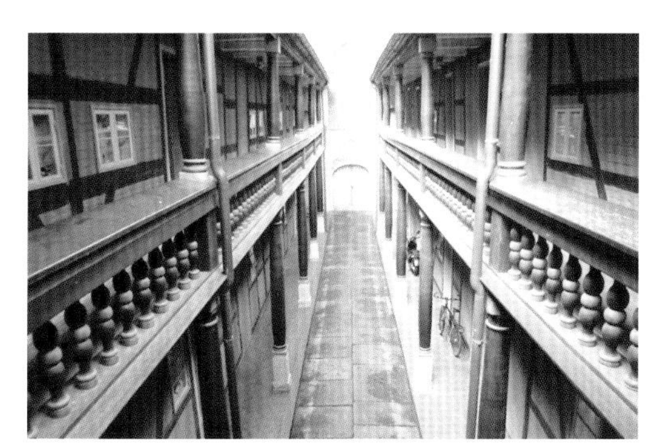

困窮者棟

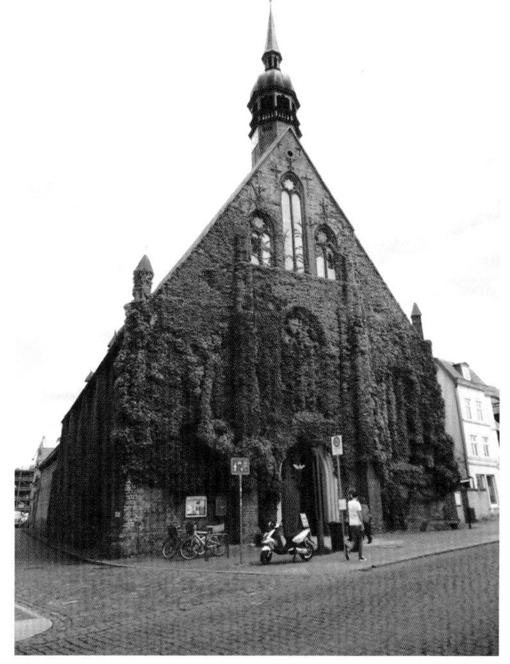

教会正面（東西道路からのぞむ）

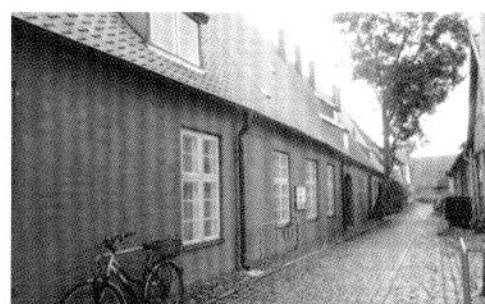

巡礼者棟

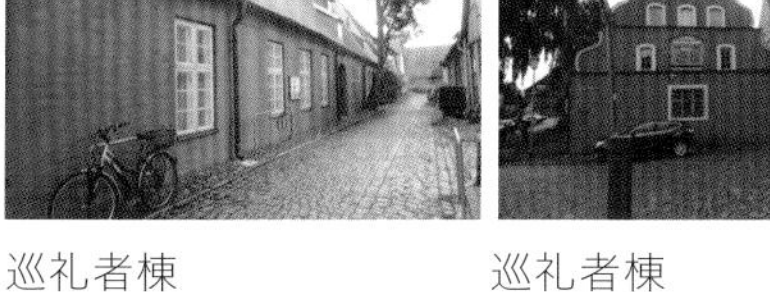

巡礼者棟

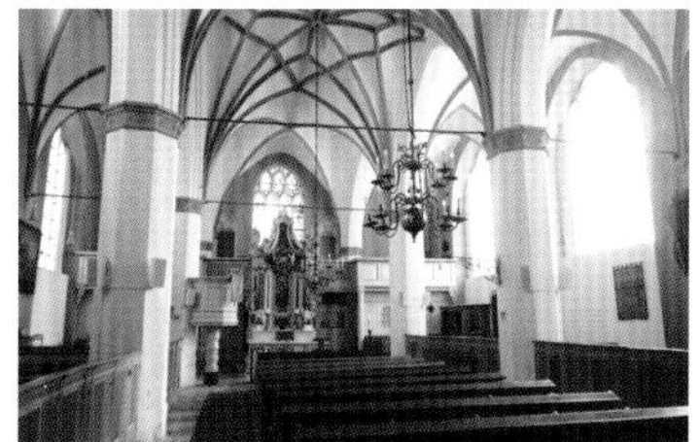

教会内部

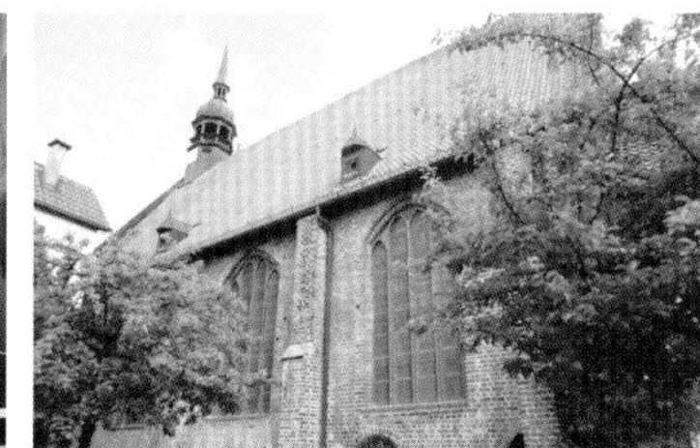

教会側面

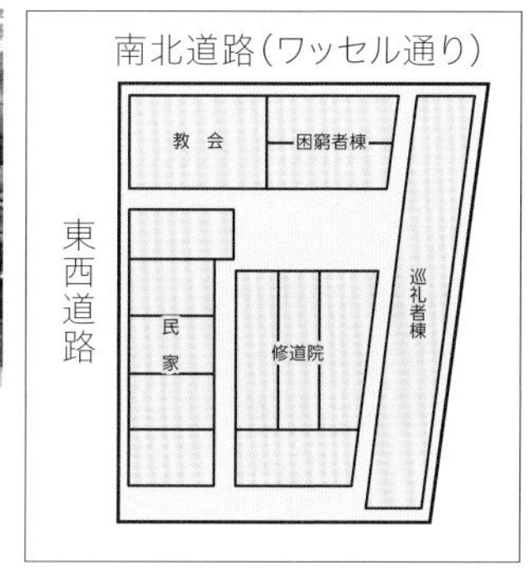

世、この教会・修道院は貧者、老人、孤児、病人、傷害者、旅人などを収容し、世話をしたが、中世末期になって、この施設は慈善精神の象徴として聖霊（Heilige Geist）を崇めるようになった。クリスタン・ケテルホット（Chiristan Ketelhot, 1492頃－1542）が教会を拡張し、この町唯一のプロテスタント教会とした。30年戦争（1618－1648）で被害を受けたが、1654年に修復された。

大規模な複合施設で、敷地西部を南北に走るワッセル通り（Wasserstrasse）に面し、その北端に大きな聖霊教会があり、前面を蔦が覆っている。教会内部に立ち入ることができる。その背後の2棟は老人、病人、貧者を収容した。2階建てで、廊下に面して小部屋が連なり、その中央部に裏面から教会へ抜ける通路がある。その南部に3棟の修道院棟、困窮者を世話する修道士、修道女、召使などが居住した、その東側、敷地東部を南北に走るAm Langenwall沿いに平屋の長屋があり、これは巡礼者収容棟である。15世紀に建てられた教会以外の施設は、いずれも18世紀に修復、建造されたものである。現在、建物全体の壁は、美しく、紅色に塗られている。

（2017年訪問・撮影）

註：精霊病院のドイツ語綴りが類似しているものの、施設によって異なるのは、歴史の中で、綴りが変わってきたためである。

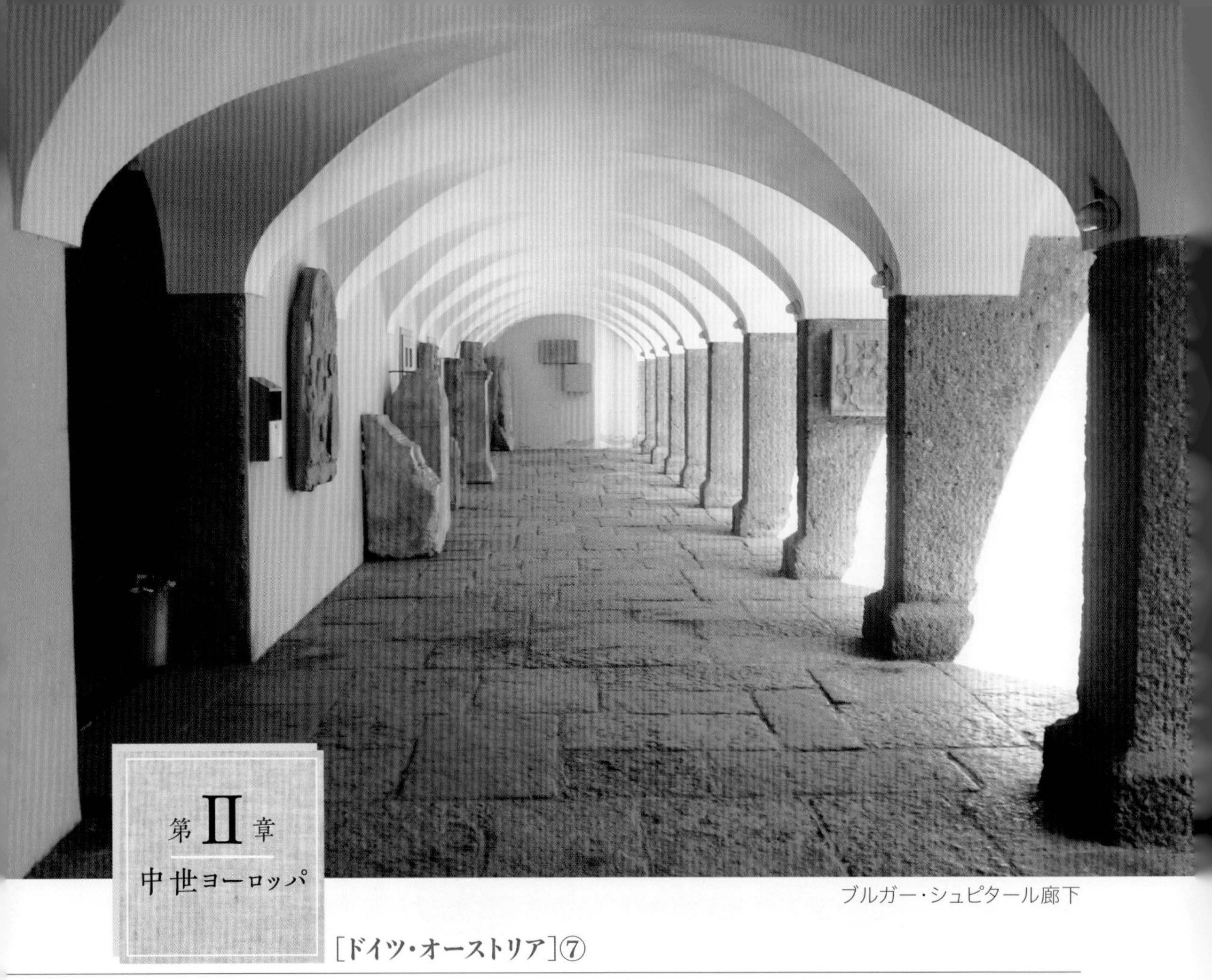

ブルガー・シュピタール廊下

第II章
中世ヨーロッパ

［ドイツ・オーストリア］⑦

オーストリア・ザルツブルクにある二つのシュピタール

封切りより半世紀になるアメリカ製のミュージカル映画「サウンド・オブ・ミュージック」の舞台が、オーストリアのザルツブルクで、この映画を見て、いまだに多くの観光客が世界中から訪れ、ロケ地巡りの大型観光バスが客を満載して、毎日運行されている。断崖のある丘上に、大規模な城砦ホーエンザルツブルクが聳える印象深い地形の人口14万人の古都ザルツブルクは、ザルツァッハ川西部の狭い平野に旧市街がある。この街にも、旧市街に一つ、そのすぐ北側の新市街に一つの、2シュピタールがある。これ以外にもザルツブルクにはシュピタールが置かれ、裕福な都市であった。

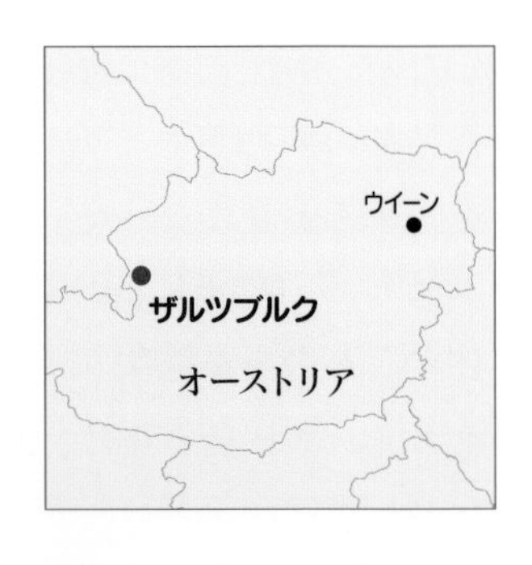

世界遺産の旧市街にあるシュピタールが、ブルガー・シュピタール（Bürgerspital）で、トラップ・ファミリーが歌った音楽祭会場である大祝祭劇場の北部に接する馬の水飲み場（やはりロケ場所）の北部Bürgerspitalgasse2番地にある。正式名はBürgerspital St.Blasiusといい、まず12世紀末に後にシュピタール教会となっ

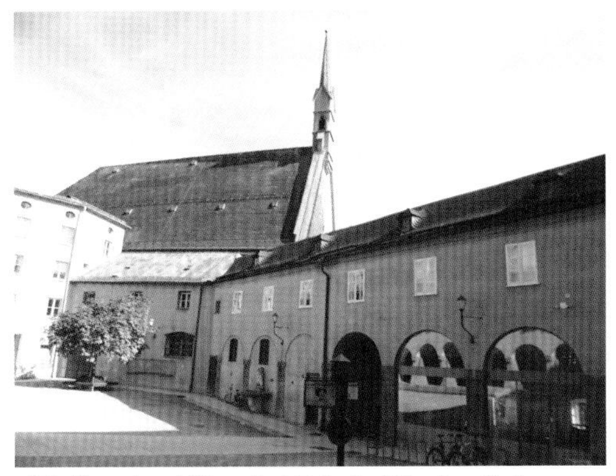

ブルガー・シュピタール内庭とSt.Blasius教会

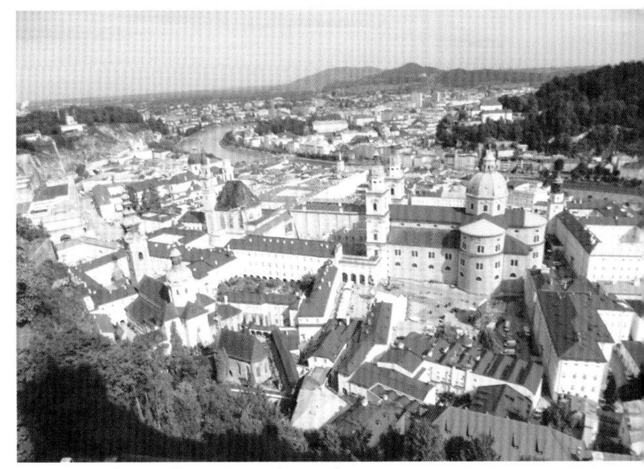

ホーエンザルツブルクからザルツブルクの街をのぞむ

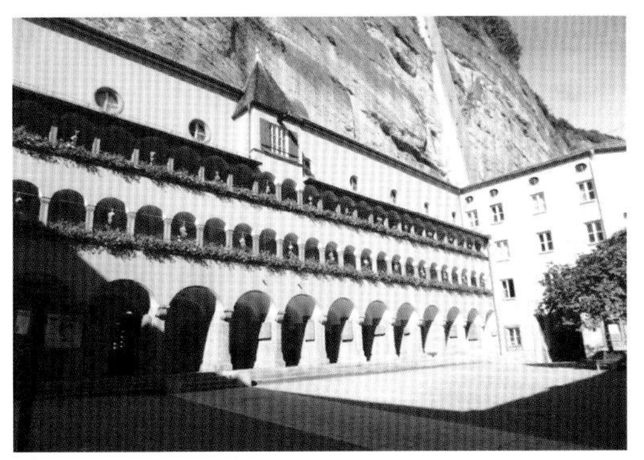

ブルガー・シュピタール本館

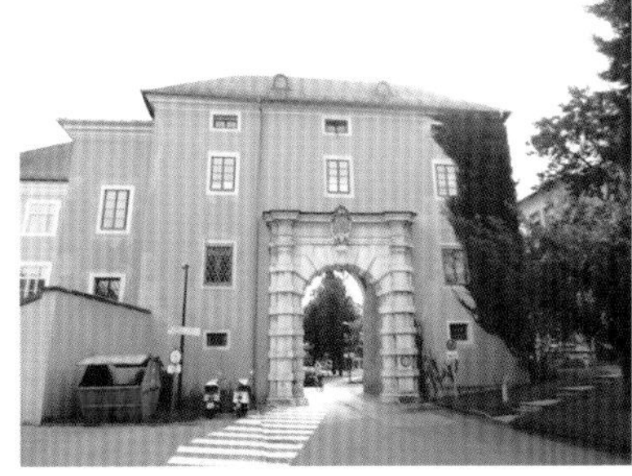

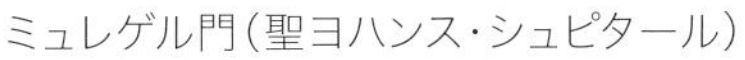

ミュレゲル門（聖ヨハンス・シュピタール）

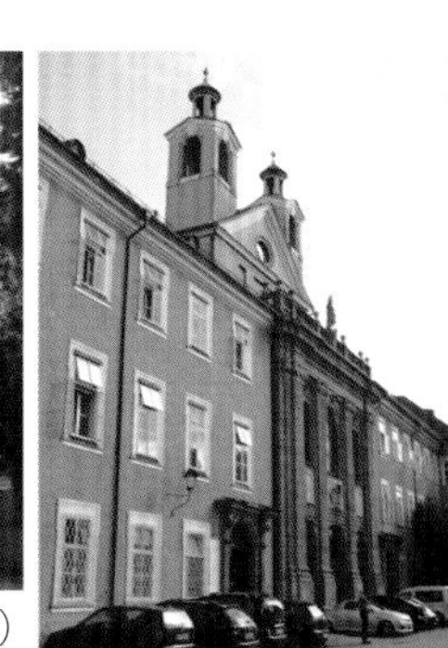

聖ヨハンス・シュピタールと教会

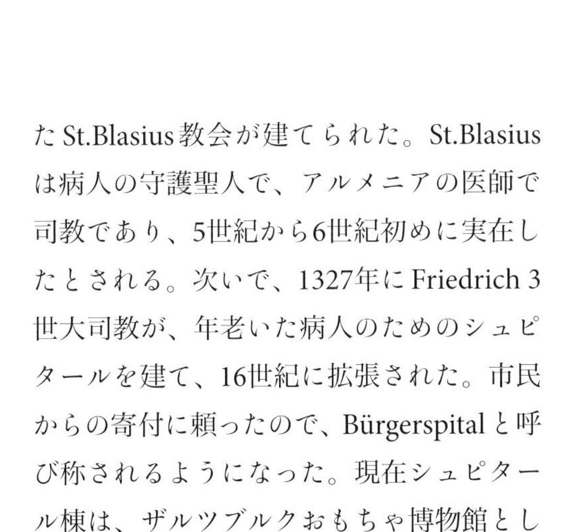

たSt.Blasius教会が建てられた。St.Blasiusは病人の守護聖人で、アルメニアの医師で司教であり、5世紀から6世紀初めに実在したとされる。次いで、1327年にFriedrich 3世大司教が、年老いた病人のためのシュピタールを建て、16世紀に拡張された。市民からの寄付に頼ったので、Bürgerspitalと呼び称されるようになった。現在シュピタール棟は、ザルツブルクおもちゃ博物館として、利用されている。

二つ目は、聖ヨハンス・シュピタール（St. Johanns-Spital）で、旧市街西部の山、メンヒスベルク（Moenchsberg）の北側の新市街にある。地方病院（Lanndeskrankenhaus）という別名を持つ。そもそも、Johann Ernst Graf von Thun大司教により1704年に創設された。両翼に男性病棟と女性病棟を配し、20〜30名の貧乏な病人と巡礼者を収容した。1754年には薬局も開業した。かつてこのシュピタールの中央に設けられていた聖Johanns教会とその南のシュピタールの門であるミュレゲル門（Muelleger Tor）だけしか、現在、歴史的建造物は残っていないが、いずれも18世紀の建造物と推定される。聖Johanns教会には立ち入ることができるが、内部は一般の教会とは違いがない。教会の南にある薬局は、現在、近代的な内装で、歴史的な設備や装飾はない。このシュピタールは、19世紀後半に州立病院になり、2003年以後、パラケルスス私立医科大学病院になった。

（2013年訪問・撮影）

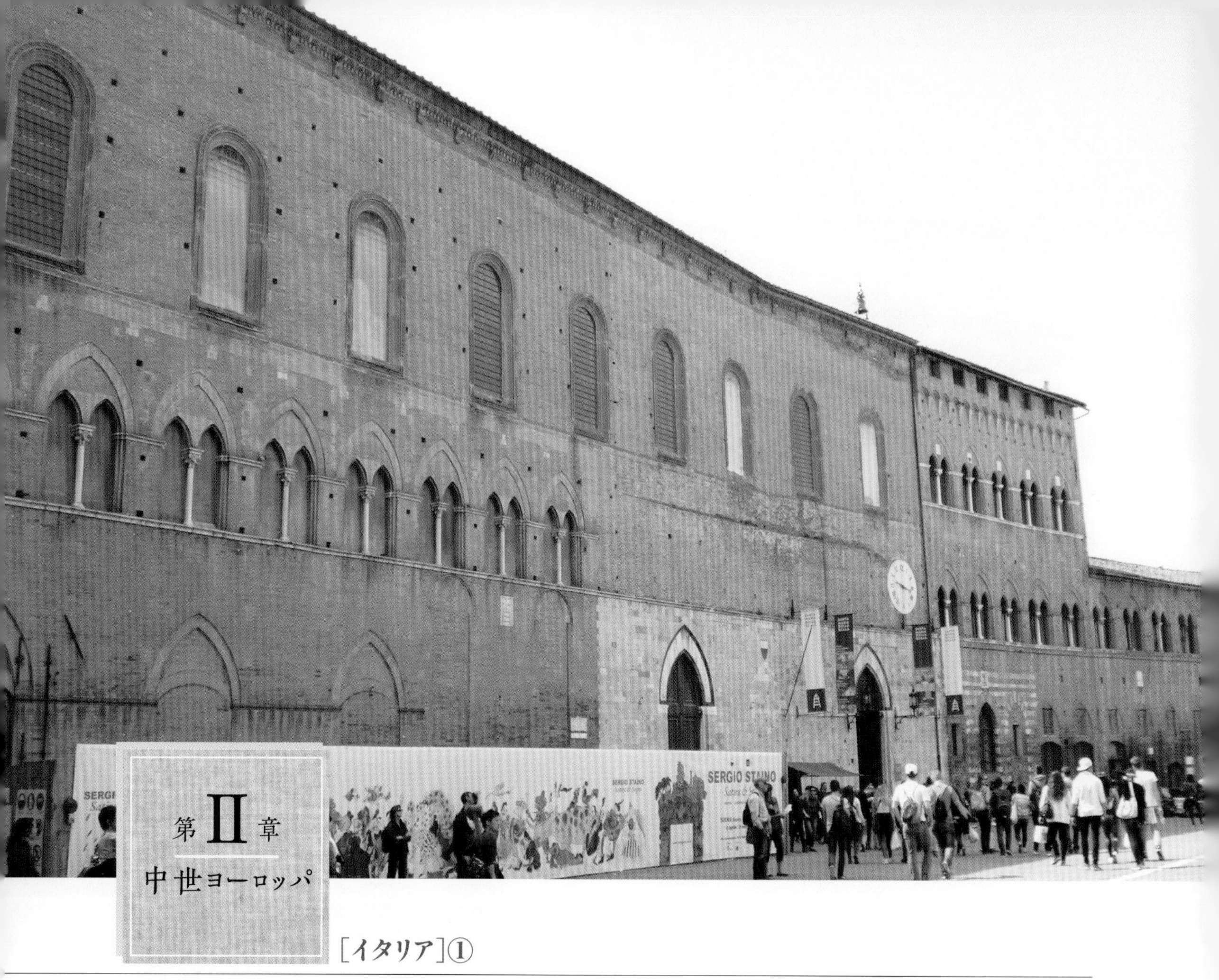

第Ⅱ章
中世ヨーロッパ

［イタリア］①

9世紀まで遡れるシエナのサンタ・マリア・デッラ・スカラ病院

人口6万人の丘上の中世都市シエナは世界文化遺産に指定され、世界中から観光客を集めている。巨大なサンタ・マリア・デッラ・スカラ病院（Spedale di Santa Maria della Scala）は、大規模で端正な13世紀に建てられ始めた現在の大聖堂（Duomo）の向かいにある。ヨーロッパで最も古い病院の一つで、伝説であるが、898年にその起源を発し、1090年の史料に初出する。1193年にローマ法王セレスティン（Celestin）3世は、聖職者と俗人信者との諍いを解決するために、病院を運営世話する俗人信徒組織を、大聖堂（旧棟）の権限から切り離す宣言を行った。現在の建物は13世紀以後に建てられ、増築を重ねてきた。大聖堂側から見ると、地上3階、

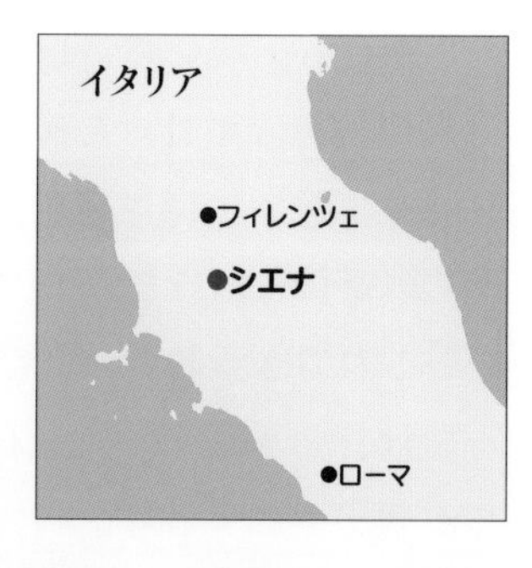

地下4階の複合建造物で、大聖堂につながる階段（Scala）と聖母マリア（Santa Maria）が、この病院の名称に組み入れられた。中世のゴシック様式と後のルネッサンスの教会附属病院の形状が融合されている。大聖堂に面している地上部分は、中央部に

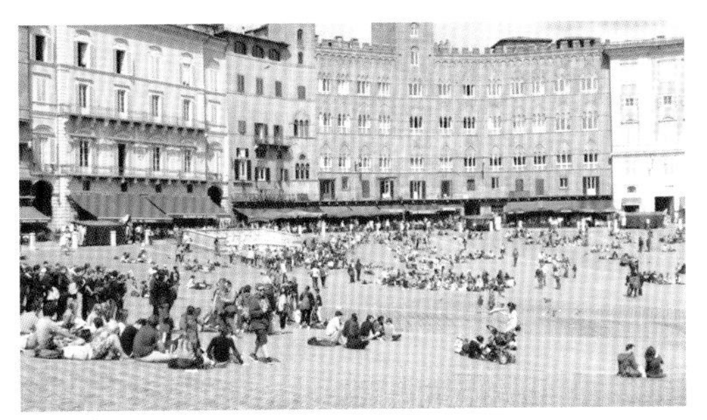
カンポ広場

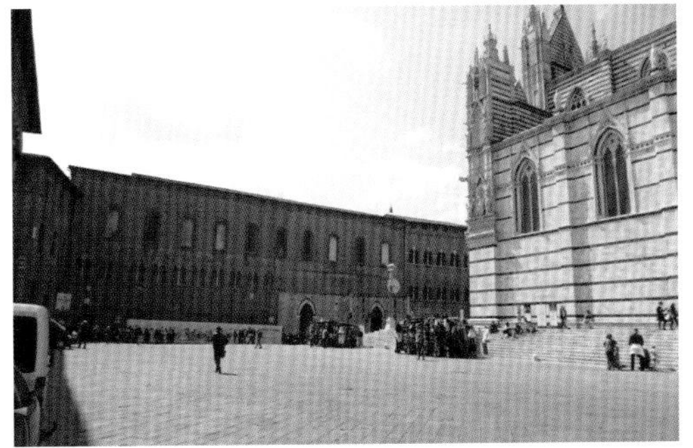
右が大聖堂、
左が病院

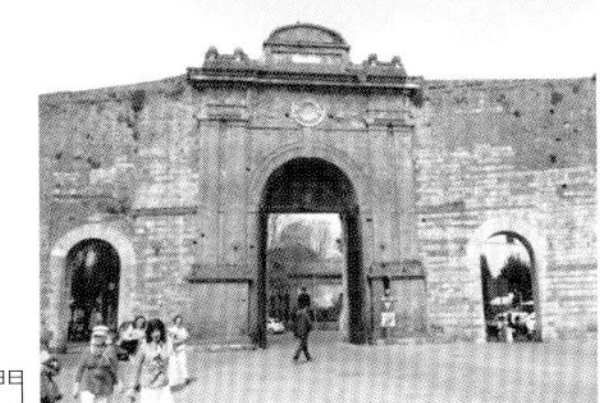
旧市街北門

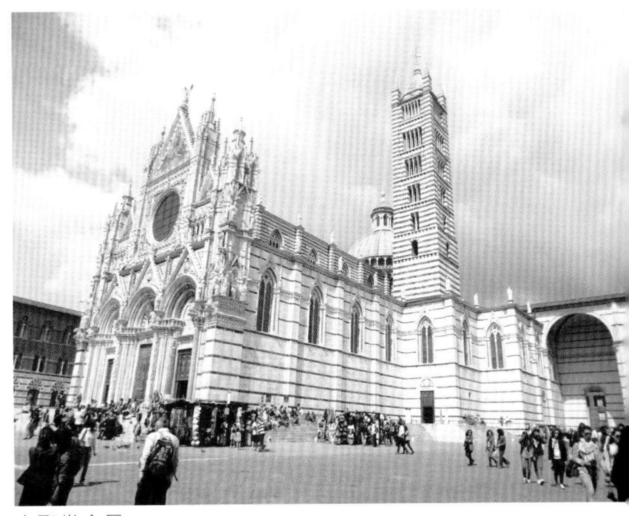
大聖堂全景

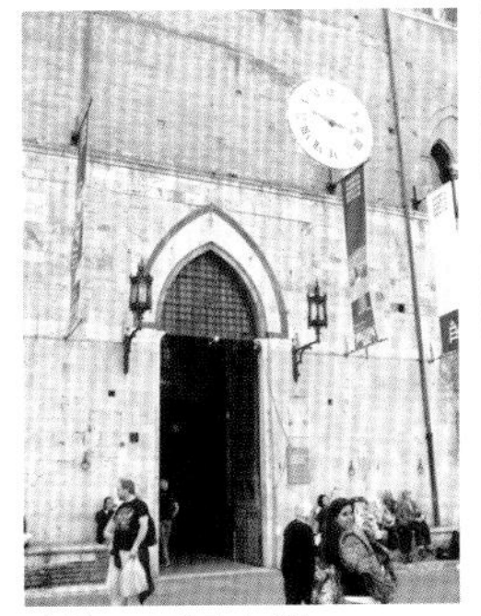
病院の正面玄関

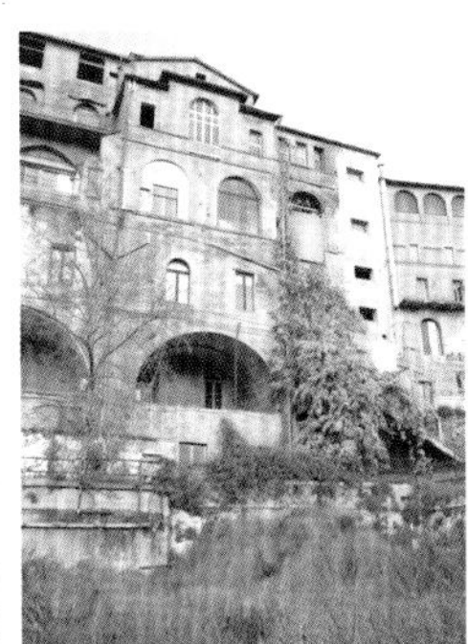
背後から見た病院

Santissima Znnuziata教会や中世病院の大部屋（Pellegrinaio、巡礼者のホール）がある。主にローマへ向かう巡礼者を泊め、それ以外に、貧者、老人、病人、孤児を収容し、食と住の世話をした。病院の費用は市民、とくに裕福な市民からの寄付や遺産で維持された。中世、病院は内科医1人と外科医1人を雇用し、病人は清潔なシーツのベッドと無料の給食を与えられた。16世紀には、外科医が1人、追加雇用された。18世紀にはこの病院の一部はシエナ大学に属し、医学教育にも利用された。

1990年頃まで病院として機能し、1995年に複合博物館として、一般公開が始まった。総建坪3万5000平米の内、1万2000平米が博物館として利用されている。巡礼者を泊めた1階の男女別の広い巡礼者の間（Pellegrinaio）には、巡礼者の世話をする職員の巨大なタイル画が掲げられている。また多数の中世の宗教画や14世紀のフレスコ画を見ることができる。病院の名称にも使われた聖母マリアの生涯を描いた画もある。丘の上に建てられているので、大聖堂側から見ると、地下部分であるが、山裾からは地上部分に見える深部には、病院の汚物が捨てられていた。そこから中世の陶磁器、薬壺や、さらに深い深部には、古代エルトリアの墓も確認された。現在は考古学博物館として、地下1階から4階までが利用されている。現代美術館、子供美術館も併設されている。

（2014年訪問・撮影）

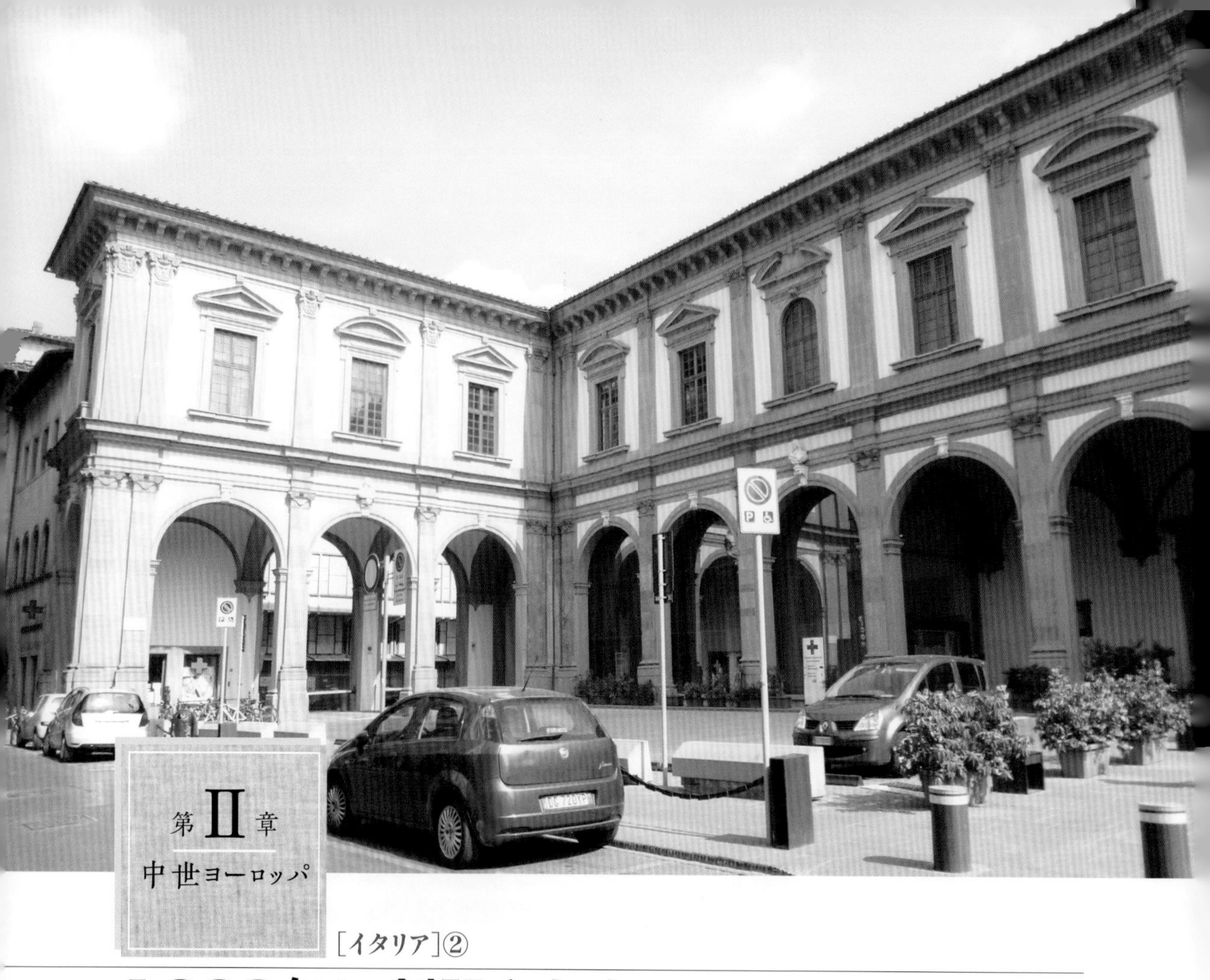

［イタリア］②

1288年に創設された フィレンチェ最古の新聖女マリア病院

同名の広場に面した、三つのアーチからなる回廊を前面にもつ新聖女マリア病院（Ospedale de Santa Maria Nuova）の本館は、フィレンチェ都心のvia Bufalini通りに面している。現役の大病院であるが、1288年にフィレンチェ生まれの詩人Danteの恋人ベアトリーチェ（Beatrice）の父で金融業のフォルコ・ポルティナーリ（Folco Portinari, ?～1289）が創設した。フィレンチェで一番古い修道院病院で、当初、修道女モナリザ・テッサ（Monna Tessa, ?～1327）が運営した。貧者、老人、病人を収容し、世話をした。病棟は男女別に分けられ、200人を収容した。

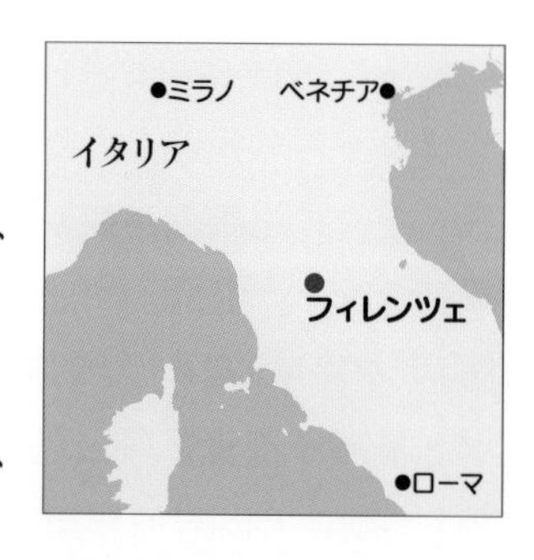

病院の収入は、市民からの寄付金や篤志家の遺産でまかなわれ、創設後の2、3世紀の間、病院の経済状態は良く、裕福で勢力を誇った。フィレンチェの有力な芸術家の手になる15世紀から17世紀にかけての多数の絵画・フレスコ画や石像が、院内に飾られていた。現在、それらの一部は近隣、あるいはニューヨークの美術館に移された。

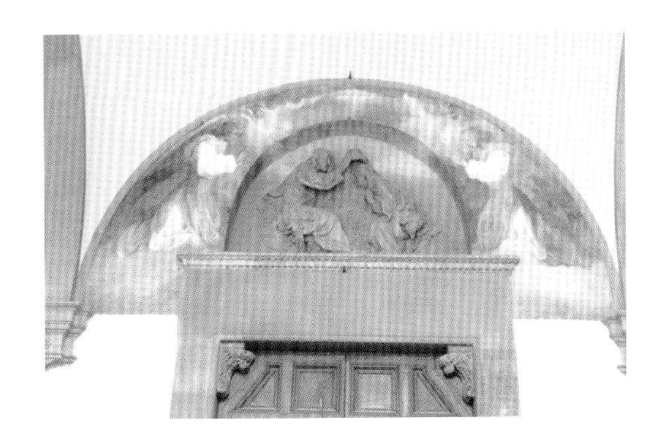

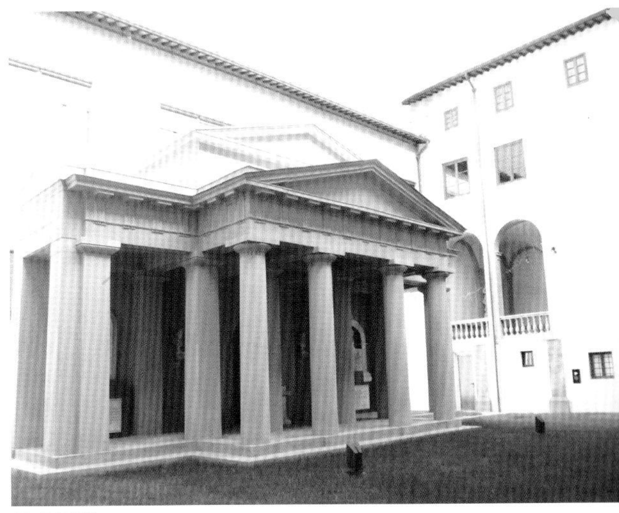

骨の回廊

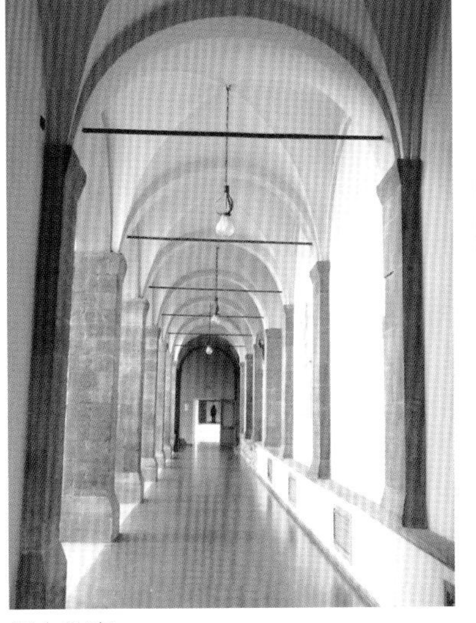

館内柱廊

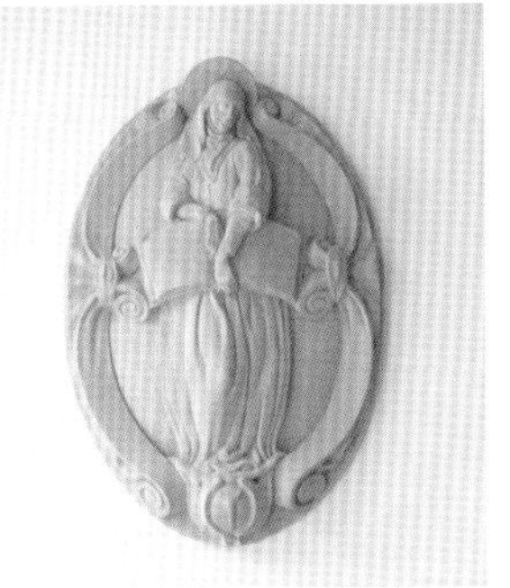

モナリザ・テッサのレリーフ

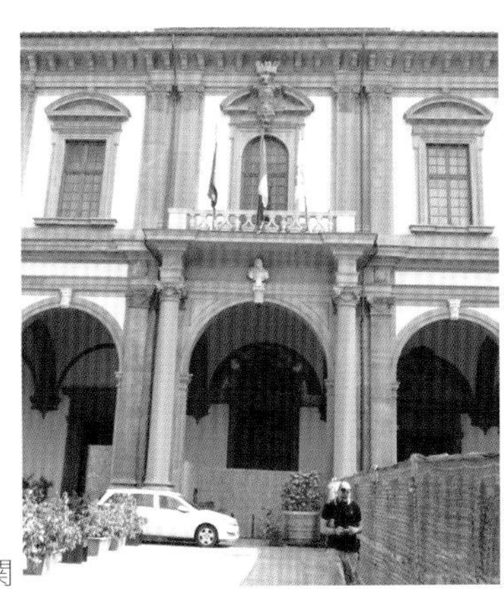

玄関

また有力な建築家の手で、増改築が行われた。1419年にはローマ教皇マルチヌス(Martin) 5世（在位1417－1431）が訪問し、滞在した。教皇室は、現在、病院理事長室として、利用されている。1420年には旧来の建物に、医学センターである回廊が増築された。1507年から1508年にかけて、レオナルド・ダ・ヴィンチが住み込み実習を行い、人体解剖スケッチを描いた。15世紀には附属薬草園を置き、19世紀末まで薬草を提供し、病院薬剤師がそれを処方した。

威風堂々とした現在の建物は16世紀末に建てられた。1660年に女性病棟は、改良・移転した。柱廊の中央の扉を入ると、中はサンテディジオ教会であり、これは17世紀に増築されたものである。石畳敷きの中庭に隣接して、1863年、以前の病没者の埋葬地に、ギリシャ神殿風の「骨の回廊」が設置され、この回廊の床に、発足時に病院を運営した修道女モナリザ・テッサの墓石が横たわり、中央に彼女の石像が建つ。また骨の回廊に隣接して、管理者ホールが増築された。

現在、プライマリーケア科、外科、内科、精神科、集中治療室、悪性腫瘍科、放射線科、精神科、内視鏡室、皮膚アレルギー科、性病科、耳鼻科、眼科がある近代的病院として、歴史的建物の中で、盛業中であり、病院内に立ち入っての見学が可能である。

（2014年訪問・撮影）

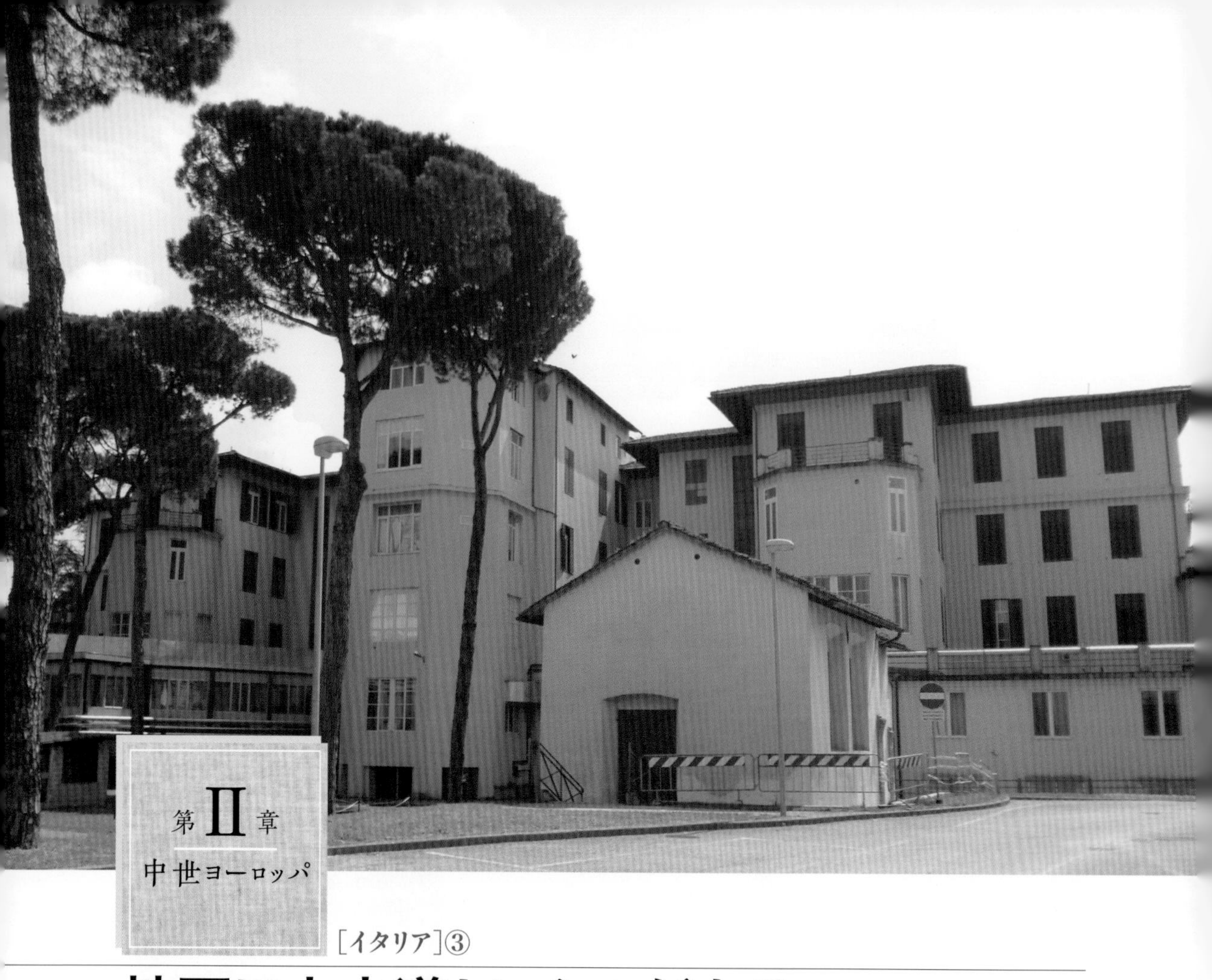

第Ⅱ章
中世ヨーロッパ

［イタリア］③

地下に上水道トンネルがある 1277年創設のピストイアの「切り株病院」

周辺に防御壁を持つ人口9万人の都市ピストイア（Pistoia）は、フィレンチェの北東にある平原の町で、電車で30分で到達する。その中心部にあるのがチェッポ病院（Ospedale del Ceppo）で、チェッポはイタリア語で切り株を意味する。切り株で献金を集めたことより、これが病院の略称となっている。正式呼称はいささか長く、Ospedale degli infermi Santa Maria del Ceppo（聖女マリア切り株病院）であるが、略称が通称となっている。1277年に切り株組合の献金で、修道院病院として創設され、病人、巡礼者、乞食を収容し、世話をした。1336年に病院東部に、聖女マリア謝恩教会（Church of Santa Maria delle Grazie）が建てられた。

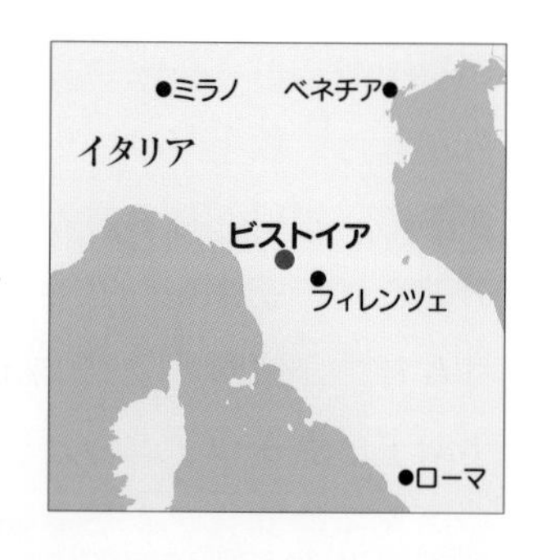

1348年以後拡張され、1451年と1456年の間に再建された。1502年以後、ピストイアはフィレンチェの勢力化に置かれ始め、この病院はフィレンチェの新聖女マリア病院傘下の病院となった。1526年に色彩豊かなレリーフを施した広場に面した柱廊が建てら

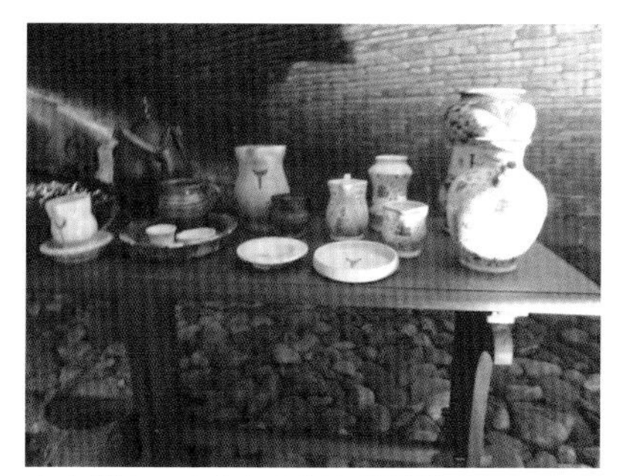

上水道トンネルから出た薬壺や皿

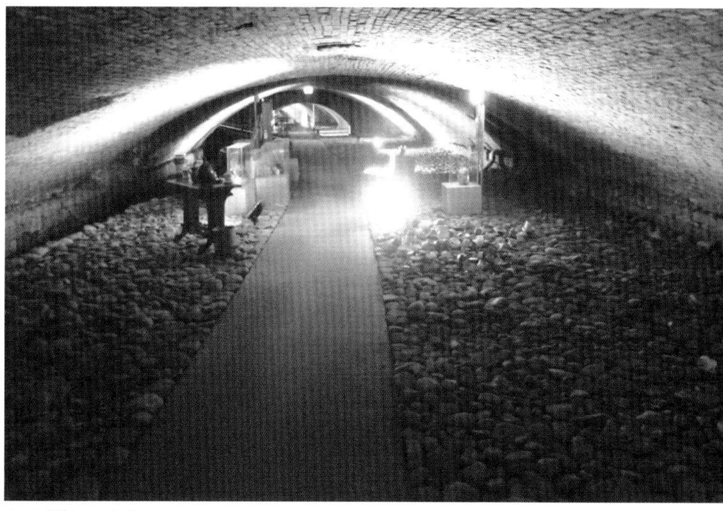

上水道トンネル

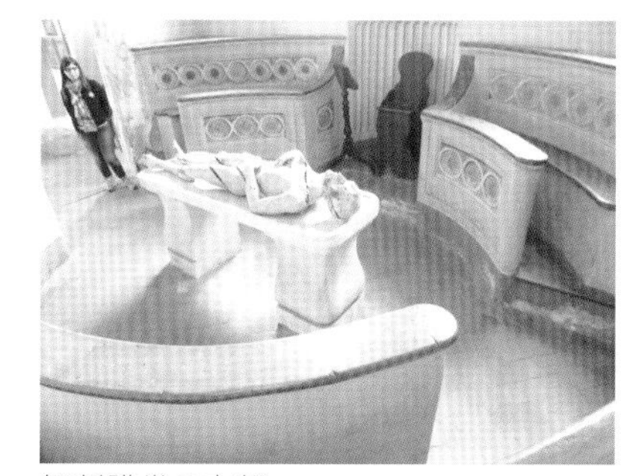

解剖講堂の内部

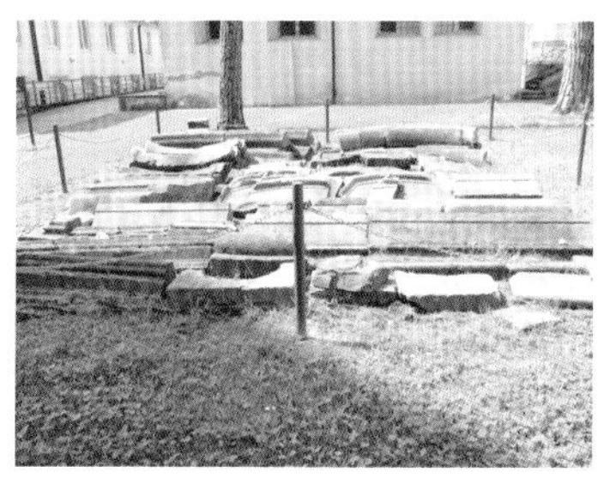

庭の遺跡

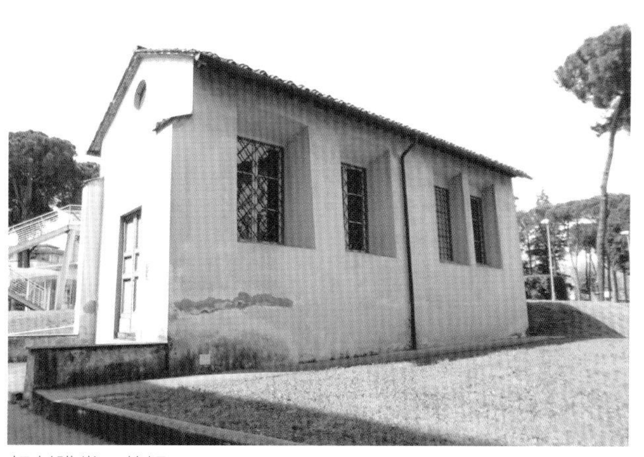

解剖講堂の外観

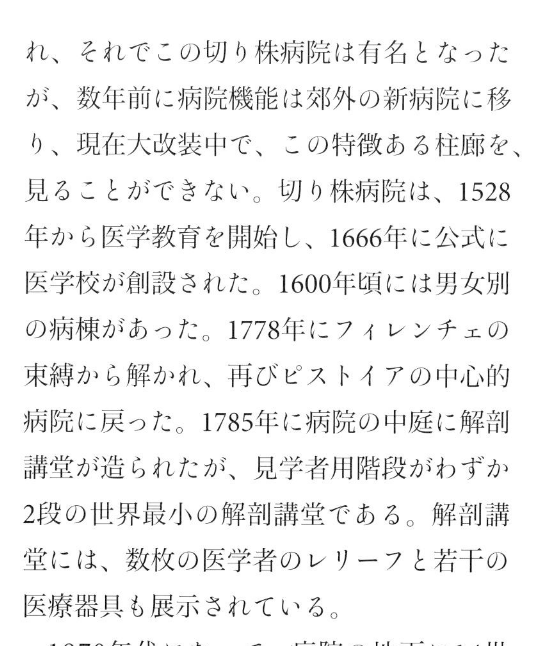

れ、それでこの切り株病院は有名となったが、数年前に病院機能は郊外の新病院に移り、現在大改装中で、この特徴ある柱廊を、見ることができない。切り株病院は、1528年から医学教育を開始し、1666年に公式に医学校が創設された。1600年頃には男女別の病棟があった。1778年にフィレンチェの束縛から解かれ、再びピストイアの中心的病院に戻った。1785年に病院の中庭に解剖講堂が造られたが、見学者用階段がわずか2段の世界最小の解剖講堂である。解剖講堂には、数枚の医学者のレリーフと若干の医療器具も展示されている。

1970年代になって、病院の地下に14世紀頃建設されたと推定される延長650mの大規模な上水道トンネルが、ブラナ川旧河川跡に沿って発見された。5年間の発掘調査後、2010年から地下水道博物館（Underground Museum）として、日に数回、病院の解剖講堂と合わせ、水道内のガイドツアーが実施されている。病院前に立て看板があり、待合室売店で受け付けている。水道内には水車も設置されていた。また割れた皿、ペスト患者に使用した皿、薬瓶や廃医療器具が水道の中に捨てられていたが、発掘で発見されたそれらの品物は、水道内に復元、展示されている。

（2014年訪問・撮影）

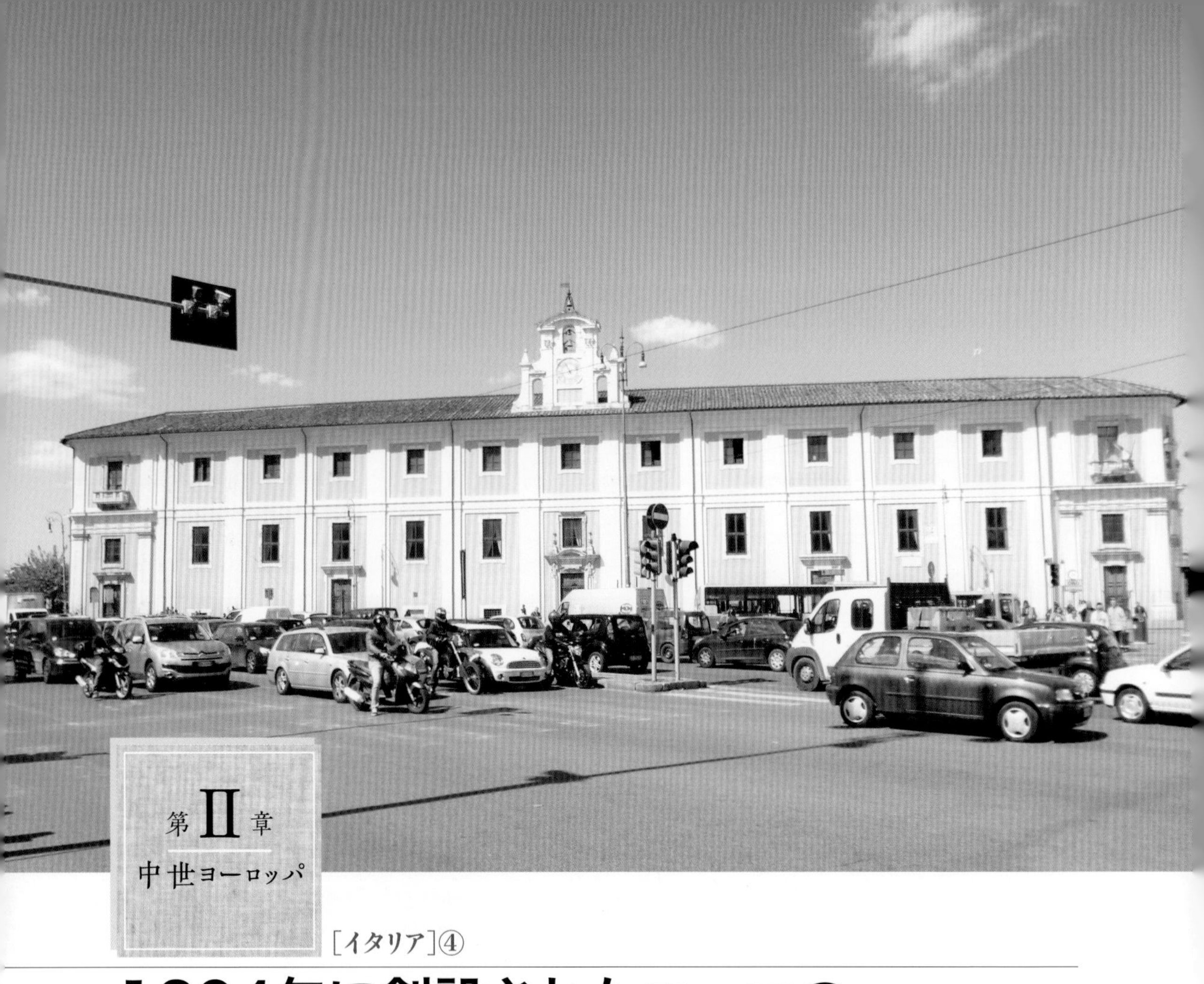

第Ⅱ章
中世ヨーロッパ

［イタリア］④

1204年に創設されたローマのサン・ジョヴァンニ・アドロラータ病院

古代都市ローマの東南の門であるサン・ジョヴァンニ門から旧市街に入ってすぐ左手に、巨大なサン・ジョヴァンニ・イン・ラテラーノ教会堂がある。ローマ４大教会の一つで、「サン・ジョンヴァンニ」は聖ヨハネのイタリア語である。ローマ帝国の時代に、この場所にラテラヌス家が豪邸を構えていた。324年にローマ教皇シルウェステル1世が献堂式を行い、この教会は発足した。10世紀になると洗礼堂が新築され、教皇セルギウス3世がこの聖堂を聖ヨハネ（サン・ジョヴァンニ）に再奉献した。14世紀の2度の火災で荒廃したが、16世紀に教皇スクストゥス5世が再建した。現在、正面から見ると、左手に白い外壁の大聖堂、右手に橙色の3階建ての修道院、その裏のSan Giovanni in Laterno広場に、ローマ時代に古代エジプトから移送したローマで一番高いオベリスクが聳えている。大聖堂の外柱の上には、聖人たちが立つ。教会内は、絢爛豪華である。

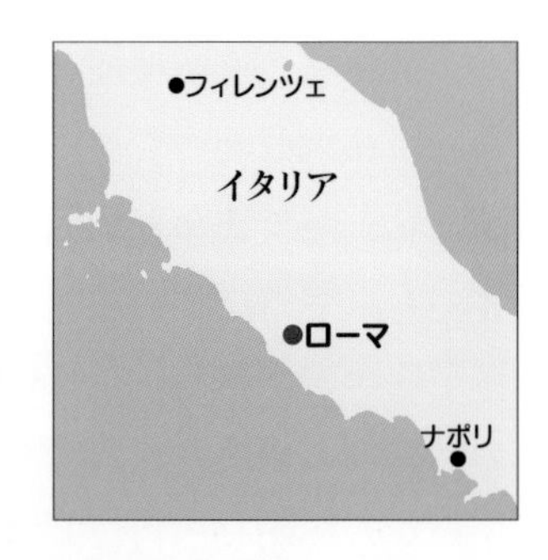

その向こうにサン・ジョヴァンニ・ア

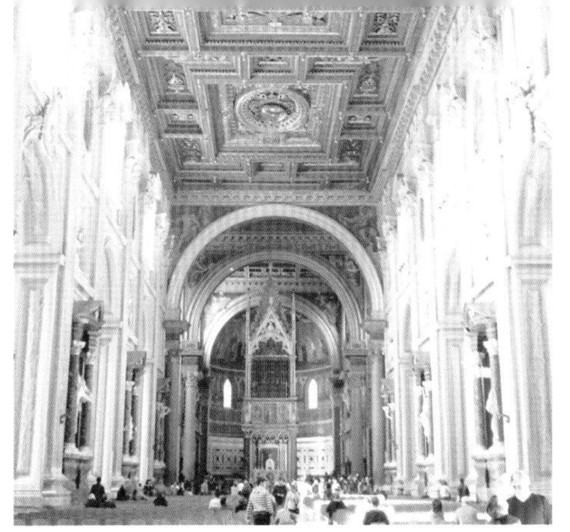

大聖堂内部

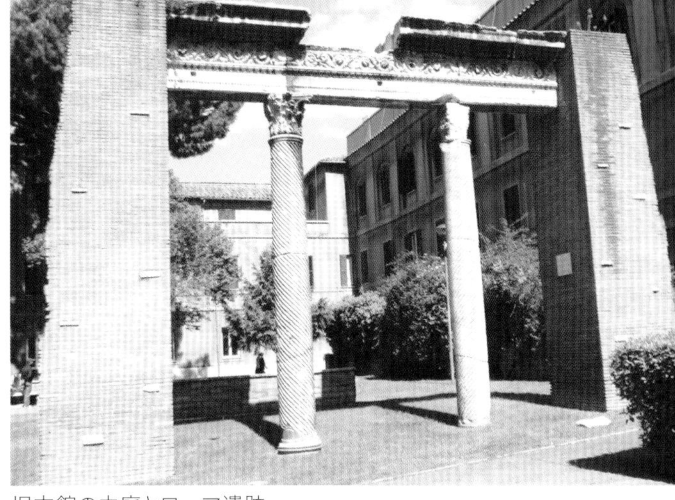

旧本館の中庭とローマ遺跡

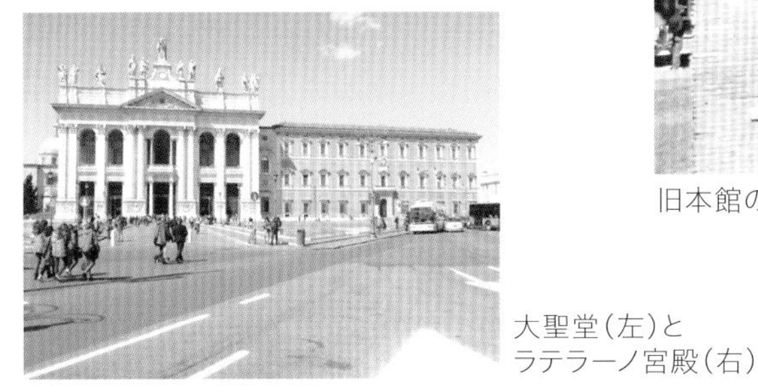

大聖堂(左)と
ラテラーノ宮殿(右)

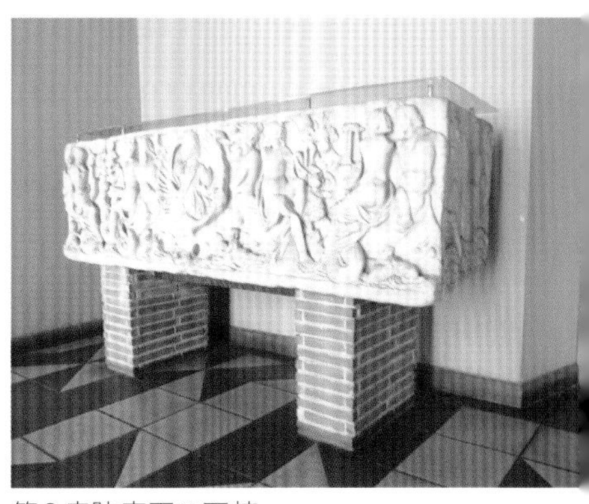

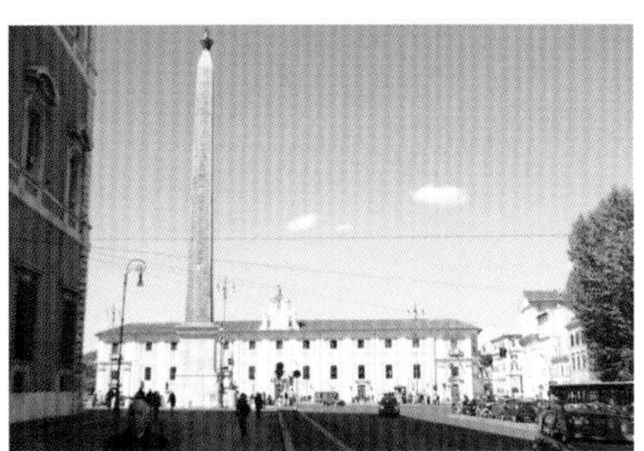

オベリスクの向こうに第一病院

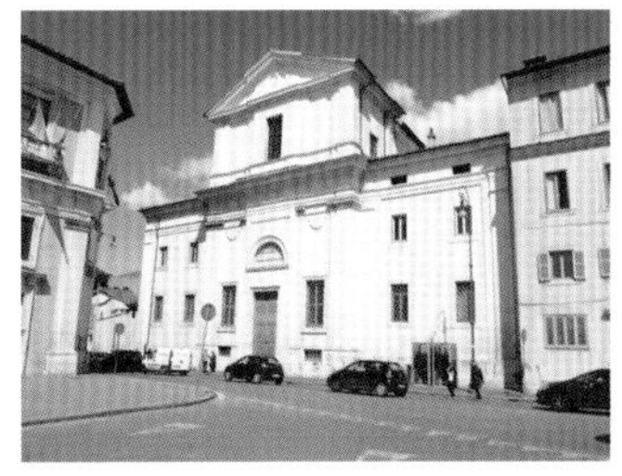

第2病院正面

第2病院廊下の石棺

ドロラータ病院（Ospedale Sam Giovanni Addolata)、翻訳すると「嘆きの聖母、聖ジョヴァンニ（聖ヨハネ）病院」の旧本館（第一病院）がある。現在は敷地三つを持つローマ屈指の大総合病院の一つであるが、その旧本館で、この建物は17、18世紀頃の建立であろう。この病院は1204年（1216年とも伝えられる）に教皇インノケンティウス（Innocentius）3世（在位1198－1216）が創設した。創設当初は、困窮者の世話をした施設であった。教皇シクストゥス（Sixtus）5世（在位1585－1590）の時代、その後、1630年代にも拡張された。19世紀に入ってから、もっぱら、病人を治療する施設になった。現在San Giovanni in Laterno広場に面す正門は閉じられており、via di S.Stefano Rotondo通りの横門から中庭に入ることができる。芝が植えられた中庭に、古代ローマ遺跡があるのは、さすがローマの病院である。病院改装時に地下からもローマ時代の遺跡、見事なモザイクタイルが発見された。via di S.Stefano Rotondo通り向かいの北側に第二病院があり、この病院の1階回廊には、ローマ時代の石棺がいくつか置かれている。第一病院の西側には、近代的な設備の大規模な第三病院がある。

（2014年訪問・撮影）

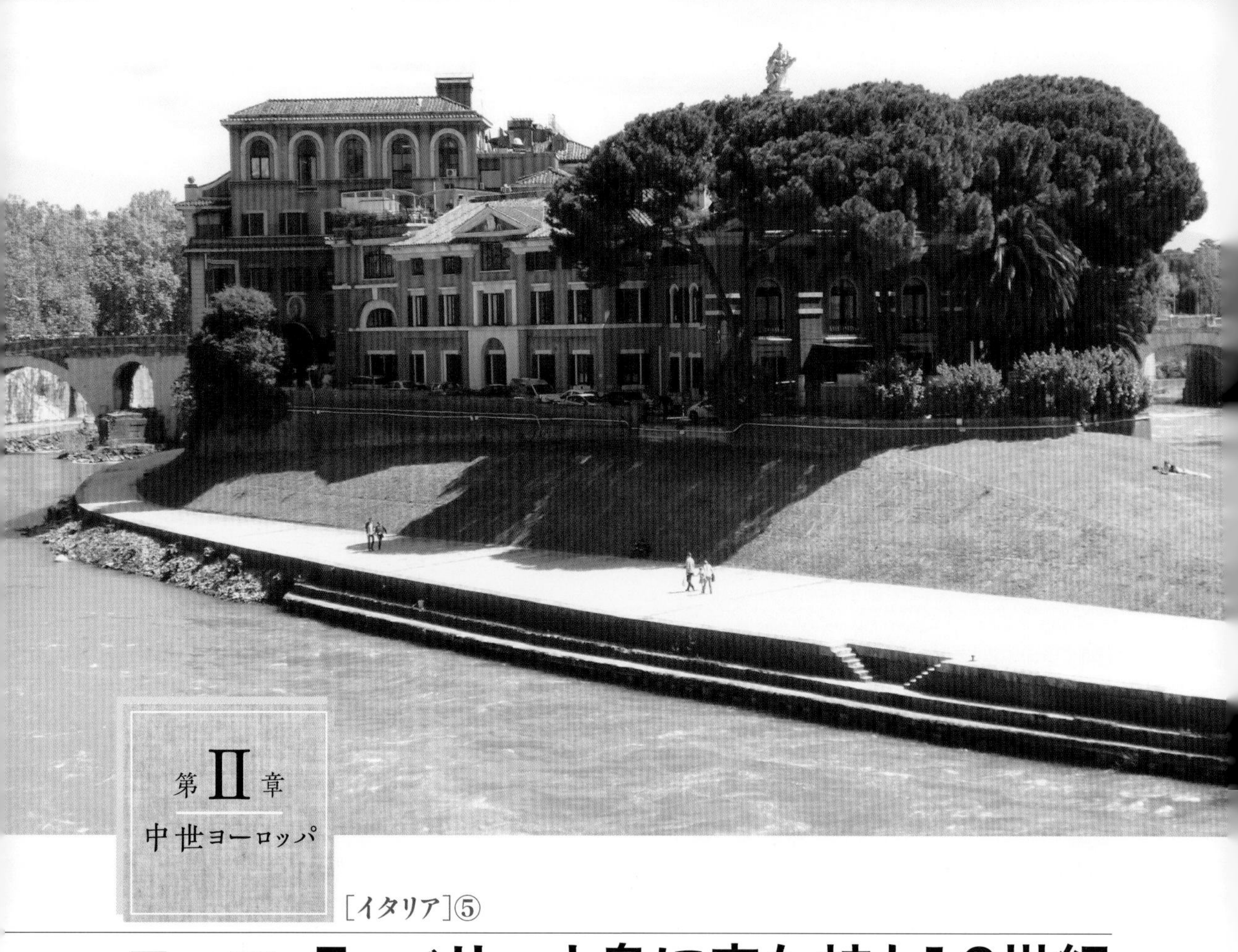

第Ⅱ章
中世ヨーロッパ

［イタリア］⑤

ローマ・ティベリーナ島に来た蛇と16世紀創設の聖ジョバンニ病人看護修道会病院

パリのセーヌ川の中州シテ島がパリ発祥の地であるのと同様に、ローマのテヴェレ川の中州のティベリーナ島（Isola Tiberina）は、ローマ発祥の地である。この島にギリシャから一匹の蛇が辿り着いて、紀元前293年にアスクレピオス神殿が建てられた。実際はローマで疫病が猖獗をきわめ、ギリシャからアスクレピオス神殿を分祀したのである。島の東側のアスクレピオス神殿の跡地の上に、997年、神聖ローマ帝国皇帝オットー3世（980－1002）は、聖バーソロミュー聖堂を建てた。それは現存する。

島の西側には1584年に聖ジョバンニ（聖ヨハネ）修道会により、聖ジョバンニ病人看護修道会病院（Ospedale San Giovanni Calibita Fatebenefratelli Isola Tiberina）が建てられた。最初は島の中央部分にだけこぢんまりと建てられ、貧者、乞食、巡礼者、病人を収容し、世話をした。聖ヨハネ修道会は現在に至るまで、医療人材を供給し続けている。マルタの聖ヨハネ騎士団病院と同系統

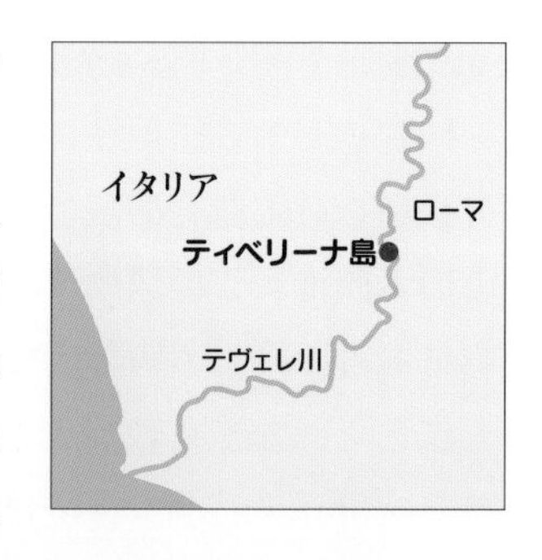

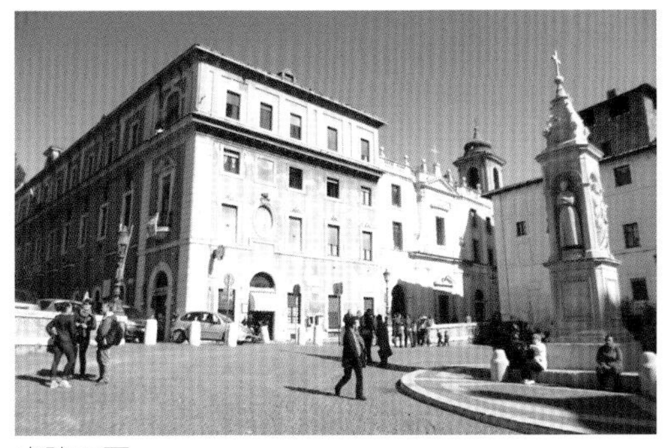

病院正面

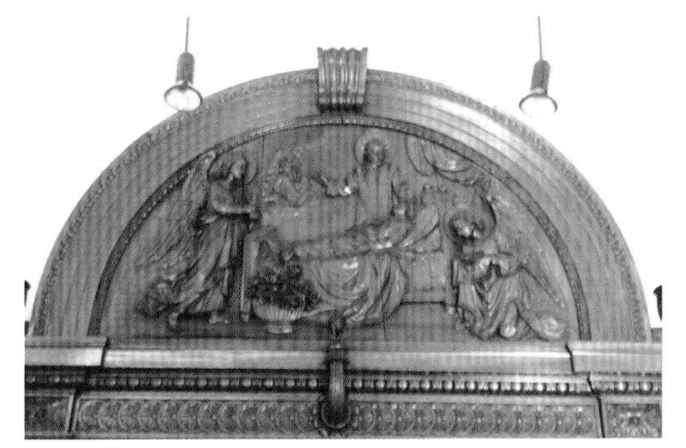

薬局の木細工

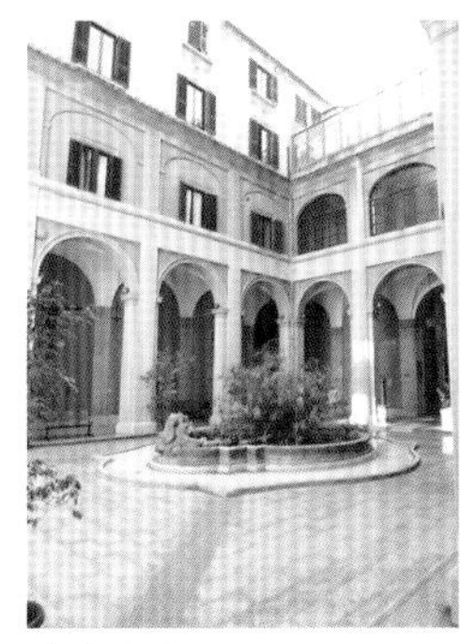

病院中庭

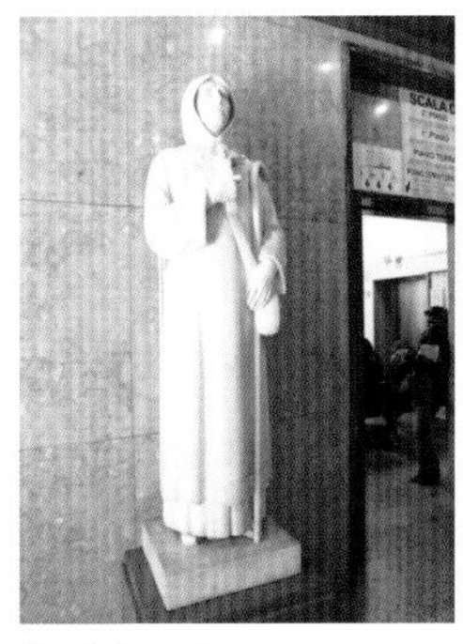

修道士石像

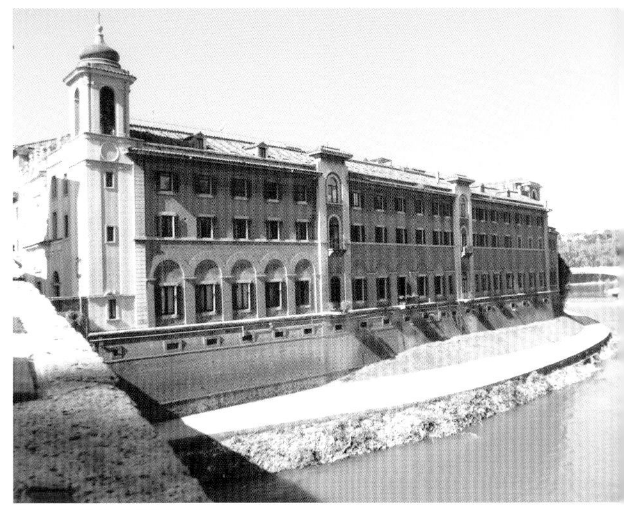

北から見た病院全景

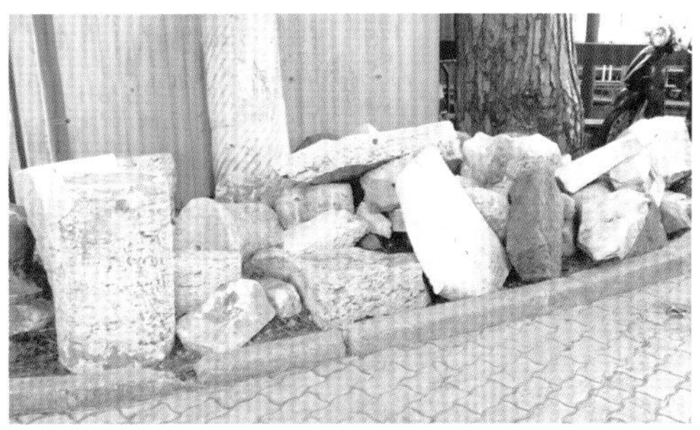

西庭に放置されている巨石（遺跡）

の病院である。1832年のコレラの流行の際には、感染者の半数が死亡した。1870年から1892年の間の看護修道会の経営危機を乗り越えた。1922年に開始された拡張工事は第一次世界大戦で一時中止の憂き目をみたが、病院は西側にあった民家を買収し、島全体の3分の2の面積を占める広大な病院になった。

1981年にローマ教皇ヨハネ・パウロ2世はこの病院を表敬訪問した。現在、産科での分娩数は年間4000例を超え、10以上の他の臨床科も、それぞれ外来と病棟を持っている。現役の病院であるので、内部への立ち入りと見学は可能である。北岸と道路ぎりぎりに、外壁が橙色の3階建ての大きな本館があり、道路に面して薬局がある。薬局の薬棚や天井は、歴史的な木細工で飾られている。雑然とした玄関を入ると、玄関脇に病人看護修道会の修道士の石像が立っている。混雑する外来受付の右手には、池とその中に島がある中庭があり、その周囲は、修道院風建築となっている。いったん本館から外へ出て、島の西端に行くと、西庭には、工事中に出てきたローマ遺跡の巨石が雑然と積まれている。テヴェレ川に架かるガリバルデイ橋に立つと、中州に建つ美しい病院棟を西側から見ることができる。

（2014年訪問・撮影）

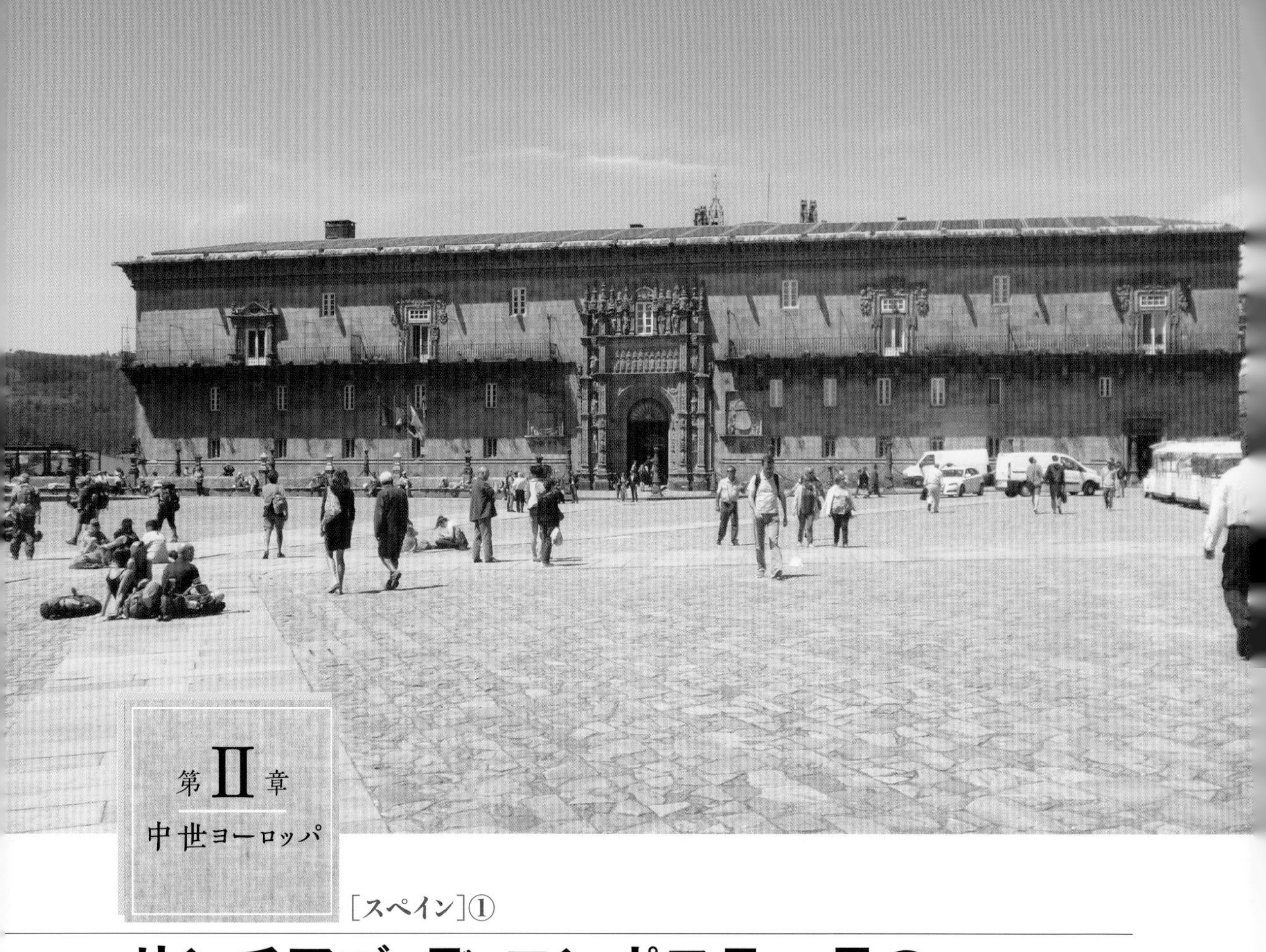

第Ⅱ章
中世ヨーロッパ

［スペイン］①

サンチアゴ・デ・コンポステーラの1526年竣工の王立オスピタル

スペイン北西部ガリシア州のサンチアゴ・デ・コンポステーラは、古くからローマ、エルサレムと並ぶカトリック信者の巡礼地で、旧市街全体が世界文化遺産に指定されている。聖ヤコブの遺骸が祀られている大聖堂が、巡礼路の終点である。パラドールはスペインの高級ホテルの総称で、全土に91カ所ある。大聖堂前のオブラロイド広場の右手（北）にある威風堂々とした大建築物が、サンチアゴ・デ・コンポステーラのパラドールで、全137室、カフェとレストランを併設する室料200ユーロ台の五つ星高級ホテルである。このパラドールの前身が王立オスピタル（正式名：Hospital dos Reis Catolicos）で、1954年に9カ月間の改装工事後、オスピタルからホテルに変身・開業した。

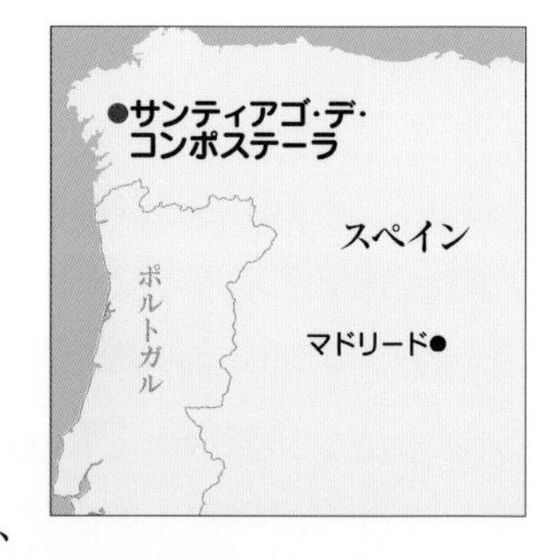

アラゴン王国皇太子（後、国王）フェルディナンド（Ferdinand, 1452-1516）とカスティーリア王国の王女イザベル（Isabel, 1451-1504）は、1469年に結婚した。1479年に両王国が連合し、スペイン王国が成立

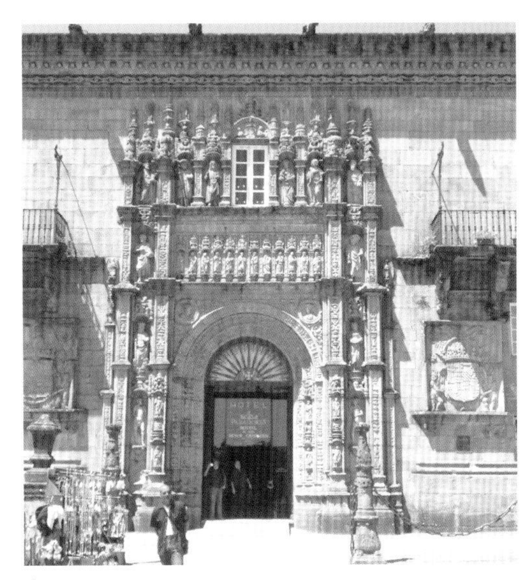
玄関

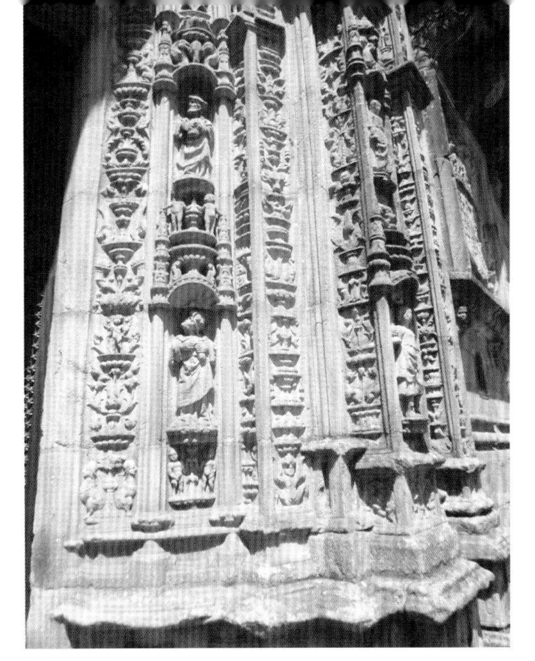
門柱装飾

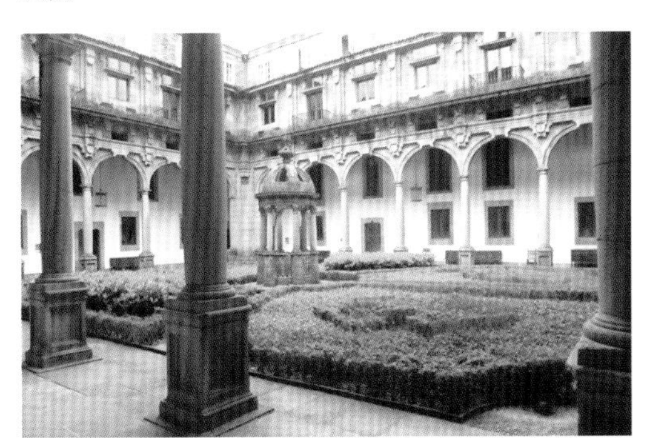
内庭

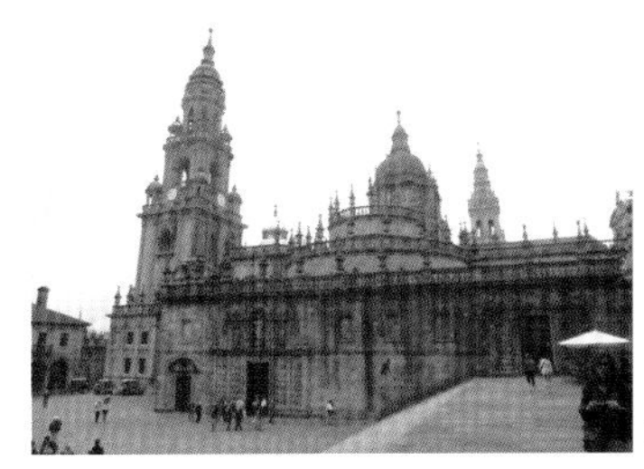
大聖堂

した。二人は敬虔なカトリック信者であったが、スペインの巡礼を終え、1486年にサンチアゴ・デ・コンポステーラに仮オスピタルを建て、病人、貧乏人、老人、巡礼者を収容し、世話を開始した。オスピタル以外に、橋、教会、井戸も建設した。本格的な大オスピタル棟は、王に依頼されたスペインの建築家エンリッケ・デ・エガス(Enrique de Egas,1455 頃－1534頃）が設計・監督し、ヨーロッパ各地から石工、技師、彫刻家を招集した。1499年に建築を開始し、1526年に当時の国王カルロス5世(1500 -1558）が竣工させた。従来の修道院付属のオスピタルではなく、王家の経営による新しいタイプのオスピタルである。医師、看病人、司祭が常駐した。18世紀に増築され、1954年のホテルへの転換まで、病人、貧乏人、老人、巡礼者の世話を無料で続け、またここで医学教育も実施された。

実際にサンチアゴ・デ・コンポステーラのパラドールの前に立つと、この建物の雄大さ、荘厳さに圧倒される。正門玄関周辺の石細工の装飾も素晴らしい。世界でも有数の規模の素晴らしい歴史的なオスピタル・ホテル建造物である。営業中のホテルであるので、カフェにでも行ってビールを飲み、公共部分の見学を開始しよう。建物は正方形で、田の字型の配置、すなわち内部に4カ所の石畳敷きの中庭があり、4カ所の中庭の趣向は、それぞれ異なる。各中庭の中央に井戸、周囲は修道院を思わせるような2階建ての回廊となっている。

(2015年訪問・撮影)

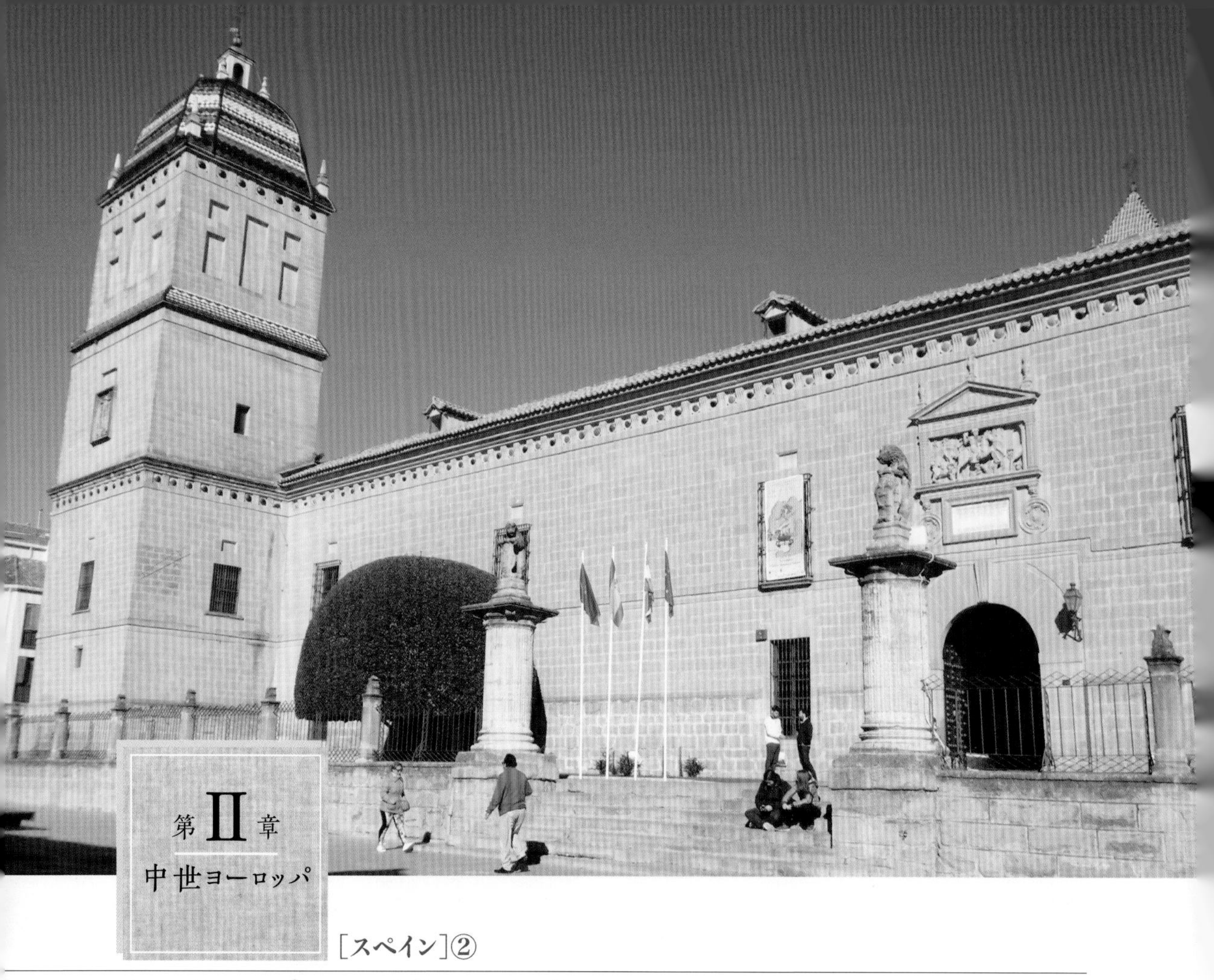

第II章
中世ヨーロッパ

［スペイン］②

1575年に竣工したウベダのサンチアゴ病院

スペイン・アンダルシア地方の内陸部にある人口3万人の小都市ウベダ（Ubeda）とその西9kmに位置する人口1万5000人の小都市バエザ（Baeza）は、2003年にルネッサンス様式の記念碑的建造物群により、ユネスコ世界文化遺産に登録された。共に、落ち着いた街である。

ウベダ・バス・ステーションから東へ200m、旧市街まで後300mの場所に、大規模な石造りのサンチアゴ病院（Hospital de Santiago）がある。この街にある48のルネッサンス様式の建造物の代表的な建物である。かつては困窮者を収容し、世話をした病院であったが、現在は文化センターとして週日公開され、内部に立ち入ることができる。

マドリード
スペイン
ウベダ

サンチアゴ病院棟は、スペインの著名な建築家Andres de Vandelvira（1509-1575）の最後の建築事業で、1562年に建築を開始し、1575年に竣工した。均整の取れた大建造物で、正面の6、7段の石段を上がると、両側の太い石造りの円柱の上に、あたかも日本の神社の狛犬の

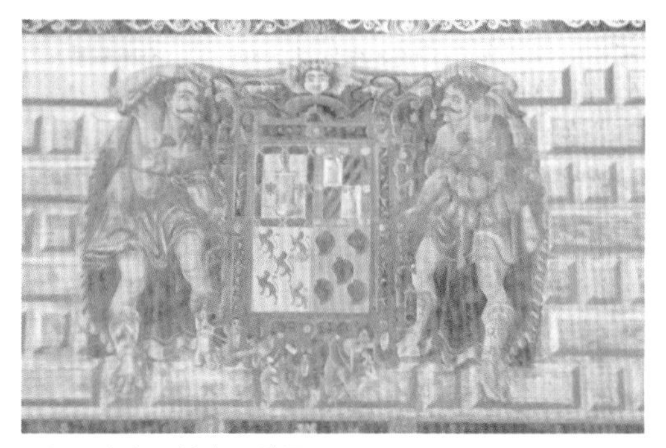
2人の武人と紋章の壁画

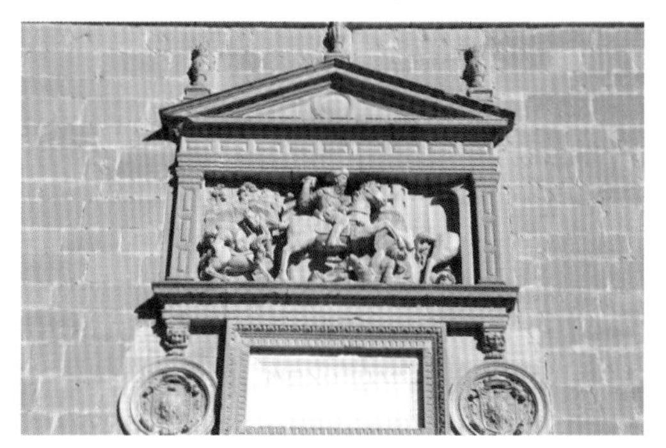
正門上のレリーフ

ように、紋章を描いた盾を持つ石製の双子の獅子が立っている。馬に跨り、敵を蹴散らす騎士を描いた長方形のレリーフ下の中央玄関を入ると、広い正方形の石畳の主中庭がある。主中庭の東側には、緑豊かな狭い正方形の副中庭がある。主中庭から見渡すと、1階にも2階にも大理石の円柱のある幅広い廊下が四面に存在する。1階から2階に上る幅広い石階段の壁面には、2人の武人の間に紋章を描いた建立時よりの色鮮やかな壁画がある。天井の石製の装飾や、紋章や女官を描いた多数の装飾画も美しい。

現在は図書館、展示場（筆者訪問時には、盆栽展の準備をしていた。近隣のマルベラ（Marbella）には盆栽博物館が置かれ、スペイン人の盆栽への関心は高い）として利用され、主建物背後にあるチャペルにはコンサートホールが置かれ、実際に使用されている。

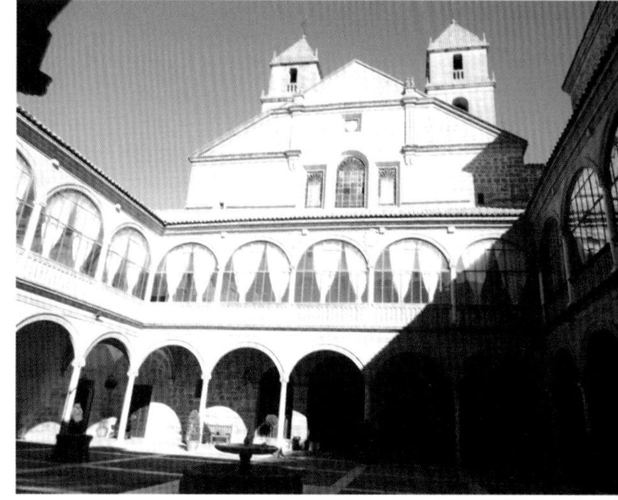
主中庭

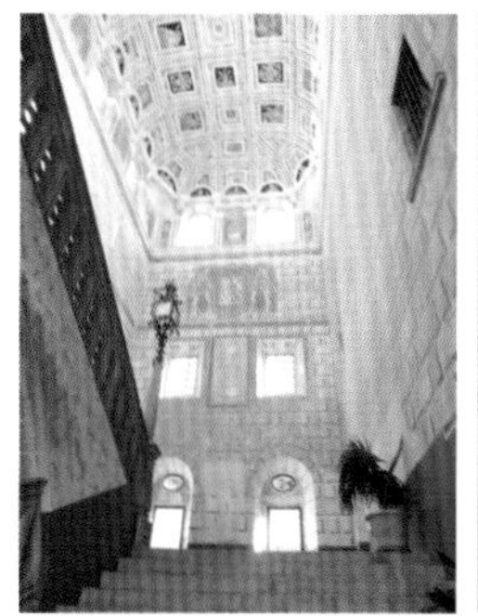
壁画と天井画

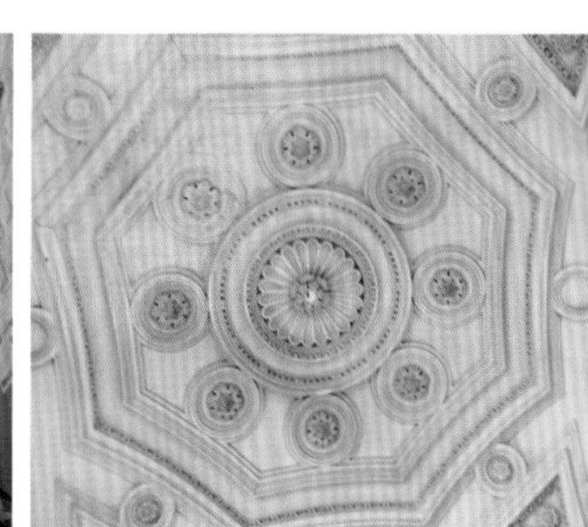
天井飾り

石造りの大建造物で、建立以来4世紀半が経ちながら、保存状態が良く、装飾が美しいこと、病院経営に修道院が直接かかわらなかったことが、このサンチアゴ病院の特徴であろう。

筆者は隣町バエザ旧市街中心部のホテルPalacio des los Salcedoに宿泊した。このホテルの建物もまた、ユネスコ世界文化遺産の一つで、サンチアゴ病院と同時期の16世紀に建てられた。ルネッサンス・ゴシック様式の石造建造物で、かつては伯爵邸であった。内部は近代的に改装され、ツイン朝食付き70ユーロちょっとで宿泊できる。歴史的な建物に安く泊まるという良い経験をしたことを付記する。

（2017年訪問・撮影）

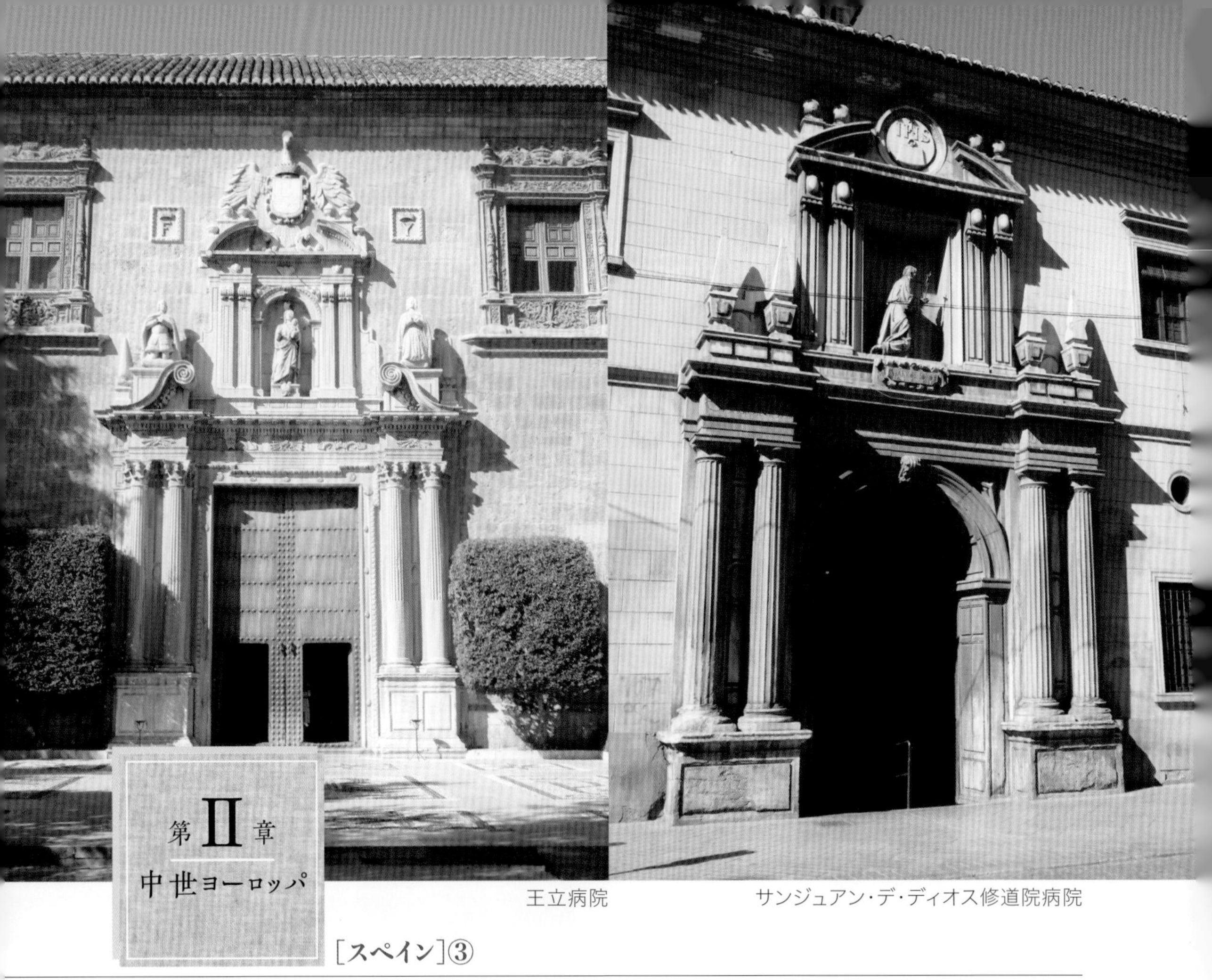

第II章
中世ヨーロッパ

王立病院　　サンジュアン・デ・ディオス修道院病院

［スペイン］③

16世紀から18世紀にかけて創設されたグラナダの3病院

アンダルシアの人口26万人の都市グラナダ（Granada）に、14世紀前半、イスラムのグラナダ王国第7代の王ムハンマド5世（在位1333－1354）が、アルハンブラ宮殿を完成させた。1492年にこの宮殿はカトリック女王イザベル（1451－1504）に明け渡されたが、現在もイスラム建築の特徴を色濃く残し、大勢の観光客で賑わっている。

旧市街とバス・ステーションの中間に南北に貫くAvenida del Hospicio通りとSan Juan de Dios通り、その中間部で通り名が変わっているが、この1本の通りの西側に、200～300m間隔で、北から王立病院（Real Hospital）、サン・ジュアン・デ・ディオス（San Juan de Dios）修道院病院、サン・フィロニモ（san Jeronimo）修道院病院の16世紀から18世紀由来の3病院がある。病院が創設された頃、この辺りはグラナダ市街の西端にあたり、市街地西門であるPuerta de Elvia門のすぐ外側であった。

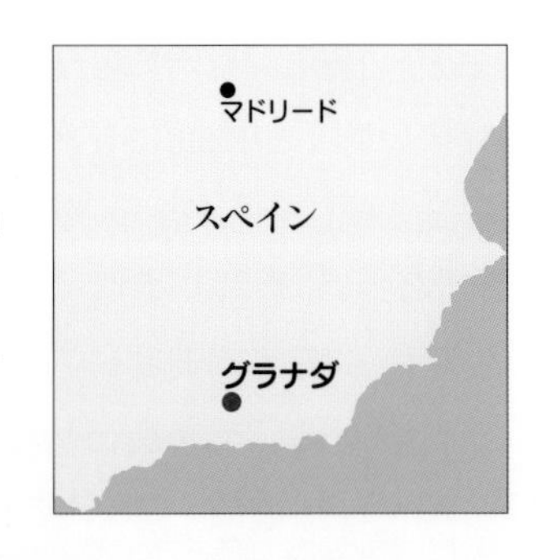

最北にある2階建て石造りの王立病院は、

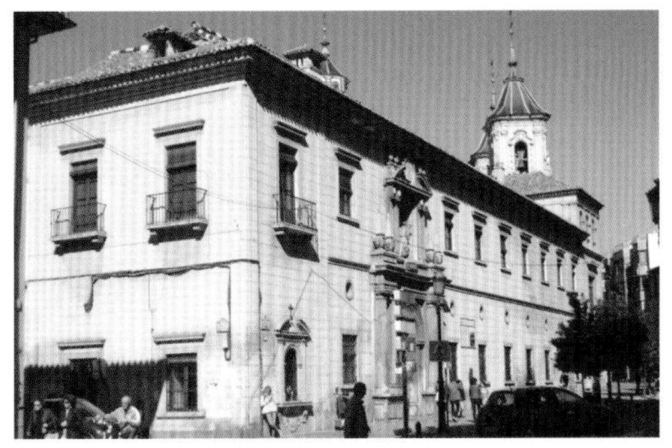
修道院病院の外観

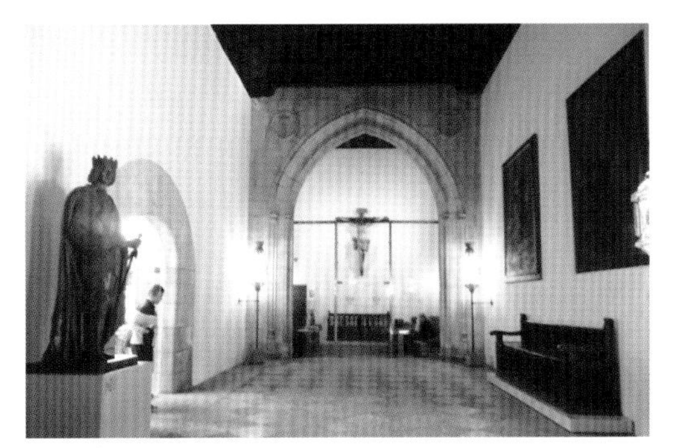
王立病院

現在はグラナダ大学医学部事務棟として利用されている。第Ⅱ章スペイン①で紹介した1499年着工、1526年竣工のサンチアゴ・デ・コンポステラの王立病院と相似形の造りで、内部4カ所に正方形の内庭がある。ただ、規模は小さく、サンチアゴ・デ・コンポステラの4分の1程度の床面積である。カトリック女王イザベルが、グラナダ最初の病院として、戦傷者治療の目的で、1501年に着工し、1526年に完成して、アルハンブラ宮殿から病人が移された。1522年まではゴシック形式で建てられたが、1522年に彫刻家Juan Garcia de Pradasがこの事業を推進し、以前のゴシック建築にルネッサンス様式の装飾を加えた。後に困窮者や狂人の収容施設（madhouse）になった。建物は18世紀まで、改装が続けられた。

その南のサン・ジュアン・デ・ディオス（San Juan de Dios）修道院病院の間口は広い。北から近代的病院、中央にグラナダ生

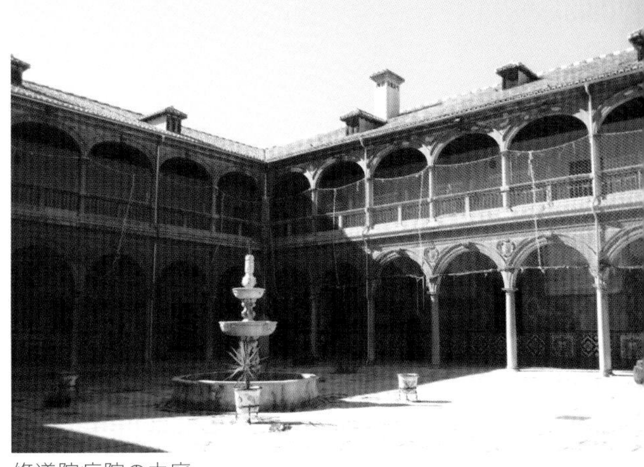
修道院病院の中庭

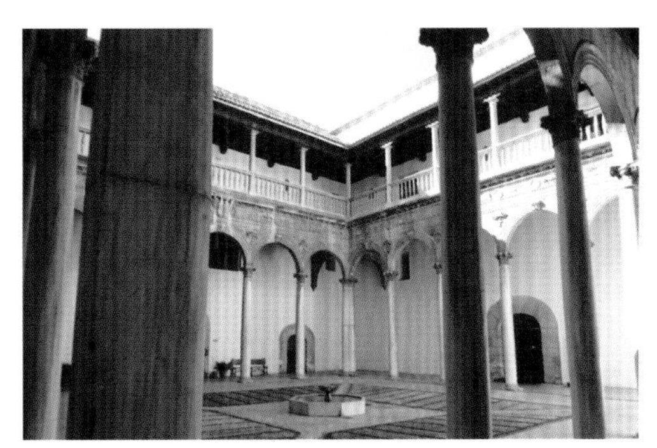
王立病院の中庭

まれの聖人Juan de Dios（1495－1550）を祀った華麗なバロック様式の大教会、その南に修道院・歴史的病院棟が建つ。教会は1737年に建造を開始し、1759年に完成した。その南側に2階建ての石造修道院が置かれ、困窮者を収容し、病院として機能した。歴史的な病院棟は、一部、現在も病院として利用されているが、その歴史的部分は荒廃している。

最南部にあるサン・フィロニモ（san Jeronimo）修道院病院は、1519年に建築を開始した、堂々たる建物の修道院で、困窮者収容所である病院を修道院内に置いた。現在は近代的な病院が歴史的な建造物の前に置かれ、歴史的病院部分には、進入できない。

（2017年訪問・撮影）

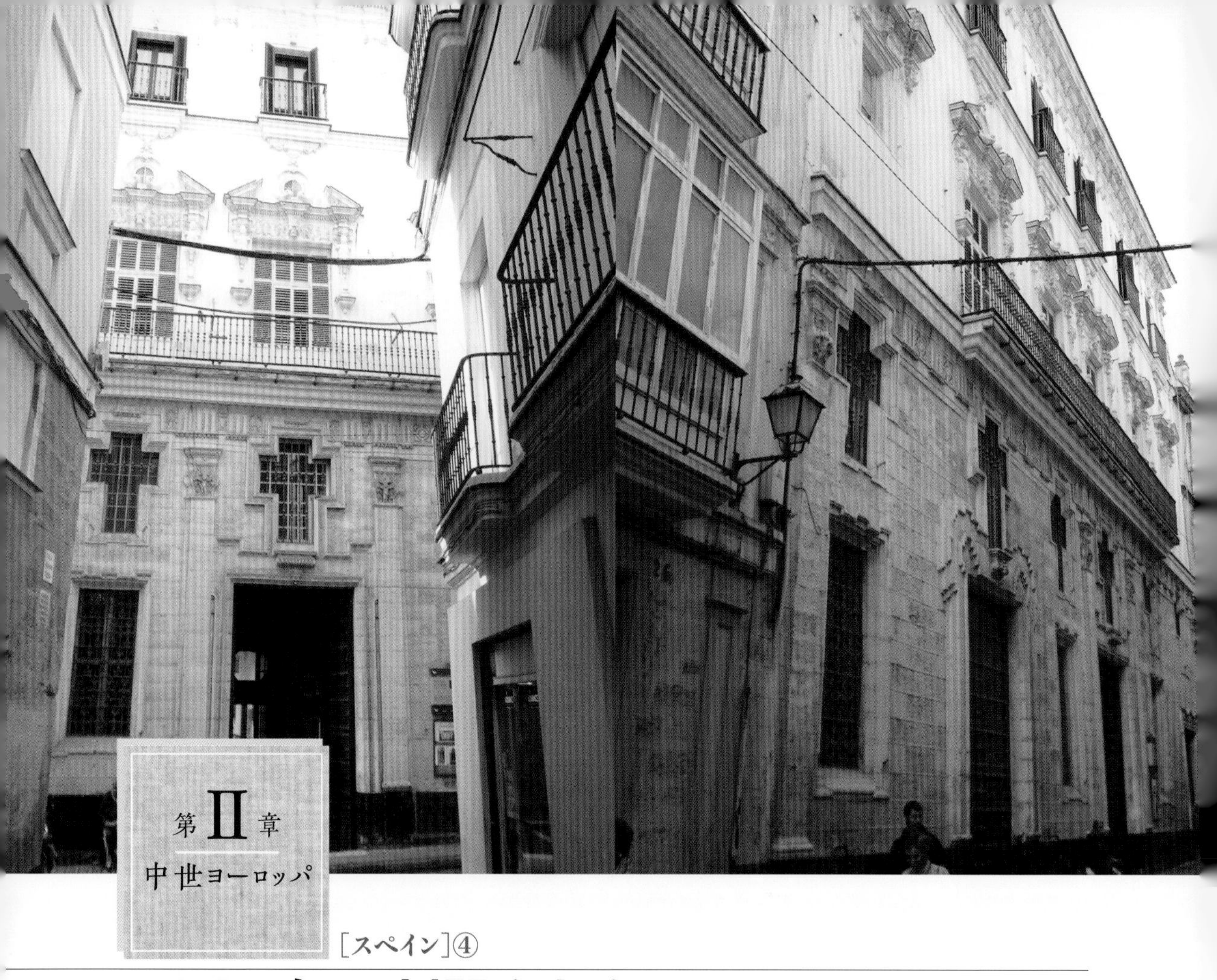

第Ⅱ章
中世ヨーロッパ

［スペイン］④

1634年に創設されたカディスの女性オスピタル

スペイン南部地中海沿岸の人口1万人少々の港町カディス（Cadiz）旧市街中心部の病院と同じ名称のHospital de Mujeres通りに面して、女性オスピタル（Hospital de Mujeres）がある。このオスピタルは博物館（日曜日休館）として、内部を公開している。

1598年にカディスには、ミゼリコルディアという病院しかなかった。当時カディスはたいへん賑わっていた港町で、アメリカ移住を待つ多数のホームレスが滞在し、貧しい女性がしばしば公共建物の玄関で病死した。彼女らに対応するため、1634年に最初の女性病院が建てられた。1734年には市議会が新しい石造病院の建設を開始し、1749年に完成した。現存する病院棟である。18世紀のバロック建築物で、セビリアタイルが敷き詰められた中庭と階段は、とりわけ目立つ。一方、美しいチャペルも保存されている。

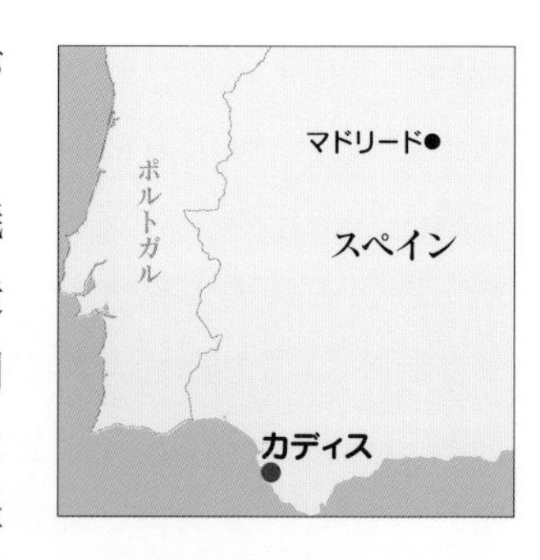

通りからオスピタル棟を見ると、何の変哲もない3階建ての石造建物で、1階は天井

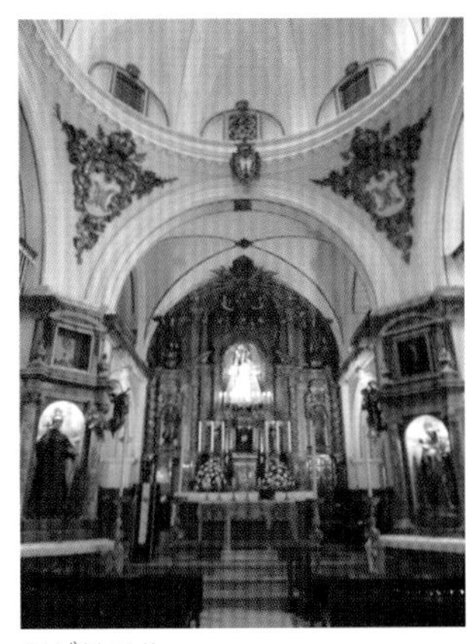

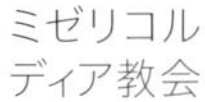

ミゼリコルディア教会

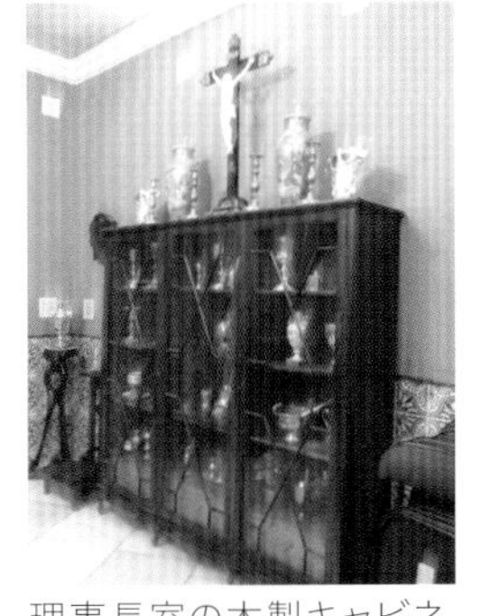

理事長室の木製キャビネット

理事長室

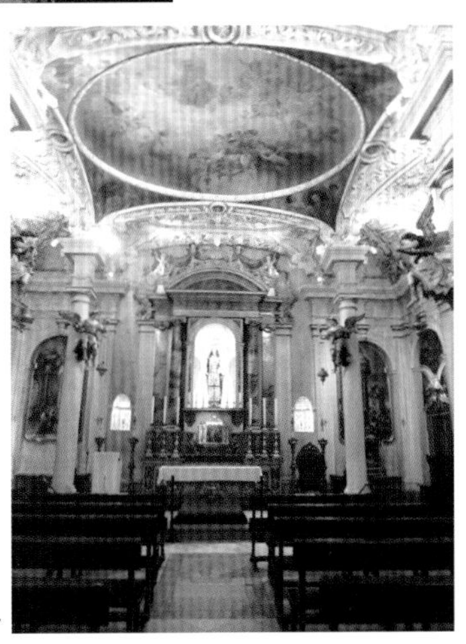

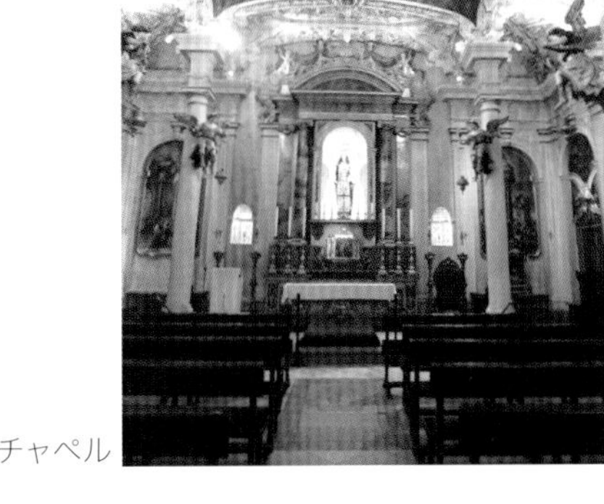

チャペル

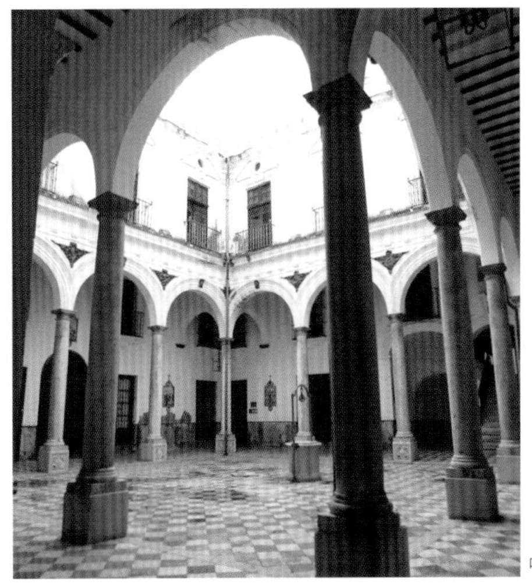

中庭

が高く、上階へ行くほど、天井が低くなっている。建物の中に入ると、セビリアタイルの敷き詰められた正方形の中庭があり、その中心部に井戸がある。周辺はアーチ型の回廊で、修道院と同じようなデザインである。1階の中庭に面し、また2階にも女性を収容し世話をする部屋が置かれている。チャペルへの廊下から見える理事室は、18世紀風に美しく復元され、十字架に磔になった複数のキリスト像が壁に架けられ、木製キャビネットの上には、美しい模様のある大きな磁器製の一対の壺と金属製の燭台、キャビネットの中には金属製の乳鉢や磁器製の薬壺、金属製・ガラス製のコップが置かれている。

チャペルもまた美しく装飾され、天井にはフレスコ画、円柱は背に羽がある天使像で飾られている。貧しい病気の女性はこのオスピタルに収容され、神に祈り、市から無料で食と住の世話と医療を受けることができた。

ミゼリコルディアは広くポルトガルに存在したカトリックによるオスピタルであるが、カディスにも置かれ、聖ジュアン（Juan）修道会の管理下にあった。現在の教会は1678年から1688年の間に建てられた。San Juan de Dios広場にある市庁舎左手にミゼリコルディアという大きな建造物があり、その中央に教会があって、内部の見学は可能である。老人、貧乏人、病人、巡礼者の収容棟は、その大建造物の教会以外の部分である。

（2014年訪問・撮影）

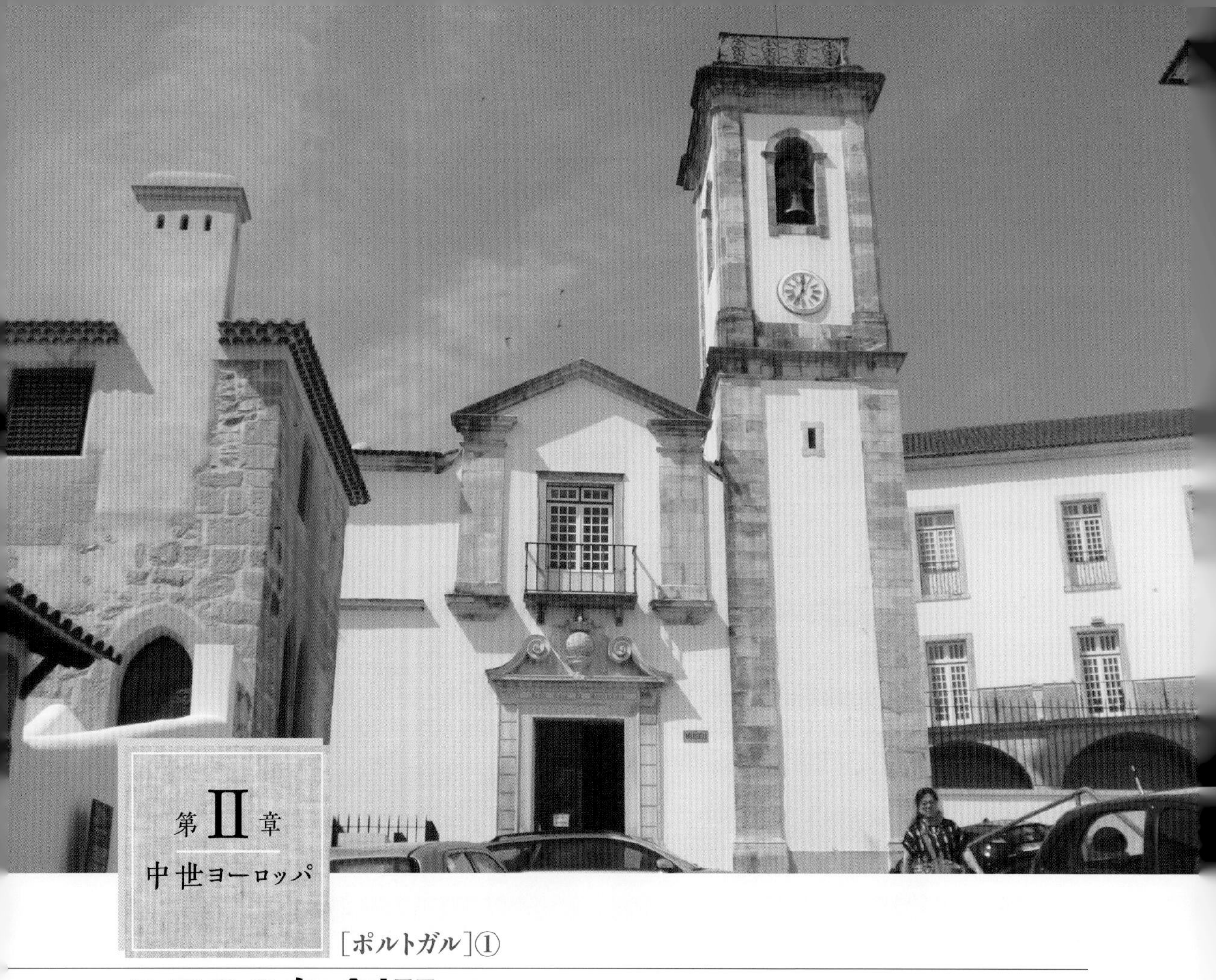

第II章
中世ヨーロッパ

［ポルトガル］①

1500年創設のコインブラのミゼリコルディア

ポルトガル中部のコインブラ（Coimbra）は、現在人口10万人、旧市街中心部の丘の上には、ポルトガルで最も歴史あるコインブラ大学がある。1290年に国王ディニスによりリスボンに創設された大学は、1308年にコインブラに移転、その後、リスボンとの再移転を繰り返しながら、1537年に最終的にコインブラに落ち着いた。1911年にリスボン大学が創設されるまで、国内唯一の大学であった。

コインブラ大学の旧大学は、現在も大学施設として利用されているが、観光客は入場料を払って、内部の見学ができる。蔵書30万冊の1724年に建てられた図書室とチャペルとラテン回廊が置かれているが、その一部は、現在も講義室、学生食堂として、学生に利用されている。「無情の門」とも呼ばれる鉄の門をくぐると広い中庭に出る。正面右角には、「カブラ（山羊）」の愛称がある時計台があり、これは18世紀の建造である。右手前のラテン回廊の階段を上がり建物に入ると、威厳のあ

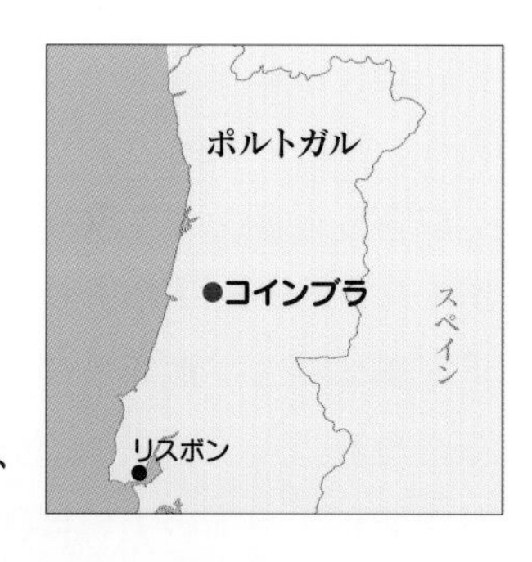

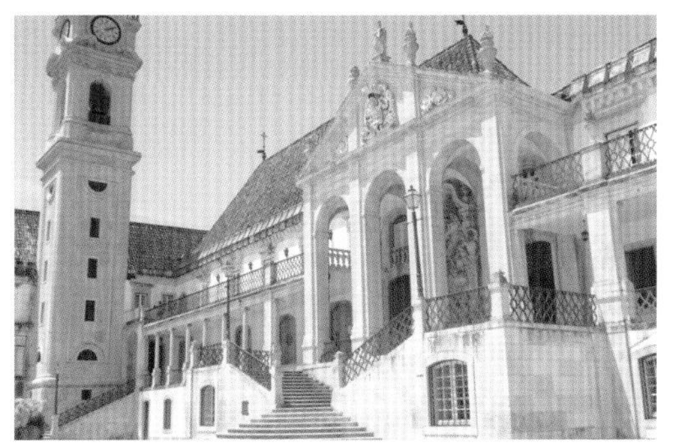
コインブラ大学旧本館

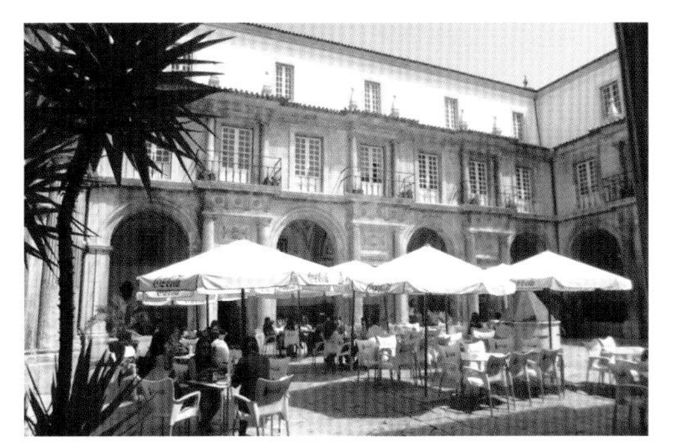
旧収容棟の中庭でくつろぐ学生たち

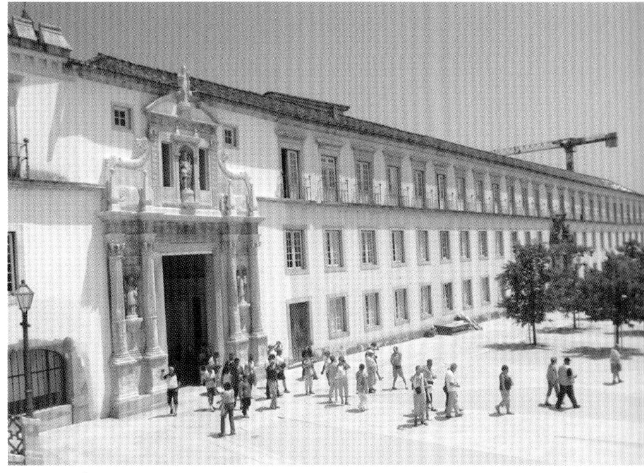
コインブラ大学無情の門

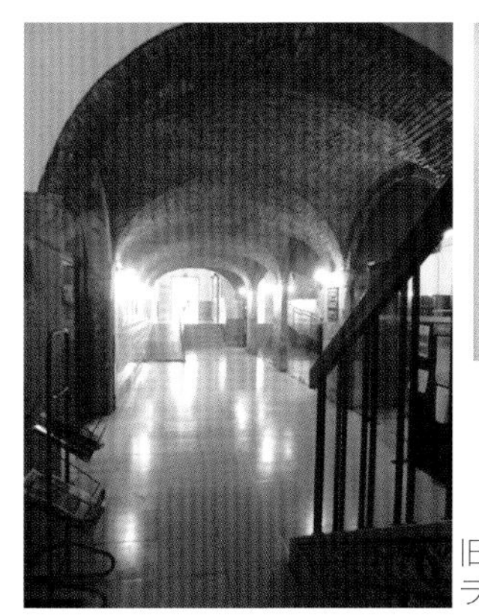
旧収容棟(現 コインブラ大学心理学部棟)

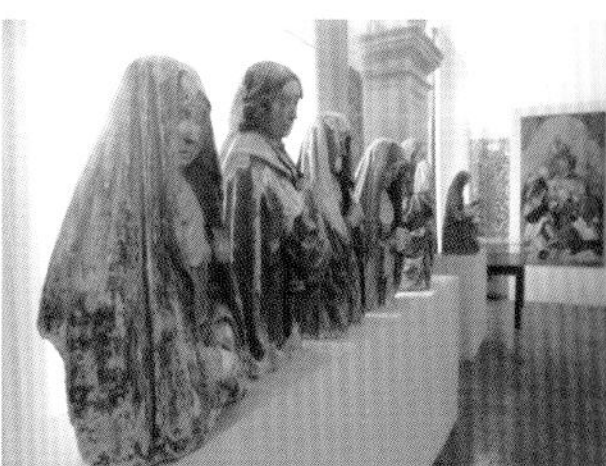
博物館

る歴史的な装飾に満ちた帽子の間があり、この部屋は学位審査などの大学の行事に使われている。

コインブラのミゼリコルディアは、大学とコインブラ駅との中間地点にあり、大学のある丘の中腹にあたる。教会・博物館、旧収容棟からなる。旧収容棟の規模は大きく、現在、コインブラ大学心理学部校舎として利用されているので、観光客も内部への立ち入りができる。

コインブラのミゼリコルディアは、1500年に王妃レオノールが後援して、設置された。ミゼリコルディア教会と博物館の入口は南側にあり、教会・博物館の玄関右に隣接して、時計塔・鐘つき塔が聳える。狭い博物館には、歴史的な聖物、木製の聖人像、修道女とミゼリコルディアで働く男たちが、入所している老女の世話をする様子を描いた石造りのレリーフなどが展示されている。なお、1998年の初回の訪問の際には、博物館はなかった。教会・博物館から収容棟であった建物、コインブラ大学心理学部棟として利用されている建物への通路は、現在は鎖錠されていて、直接入れない。東側の道路を100mほど北進すると、心理学部の入口がある。校舎には講義室、教授の研究室などがある。入館し、左手に行くと、中央に矩形の石畳の庭がある。その周囲は3階建ての建物で囲まれ、修道院風である。歴史的な大学は修道院を転用しているので、どこへ行っても、その雰囲気が残る。バーでは軽食、ソフトドリンク、ビールが売られており、中央の庭には、日よけの大パラソルの下に数卓のテーブルが置かれ、学生や教授が三々五々、ビールや飲料水を飲みながら、談笑している。

(2015年訪問・撮影)

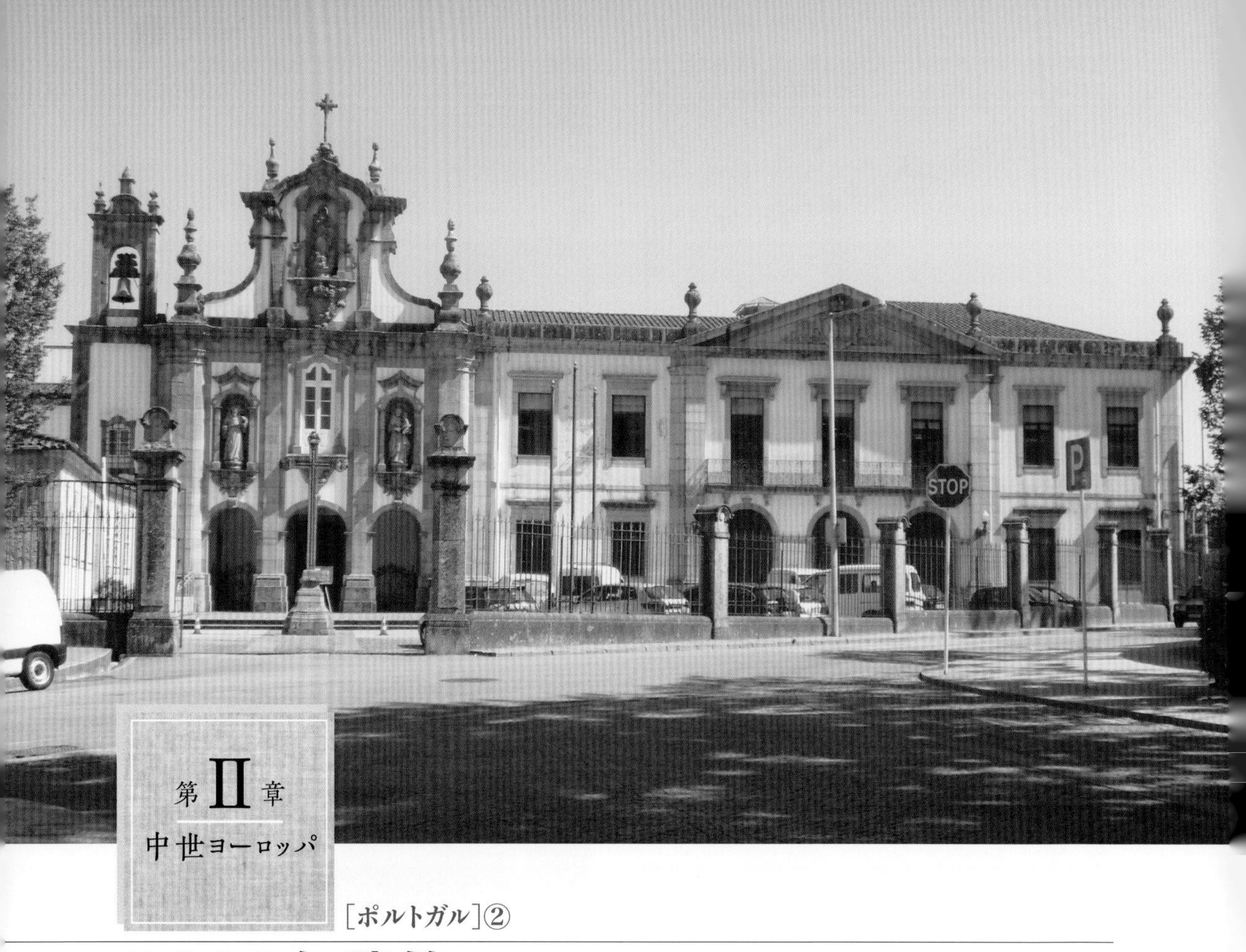

第Ⅱ章
中世ヨーロッパ

［ポルトガル］②

1606年建築のギマランイスのミゼリコルディア

ミゼリコルディア（Misercordia）は南蛮時代の長崎などに置かれたカトリックの組織である。救貧、救病、救らいの入所施設、防犯、孤児院、養老院、寡婦の救済、貧死者の埋葬などの広範な救療組織であり、日本人信徒により運営された。その本部はポルトガルのリスボンにあり、1498年に最初に王妃レオノールにより置かれ、その後、ポルトガル各地の都市に普及した。日本では1559年に山口に設立されたのを始まりに、西日本各地の都市に置かれた。筆者は2015年6月にポルトガルの12都市を訪れたが、そのすべてにミゼリコルディアと入所施設は存在した。その内、原型の趣をよく残す2施設を紹介する。

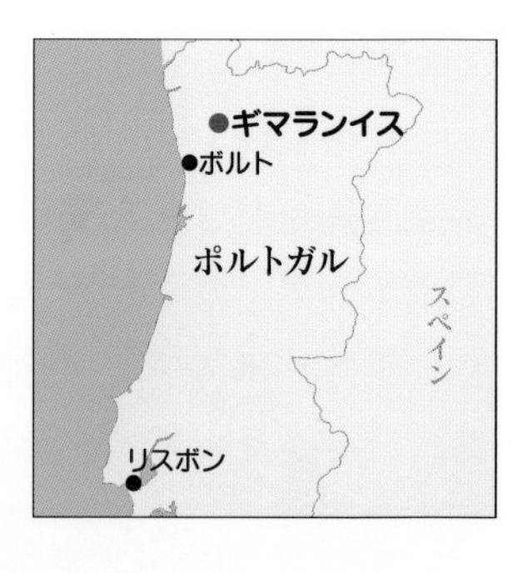

ポルトガル北部のポルトの北東20km、丘の上の町、人口5万人のギマランイス（Guimaraes）の歴史的建造物群がある旧市街地の北外れにミゼリコルディアがあり、旧本館が博物館として公開され、隣接して現代の養老院を付設している。このミゼリコルディアは1588年にポルトガル王が病院、

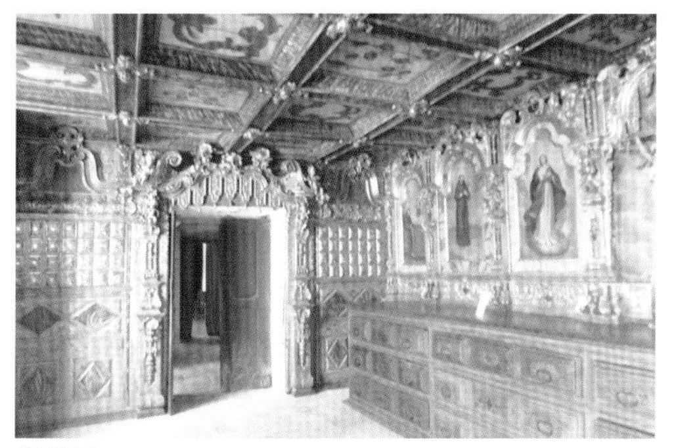
旧薬局

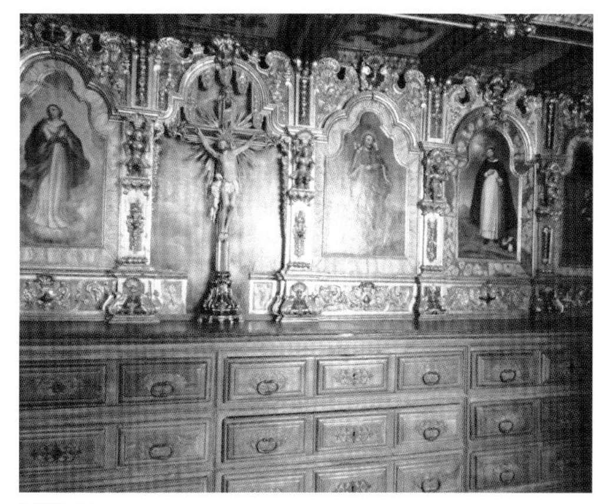
旧薬局

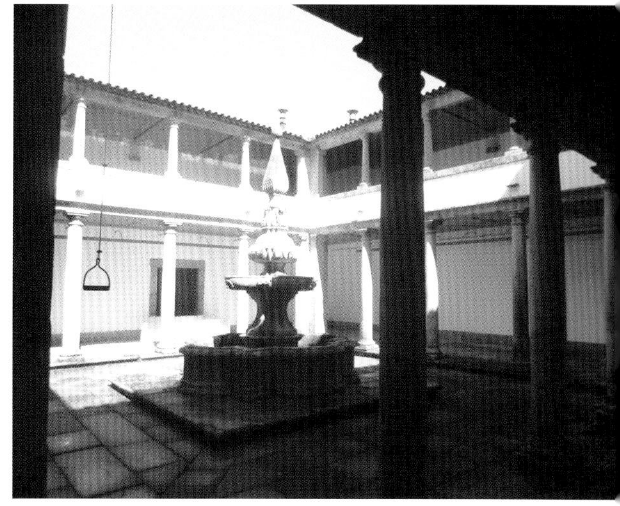
旧本館中庭

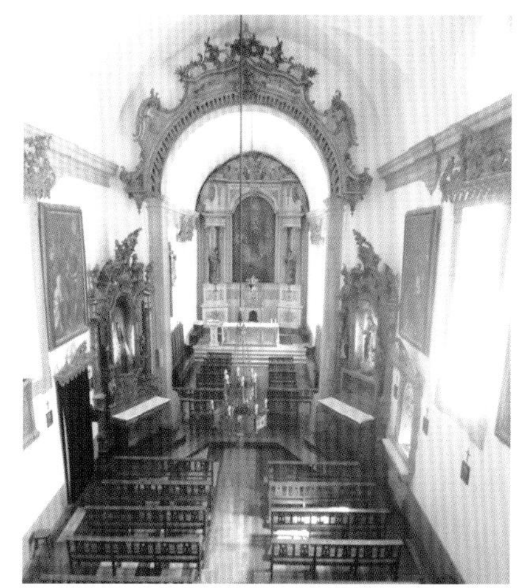
17世紀の
木造の
チャペル

チャペルを創設し、1606年に現在地に移転した。後援者やカトリック信者からの寄付金で、貧困者、老人、病人の世話を続けている。ギマランイスの第一の歴史的建造物である15世紀初めに建てられたブラガンサ公爵館に隣接している。

敷地に入ると2階建て、一部3階建ての旧本館が見える。旧本館の左半分は、17世紀初頭からの建物である。現在は博物館として公開され、少額の入場料で入館できる。博物館の玄関を入ると、ブルータイルの装飾が木製の壁に置かれ、進むと、正方形の石畳敷きの中庭がある。中央に石造りの噴水が、周囲には2階建て建物が建ち、これがかつての収容棟である。2階廊下まで上がることができる。収容棟の屋根は赤い瓦敷きである。中庭右手には歴史的な旧薬局がある。7、8枚の聖人の画が描かれた、引き出しの多い薬箪笥とカウンターを持つ大きな木製のキャビネットが置かれ、天井には薬草や模様の10枚以上の画が貼られ、また、壁の色とりどりの精密な木細工が美しい。薬局に隣接して、2階まで吹き抜けになっている17世紀の美しい木造のチャペルがある。

旧本館右半分は18世紀頃に増築されたと推定される入所施設の玄関で、現在も使用されている。旧本館の裏手には19世紀、20世紀に建てられた数棟の入所施設と管理棟がある。現在も老人が収容され、世話を受けている。介護士が働き、面会の親族が出入りしている。　　　(2015年訪問・撮影)

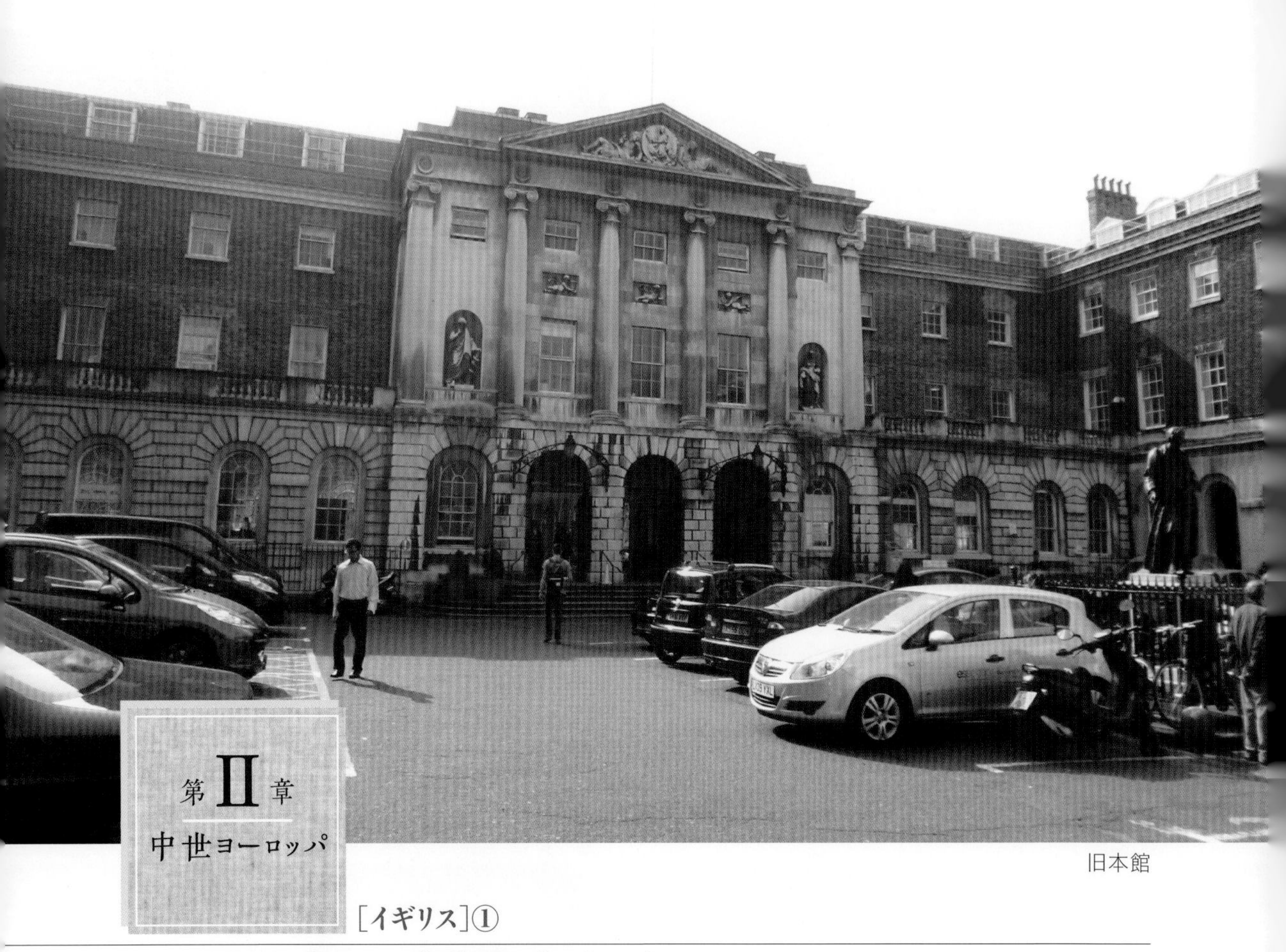

第Ⅱ章
中世ヨーロッパ

旧本館

［イギリス］①

1721年に創設されたロンドンのガイ病院

ロンドン・テームズ河南岸、地下鉄ロンドン・ブリッジ駅至近のガイ病院（Guy's Hospital）は、トーマス・ガイ（Thomas Guy, 1644-1724）によって1721年に創設された。ガイは出版業と書店を経営し、その利益と南海泡沫事件（1720年にイギリスでおこった常軌を逸した投機ブームによる株価の急騰とバブルの崩壊）で巨万の富を得た人物である。その起源を1215年にまで遡れるが、1871年に別の場所に新築移転した聖トーマス病院が、当時は聖トーマス通りを挟んで向かい側に置かれており、17世紀末に建てられた手術講堂だけが、現在も旧来の場所に残されて、小博物館として公開されている。トーマス・ガイは1704年から聖トーマス病院管理者もしていた。聖トーマス病院が過密で、あふれた者をガイ病院は受け入れた。

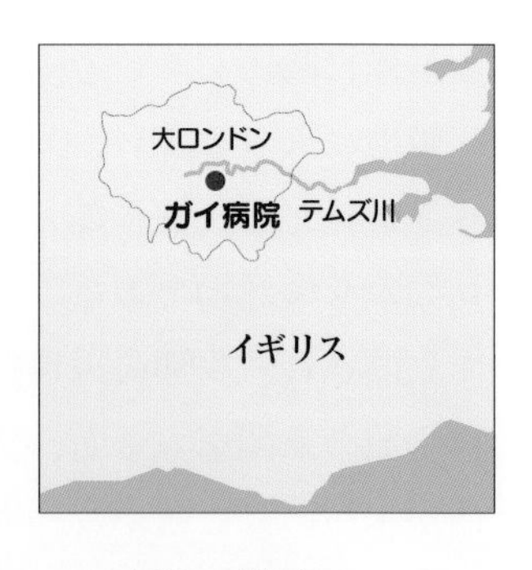

創設以来、ガイ病院は増築を続け、巨大な病院になったが、旧本館前部は1722年の建築で、18世紀のチャペルも第二次世界大戦中のドイツによる空爆にも生き残って、旧

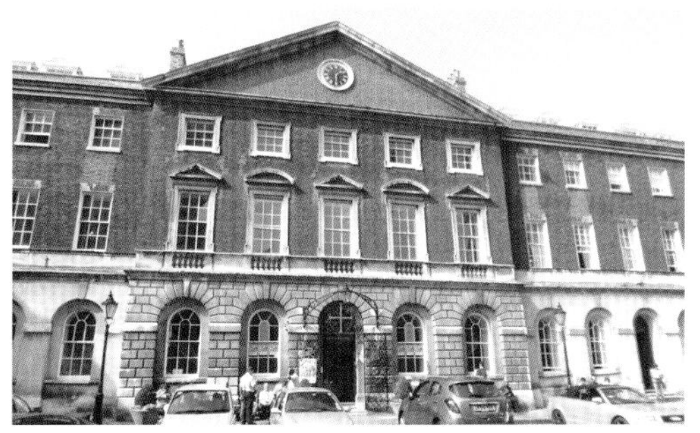

内館

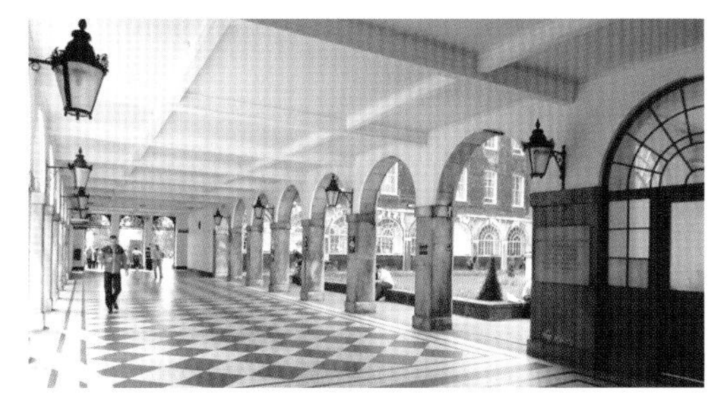

内廊

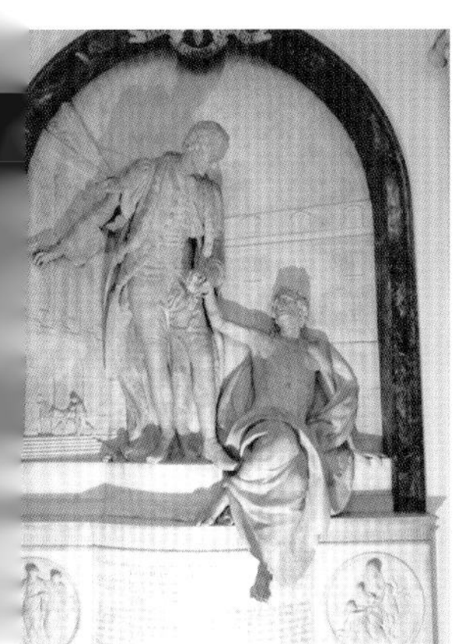

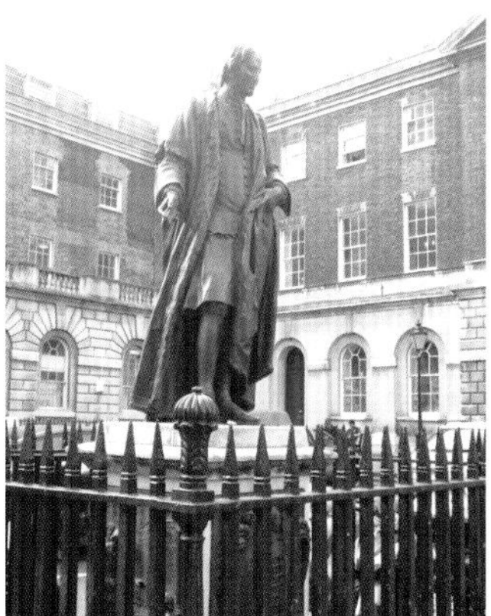

トーマス・ガイのレリ　フと銅像

本館内に現存している。1770年に最初に講義講堂が建てられ、この病院で内科医と外科医の養成が始まった。イギリスでは現在でも、内科医と外科医は異質の医療職である。旧本館後部の壁面の積み石が粗面仕上げであるアーケードは、1774年にJuppによりパラディオ（Palladian）式に改装されたものである。ガイ病院に1889年には歯科学校も併設された。旧本館裏、西側の医学部棟（ホジキン棟）は19世紀に建てられた。1974年には敷地中央に地下3階、地上34階の高さ142.6 mの近代的なガイズ・タワー、

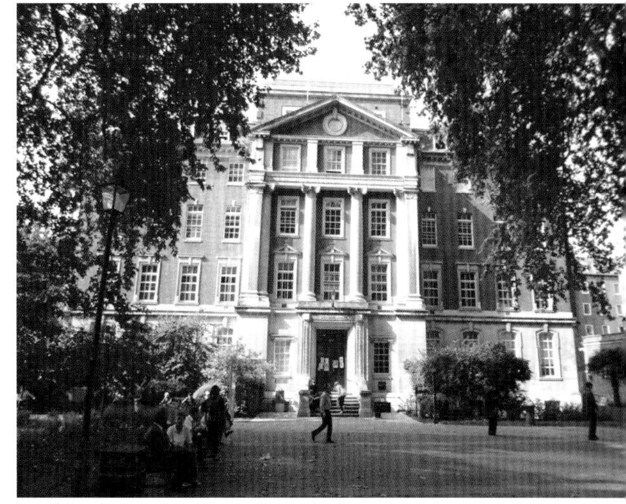

ホジキン棟

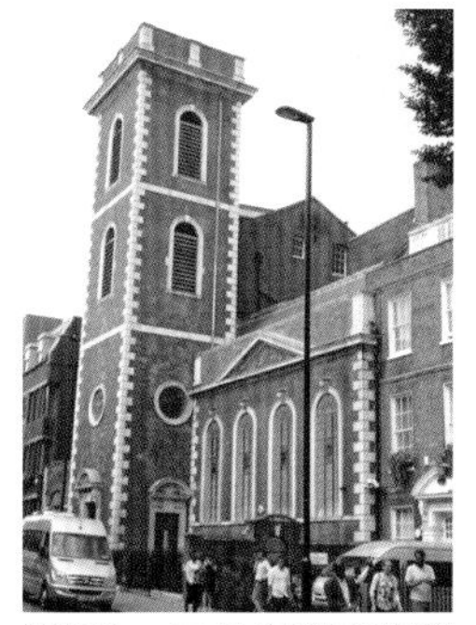

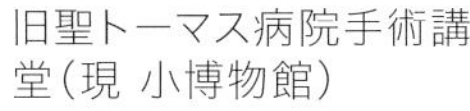

旧聖トーマス病院手術講堂（現 小博物館）

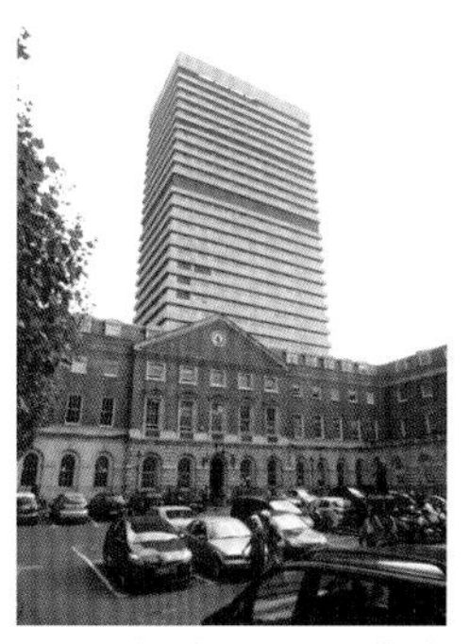

1974年建立の34階建てガイズ・タワー

高層ビル棟が建てられた。1982年に聖トーマス病院の医学部・歯学部とガイ病院の医学部・歯学部は合併し、連合医科歯科医学校として、医師と歯科医師を養成している。

この病院で働いた医師には、ブライト病の発見者Richard Bright（1789－1858）、アジソン病の発見者Thomas Addison（1796－1860）、ホジキン病の発見者Thomas Hodgkin（1798－1866）などがいる。旧本館正面北側の中庭の中央に、創設者トーマス・ガイの銅像が、廊下には病人の手を握るトーマス・ガイのレリーフが飾られている。ホジキン棟（医学部校舎）の中に、病理学のゴードン博物館があるが、医学研究者のみに公開され、一般人には非公開である。

（2014年訪問・撮影）

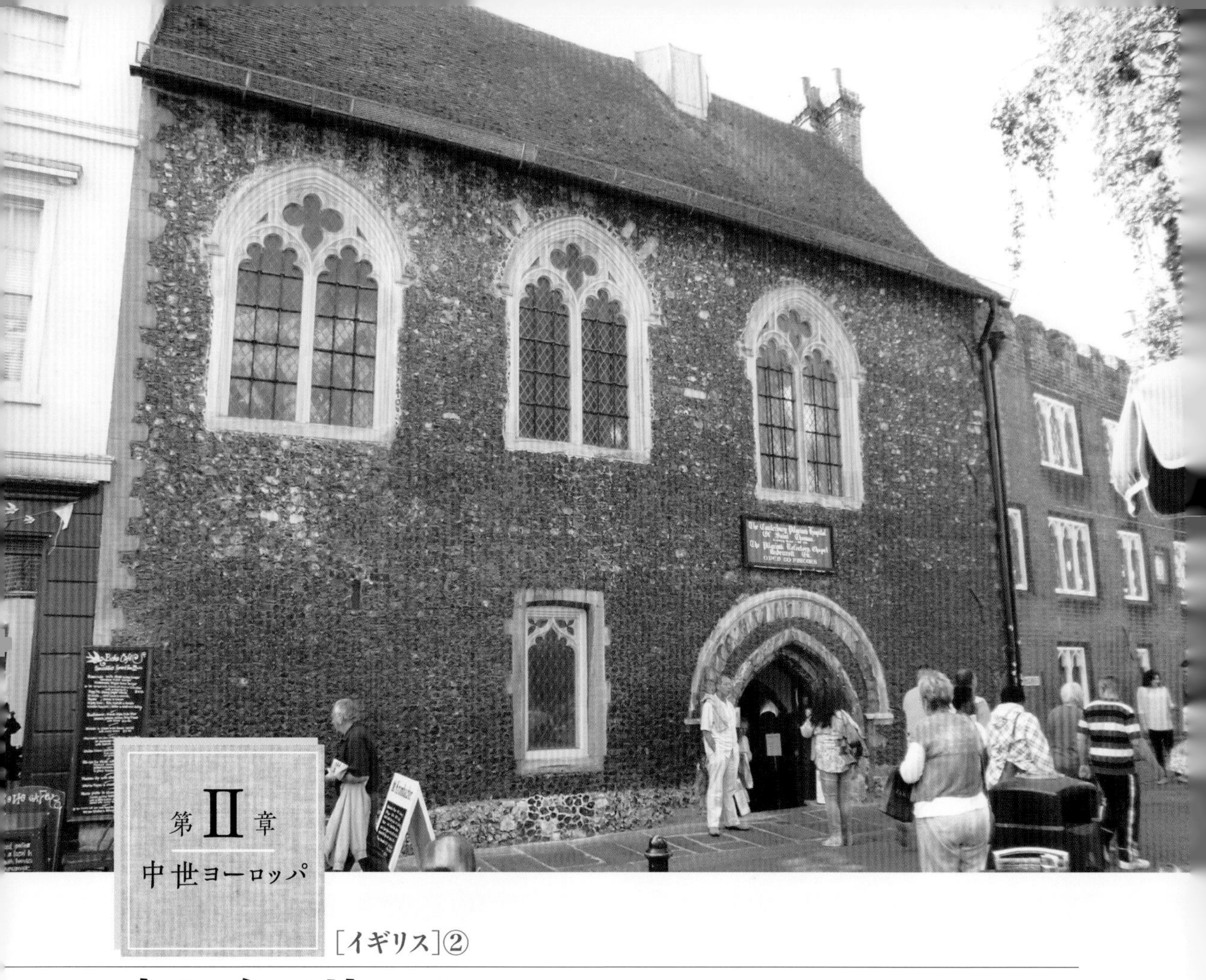

第II章
中世ヨーロッパ

［イギリス］②

カンタベリーの イーストブリッジ・ホスピタル他3施設

カンタベリーはイングランドの東南部、ロンドンから東南へ80kmのところにある町で、ロンドン・ビクトリア・コーチ・ステーションからバスで2時間で行ける。6世紀の終わり頃、イギリスで最も古いカンタベリー大聖堂がこの町に建てられ、現在、英国国教会のイングランドの南半分を管理する大主教の座が、この大聖堂である。

現在の人口は3万5000人、歴史の長い町だけあって、町のあちこちに歴史的なホスピタルの遺構が残されている。博物館として公開されている病院遺構の一つが、Eastbridge Hospitalである。1180年にカンタベリーの富裕な市民、Edwald Fitzolboldにより創設された。東橋のたもとにあるのでこう呼ばれるが、聖トーマス聖堂への巡礼者を泊めたので、正式名称はHospital of St. Thomas the Martyrである。入口のホールは11世紀末に建てられた。入口横の小さな慈母教会は14世紀のもので、今でも定期的な礼拝に使用されている。入口奥の丸天井の半地下室は、以前

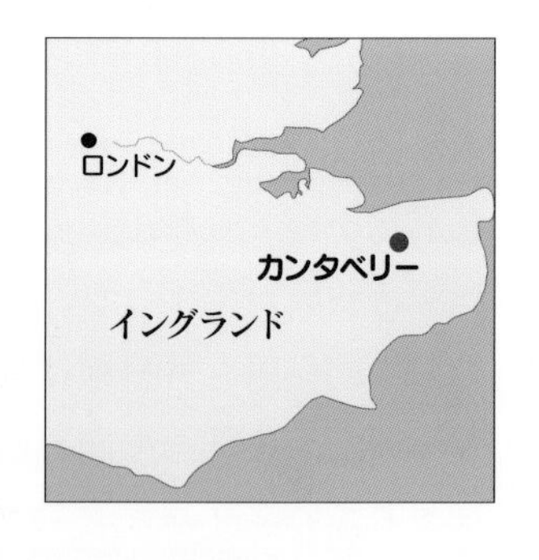

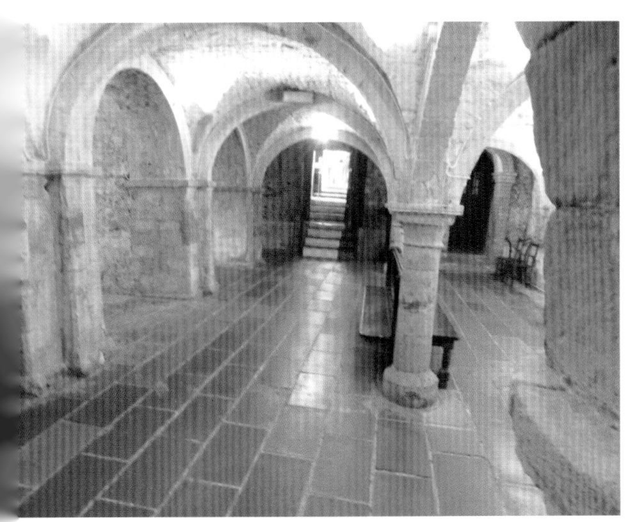

イーストブリッジ・ホスピタル半地下大部屋

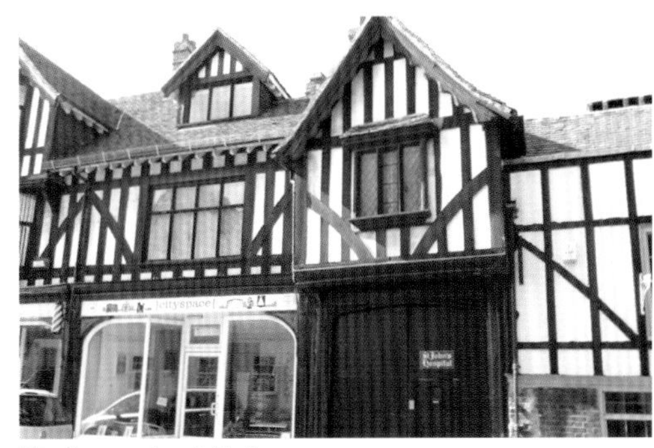

聖ジョン・ホスピタル

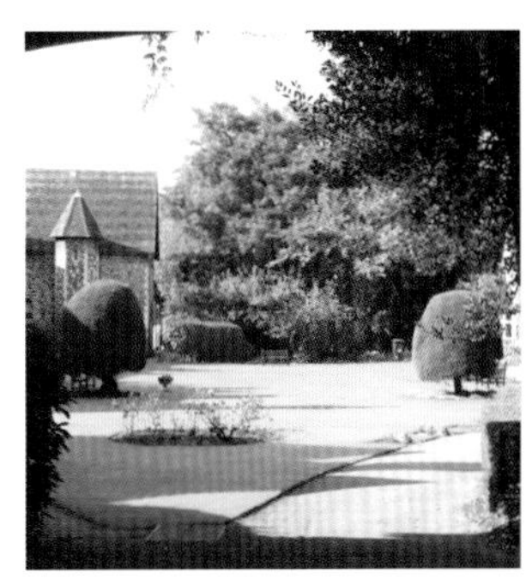

聖ジョン・ホスピタル中庭

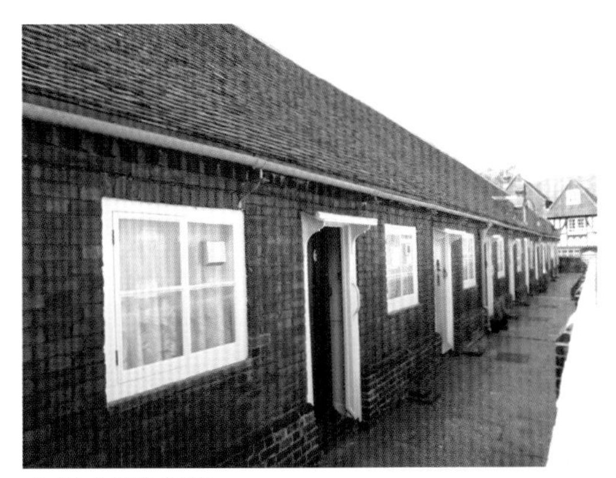

メイナルド救貧院

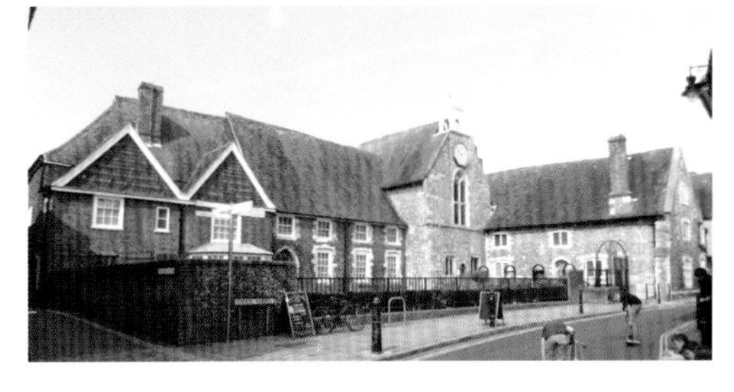

貧乏な聖職者のホスピタル（現カンタベリー歴史博物館）

の巡礼者の宿泊用大部屋（ドーミトリー）である。50人程度は収容したのだろうか。2階には12世紀末の食堂があり、巡礼者たちはここで食事をした。2階にも12世紀の巡礼者用チャペルがある。このホスピタルは川に面しており、古いホスピタルの特徴を持つ。川を通行する船からホスピタルの維持費を徴収した。

その南にあるカンタベリー歴史博物館は、コンパクトな田舎の歴史博物館であるが、古い病院棟を改装したもので、かつては「貧乏な聖職者のホスピタル」であった。この救貧院は13世紀に創設された。各展示室がかつての居住室である。このホスピタルの背後も川に面している。

その南向かいに、メイナルド救貧院（Maynard's Spital）がある。ジョン・メイナルドは1317年に、信者仲間の困窮した老人のために、このホスピタルを創設した。約20戸からなる平屋の長屋で、カンタベリー市参事会会員で、このホスピタルの長であったジョセフ・コルフにより、1617年に改修された。オランダ・ライデン市の小庭を持つ困窮者収容施設Hofjeと共通点がある。

また大聖堂北のNorthgate Sturry Rdの西側に、聖ジョン・ホスピタルがある。このホスピタルはすでに18世紀の古地図に掲載されている。このホスピタルも美しい内庭を持つ。

（2014年訪問・撮影）

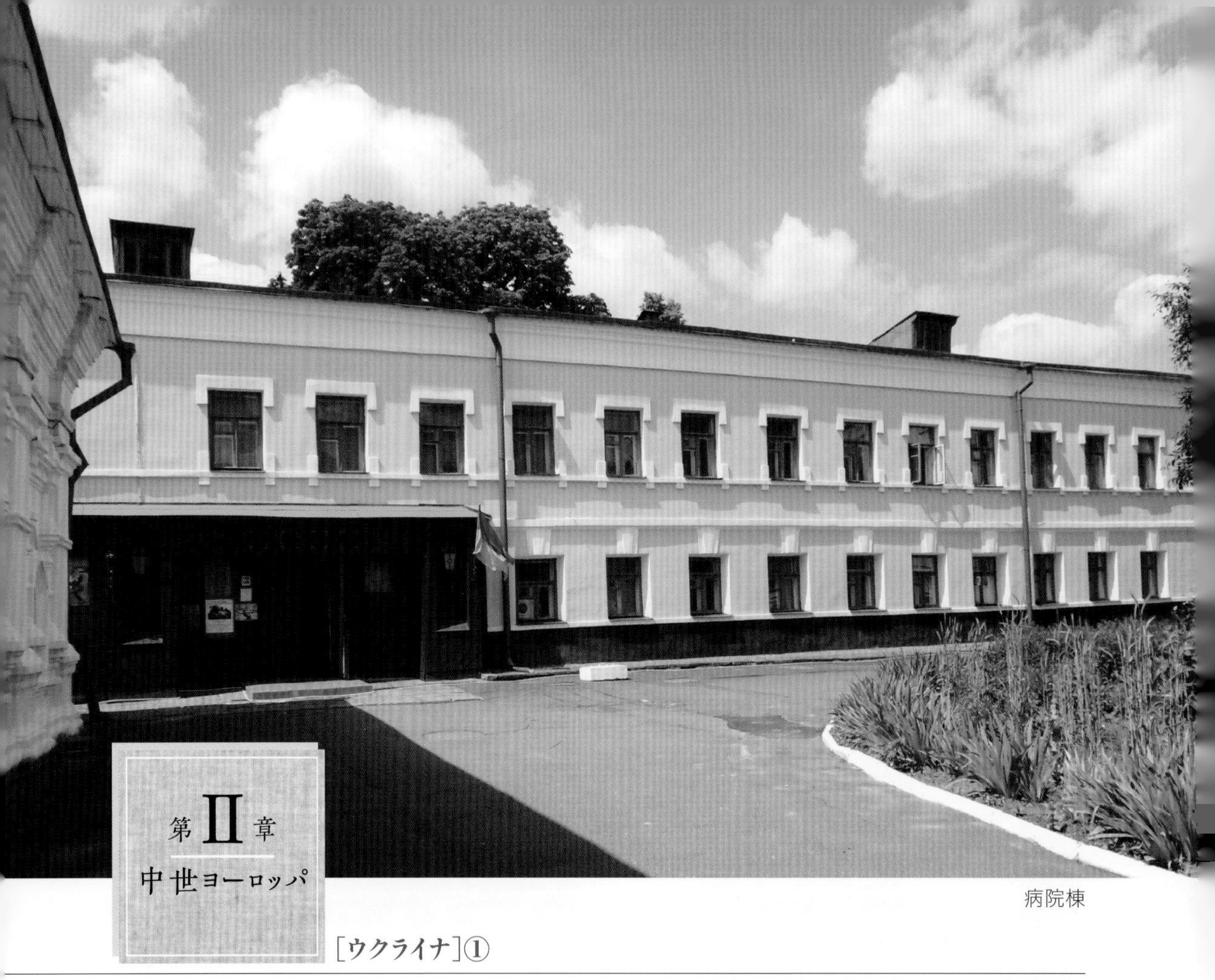

病院棟

第Ⅱ章
中世ヨーロッパ

［ウクライナ］①

キエフのペチェルスカヤ大修道院内の病院

ドイツやイタリアの歴史的な病院は、修道院から発展した例が多い。ウクライナの首都キエフの広大な敷地に、ウクライナ東方正教会の総本山、ペチェルスカヤ大修道院（Pecherska Lavra）がある。1990年にユネスコの世界文化遺産に指定された。1051年にギリシャのアトス山から来た修道士たちが、ドニエプル川沿いの洞窟で修行を始めたのが、その起源とされる。ペチェルスカヤは洞窟を意味する。現存する最古の建造物は1108年に竣工した三位一体（トロイツカヤ）教会で、現在、正門として使用され、大修道院は40の建造物からなる。三位一体教会を入ると、その正面に聳える大鐘堂を中心に、ドルミティオン大聖堂、聖アンソニー及びテオドシウス食堂・チャペルの大建造物が配置されている。その多くは18世紀半ばの建造である。大鐘堂は境内で最も高い建物で、96.5mの高さである。ドルミティオン大聖堂の下部の完成は1077年と古いが、1941年のソビエトの攻撃で上部は破壊され、2000年に再建

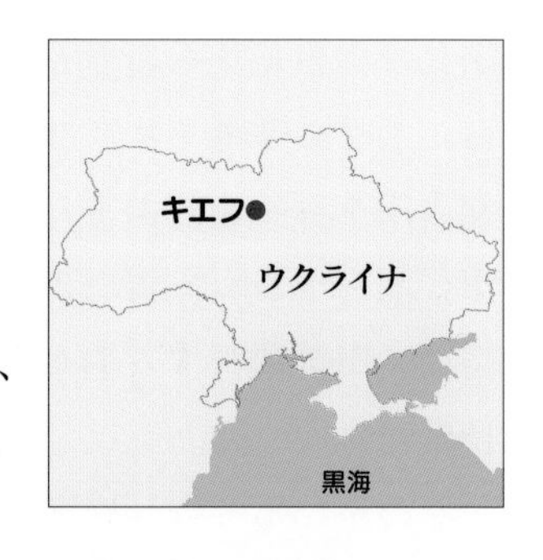

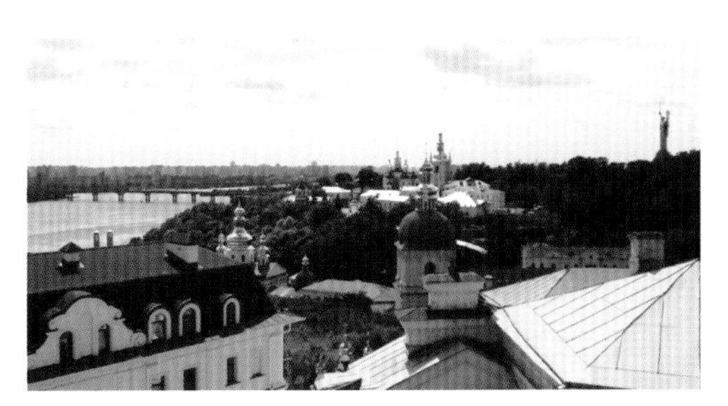

ドニエプル川をのぞむ

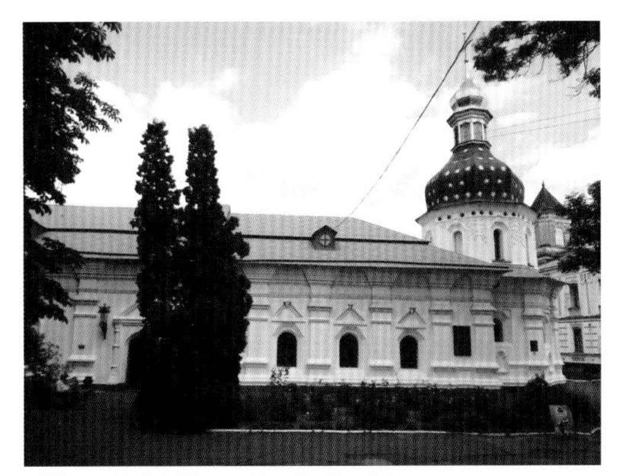

病院棟（左）と聖ニコラス教会（右）

された。歴史的宝物博物館、書物印刷博物館、ウクライナ装飾民俗美術館などの博物館・美術館が、各建造物内に置かれている。

三位一体教会を入ってすぐ左手奥（北）に、1841年建設のL字型の病院棟がある。建設時期からみて、この建物は困窮者のお世話施設ではなく、もっぱら病人の治療施設として利用されたと思われる。この建物の右手端に聖ニコラス教会がある。聖ニコラス（Nicolas）の聖人名は、Mykola Sviatosha（Sviatoshaが聖、Mykolaがニコラスに相当）で、俗名はSviatoslav-Pankraty Davydovych（1080-1143）である。1106年に修道士としての誓いを立て、36年間、この大修道院で修道士として働いた。三位一体教会を建てたのは彼で、最初に困窮者収容所をこの教会に置いた。当時の建物の形状は、現在とかなり違ったものであったかもしれない。彼は多数の書物を収集し、後にそれを修道院に寄贈した。また、修道士

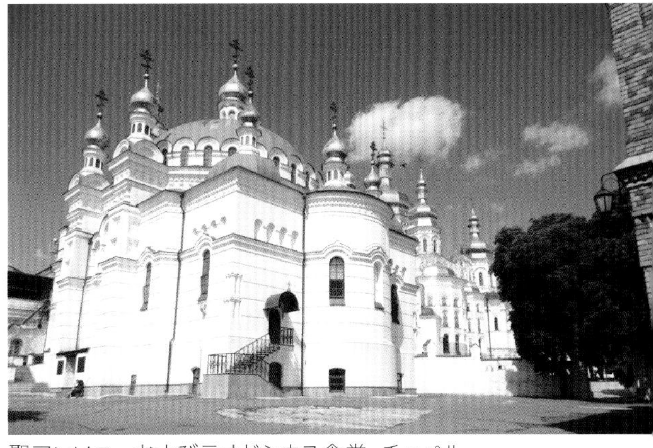

聖アンソニーおよびテオドシウス食堂・チャペル

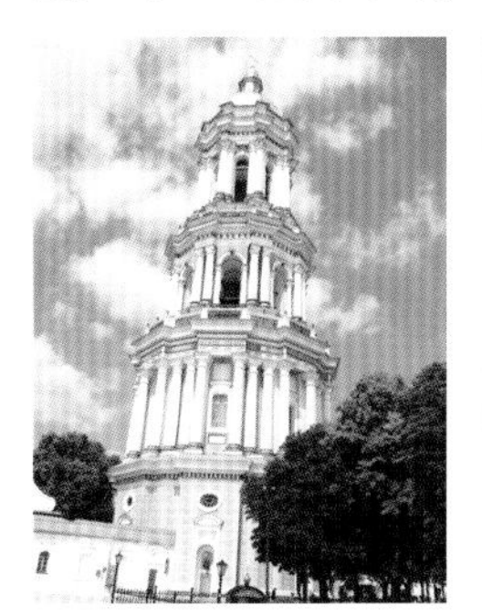

大鐘堂

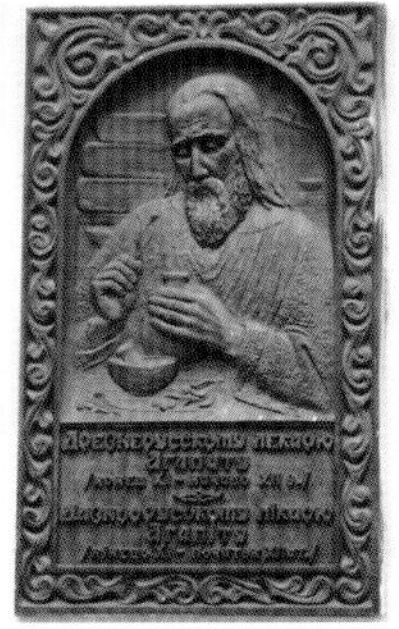

薬剤師のレリーフ

間の諍いを仲裁する偉大な調停人であり、奇跡を起こす人としても、知られていた。実態が医学校であったかどうかは不明であるが、1631年にPetro Mohylaは修道院困窮者収容施設内に学校を創設した、この学校は後にキエフ修道士学校と合併し、1701年からはキエフアカデミーになった。現在の病棟の前に庭園がある。かつての薬草園かと思い、植物相を見たが、薬草は生えていなかった。この病棟は現在、劇場・音楽博物館棟として利用されている。外壁に薬剤師のレリーフを掲げる薬局と病院教会である聖ニコラス教会を、付設する。

（2016年訪問・撮影）

（追記：ウクライナに関しては、旧ソ連の中心的な国であった関係上、日本語だけでなく、英語の資料もきわめて乏しく、キリール文字の原典を翻訳した英語の正書法すらまだ確定していない状況で、史実を把握するのに、大きな困難があった。）

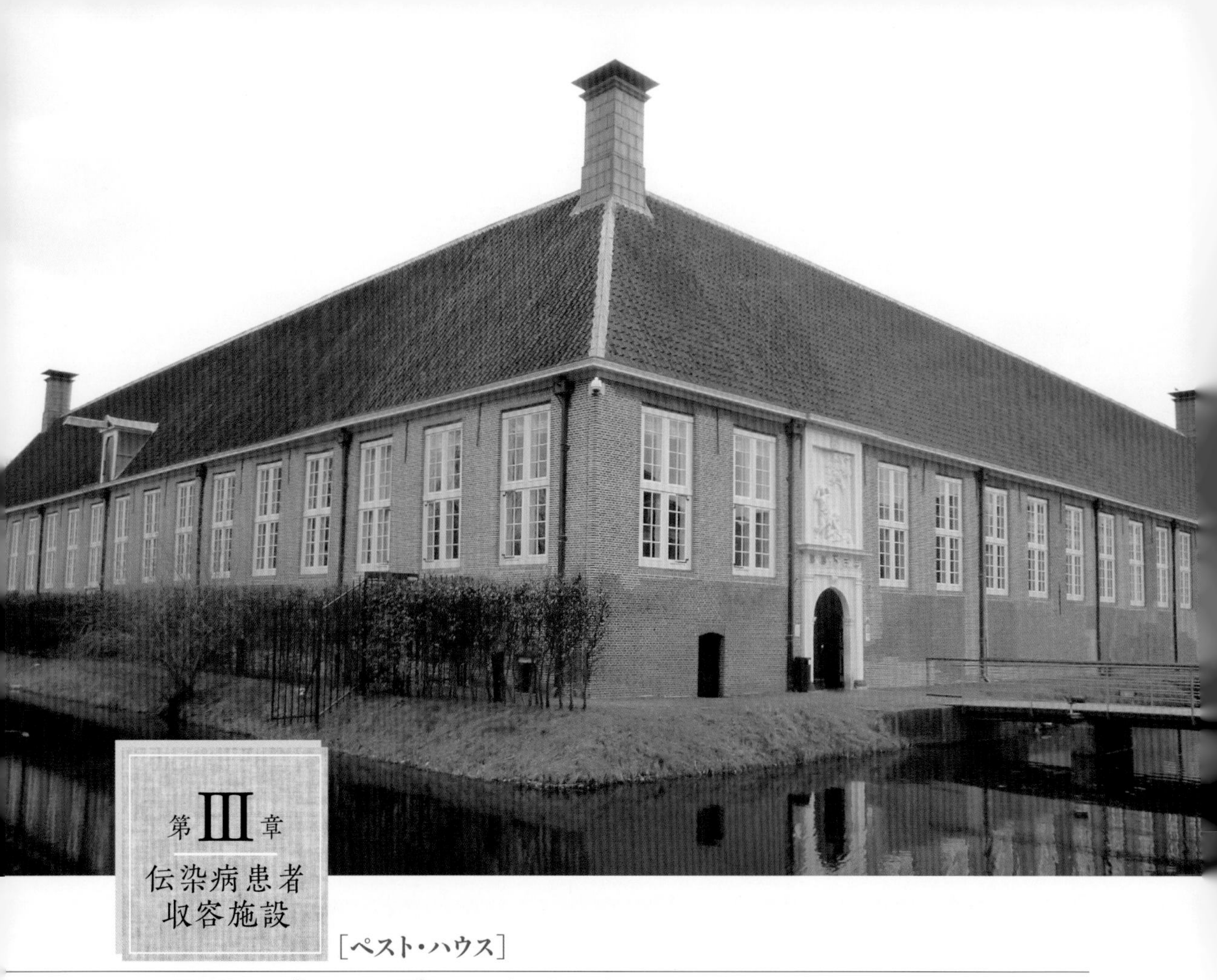

第Ⅲ章
伝染病患者
収容施設

［ペスト・ハウス］

1661年に建てられたライデンのペスト・ハウス

西暦541年以後、ヨーロッパでは繰り返し、疫病（plague）が流行した。後にペストと呼ばれるようになる感染力が強く、死亡率の高いこの伝染病は、ヨーロッパの人口を半減させ、文化・文明・産業・経済の停滞を招いた。11世紀には十字軍、14世紀にはモンゴル軍による人の大量移動により、この疫病は猖獗をきわめた。16世紀、17世紀にもオランダでは疫病が流行した。アムステルダム、ウトレヒト、ライデン、ゴーダなどの都市外壁の外側に、16世紀から17世紀にかけて、ペスト・ハウスが置かれた。

修道院は病人を含む困窮者を収容し、それが19世紀に近代的な病院に専門分化した。修道院の困窮者収容施設に伝染病患者を収容したら、院内感染により、収容者の大半が死に至るため、伝染病患者の入院は禁じられていた。疫病患者を健常者から隔離するために、都市の外側に、ペスト・ハウスが置かれた。人棄的施設である。

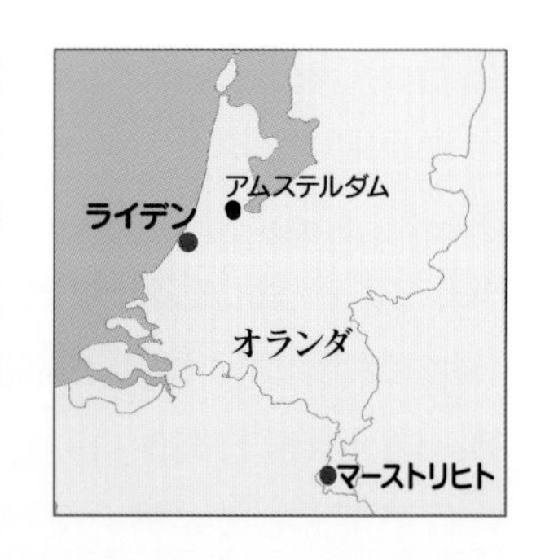

ライデンのペスト・ハウスは、ライデン大

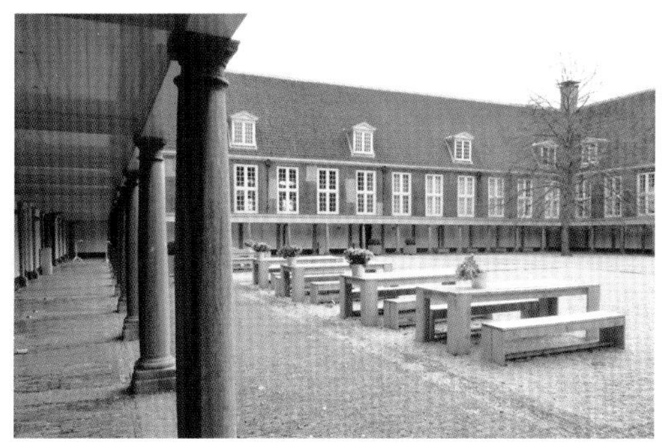
ペスト・ハウスの中庭

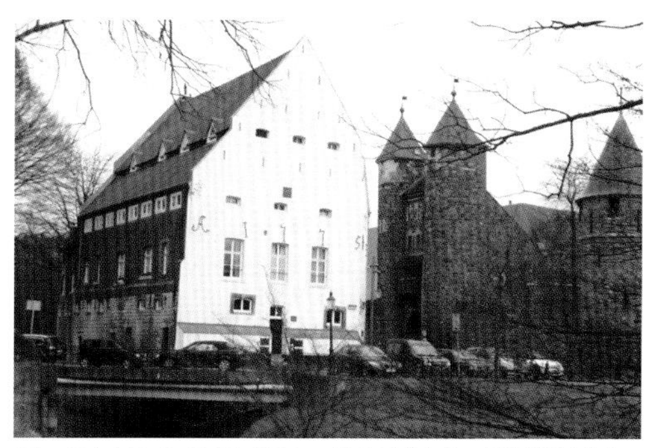
マーストリヒトの伝ペスト・ハウス(左)、地獄門(右)

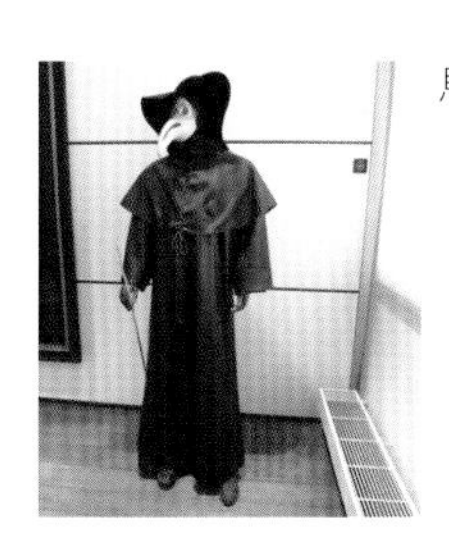
鳥人間

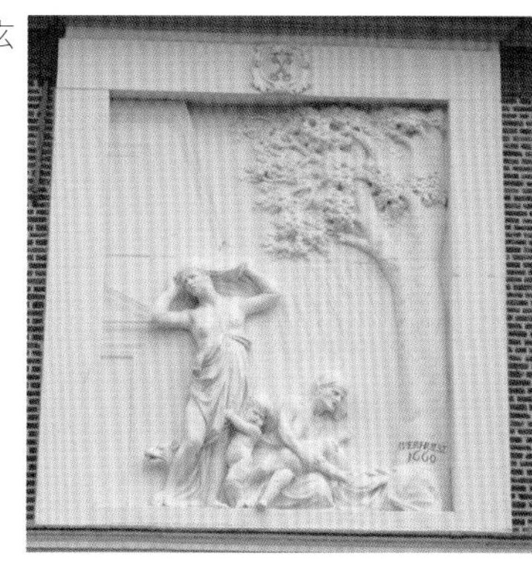
ペスト・ハウス玄関上のレリーフ

学病院の西側に現存する。国の重要建造物に指定され、シーボルトが日本から持ち帰った動物標本などを展示する国立自然史博物館棟として現在利用されている。この建物は、1655年の疫病の流行を契機に、1657年に市が許可し、町大工(町が任命した公職)フィベルト・コルネリッツ(Huybert Cornelisz)により着工され、1661年に完成した。正方形の中庭をもつ正方形の建物で、8病室からなる。収容患者の逃亡を防ぐため、建物の外側には堀が廻らされ、1本の橋で外界と繋がる。玄関の上に、1660年にR・フェルフルスト(Verhulst)が製作したレリーフが掲げられている。左側に嵐の中(疫病の流行)で怒りに震えている立位の母親と彼女の足にしがみつく幼児、そして背後にペストを媒介する鼠、右側に疫病に罹患してしまったこの2人、死んだ幼児を抱き、自身も衰弱し、座り込んだ母親が描かれている。ペスト流行の終焉後、この建物は19世紀初頭には陸軍病院、19世紀半ば以後、刑務所、学校として、利用された。

マーストリヒトのペスト・ハウスは、伝ペスト・ハウスと言っても良い。市の南門であるヘル・ポート、地獄門と翻訳できるが、その門を出てすぐの場所にある。その門の名称より、市民はペスト・ハウスであったと信じて疑わないが、実際は違うようである。

ペスト患者を町中からペスト・ハウスに連行する人は、「鳥人間」と呼ばれた制服を、着用した。黒いガウンをまとい、眼を保護する水中眼鏡のような眼鏡、そして嘴状の鼻・口覆い、なるほど鳥に見える。嘴の中には香草が入れられ、病気や患者の悪臭を防いだ。患者収容後は、家財や着物は燃やされた。ペストが伝染病であるという認識はあった。

北里柴三郎により香港でペスト菌が発見され、ペストの疾病概念が明らかになるのは、1894年のことである。ペストの大規模な流行は、1910年に終焉をむかえた。

(2016年訪問・撮影)

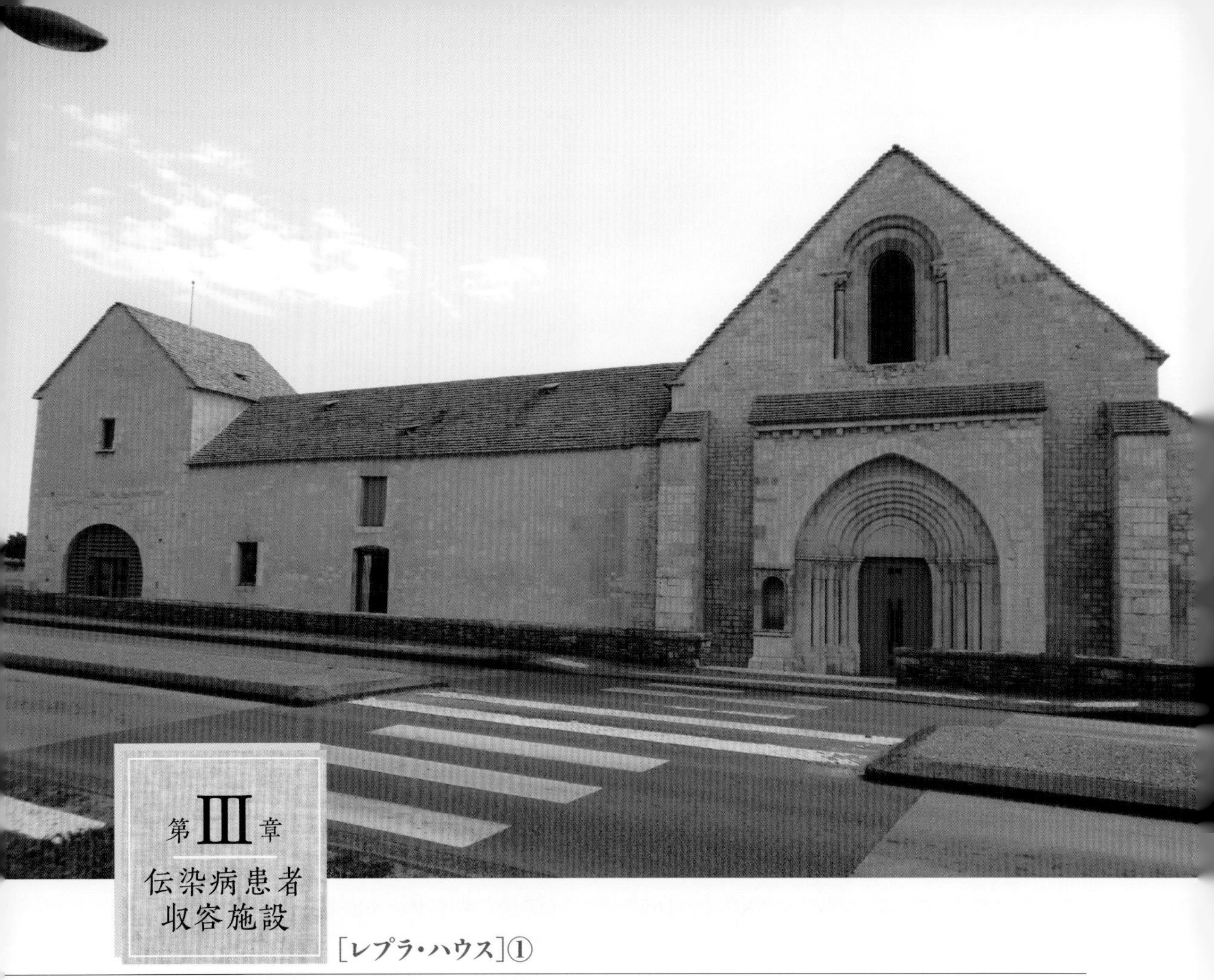

第III章
伝染病患者
収容施設

［レプラ・ハウス］①

1142年以前に建てられた フランス・ムルゾーのレプラ・ハウス

ムルゾー（Meursaul）はボーヌの南6kmの地点にある人口1500人の小村で、ワイン醸造が主な産業である。村の中心部から東へ2kmも離れた葡萄畑の中に、レプラ・ハウス（Leproserie）がぽつんと置かれている。交通量の多い道路に面しているが、道路の開通は最近のことである。1日数本の列車しか停車しないフランス国鉄の同名の無人駅から徒歩25分、あるいはボーヌからタクシーをチャーターしても行くことができる。現在の建物には、その名称も由来も記されていないので、現地では、知られていない。Leproserieの位置を記したMeursaul村観光協会のウェブサイトの地図をプリントアウトして持参する必要があるだろう。

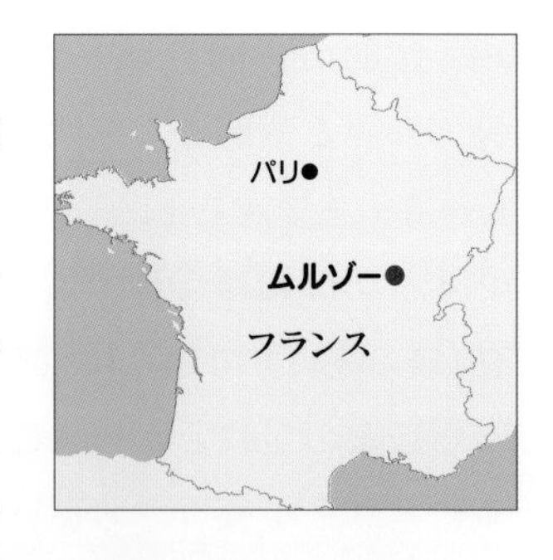

ペスト患者やレプラ患者は中世、隔離された。健常人への感染を防止する人捨て的な要素が強い。ペスト・ハウスはオランダのライデンに実在するが、ペストでは患者が同時に多数発病するので、患者を連れて行きやすい街の外壁のすぐ外に置かれた。レプラは慢性感

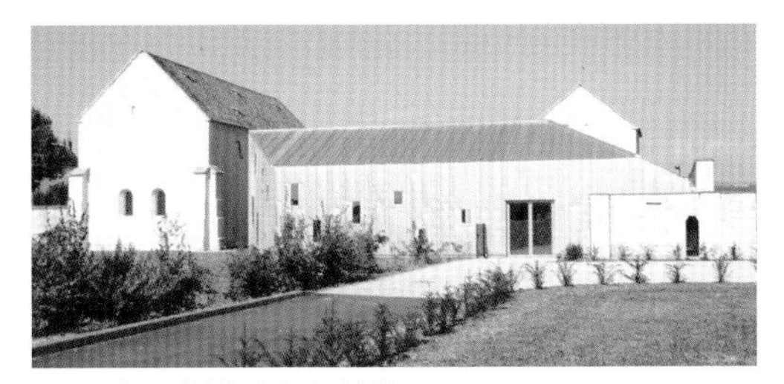
2015年に増築された新棟

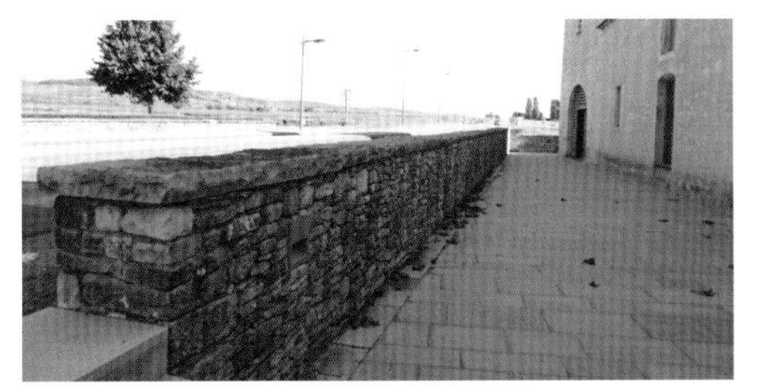
2015年に新設
された石塀

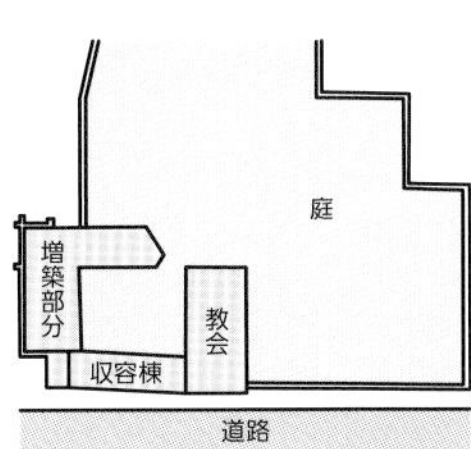

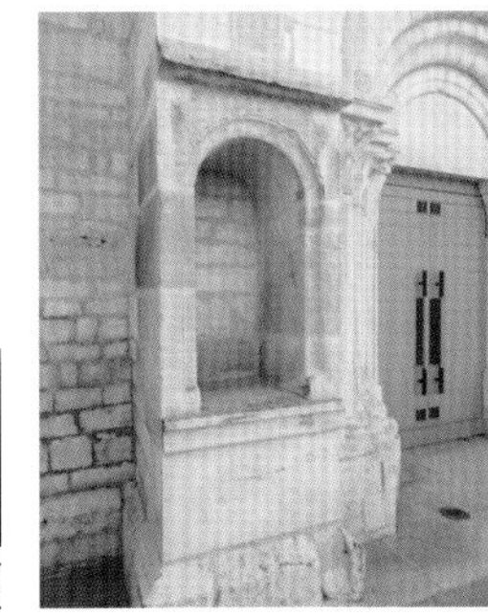
キリスト像が置かれた窪み

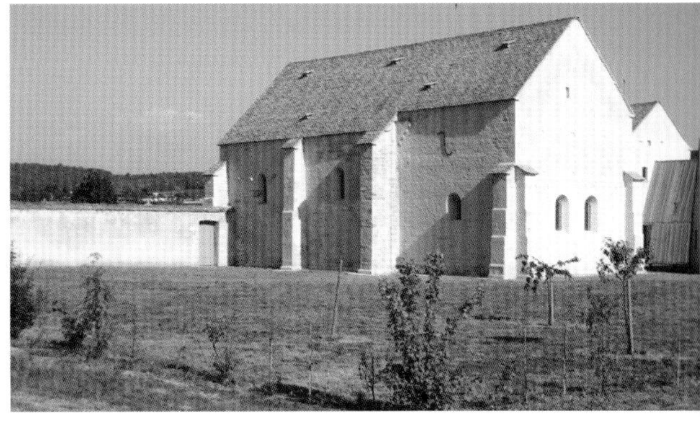
教会を背後から見る

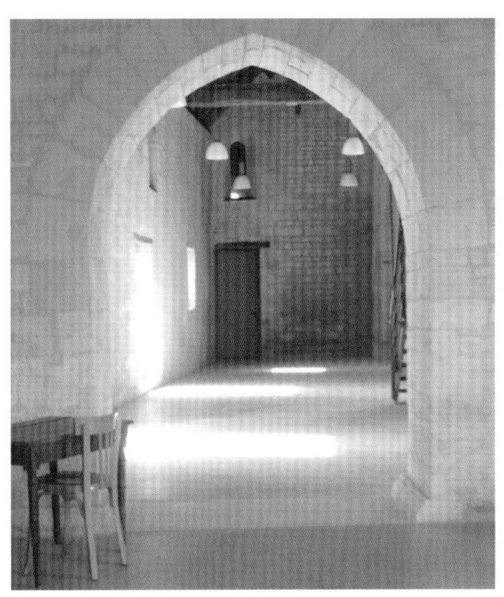
収容棟内部

染症で、孤発発病なので、街から遠く離れた場所に置かれた。1226年の時点で、フランス各地に2000カ所も置かれたが、現在、ムルゾーの石造施設を除き、ほとんど残っていない(ベルギーには2カ所現存する)。この施設は1142年より前に、ブルゴーニュの君主Huges 2世により設置された。教会部分は当時のものである。1754年にこの田舎の施設は、ボーヌのオテル・デューに併合された。

逆L字型の構造の建物で、道に面して教会が、道に平行に収容棟が置かれる。右側に教会入口と入口左手にキリスト像を収容しただろう窪みが残る。左手に収容棟があり、両方で100名ほどのレプラ患者が隔離され、食餌を与えられたであろう。2015年に、この施設はムルゾー村によって「整備」された。建物前の敷石が敷き直され、道路との間に古そうな仕切り石塀が新設された。以前の趣のある歴史を刻んだ建物の壁は、きれいに清掃されてしまい、おまけに、教会と並行して醜悪な新棟が増築され、史跡保存の掟が破られてしまった。

大半のレプラ・ハウスが滅失した中で、この建物が保存された理由は、有力なボーヌのオテル・デューの傘下に置かれていたことと、石造建物であったことに帰せうるだろう。その貴重な建物が、一昨年、村によって毀損され、非常に残念に思う。

(2016年訪問・撮影)

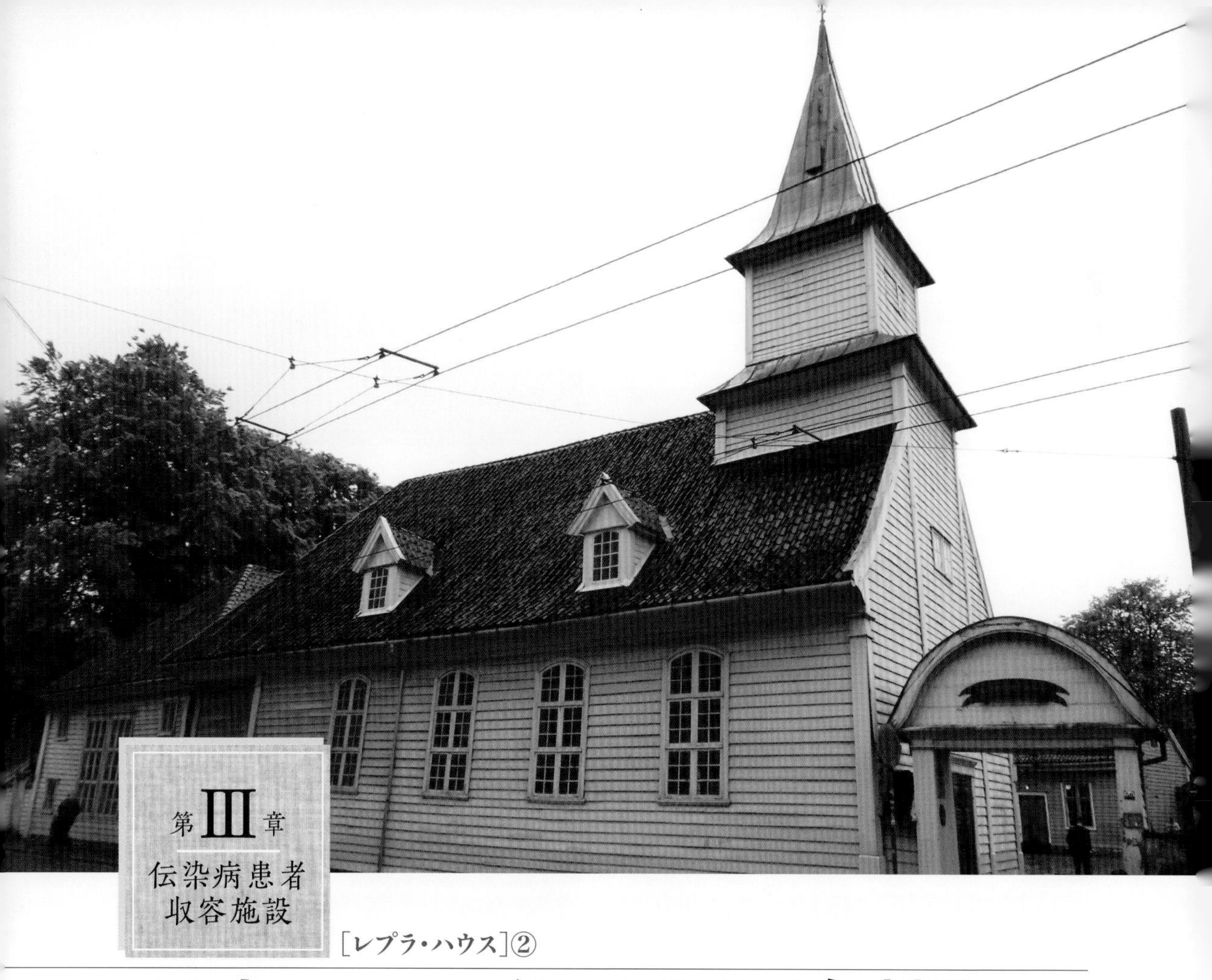

第III章
伝染病患者収容施設

［レプラ・ハウス］②

ノルウェー・ベルゲンの1411年創設の聖ユルゲンス・ホスピタル

その後継病院でらい菌の発見者ハンセン（Armauer Hansen, 1841-1912）が働いたことで有名な聖ユルゲンス・ホスピタル（St Jorgens Hospital, 英語ではSt.George's Hospital）は、旧市街地の東北端に置かれた。近代になって市街地外に置かれたベルゲン中央駅近くにあり、レプラ博物館として、内部は18世紀を想定して復元され、5月15日から8月末までの間、公開されている。この病院はノルウェーで最も古い病院で、1411年には置かれていたとの記録がある。病院名の初見は1438年で、Nonneseter修道院に併設されていた。宗教改革の結果、1545年に経営は国王Christian 3世の手に渡った。当時はすべての種類の困窮者の世話をこの施設で行ったが、1654年には収容者の大半がレプラ（らい病を含む慢性皮膚病）となった。当時、入所者は多く、収入は少なく、粗末な建物で、大きな負債を抱えていた。1702年に町の9割を焼き尽くしたベルゲンの大火で、病院もまた、焼失した。

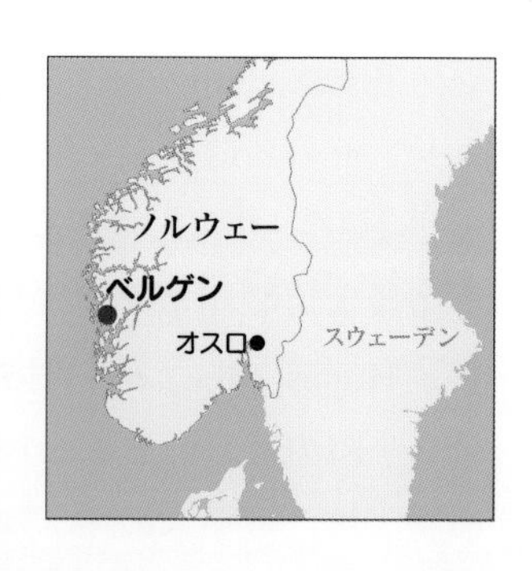

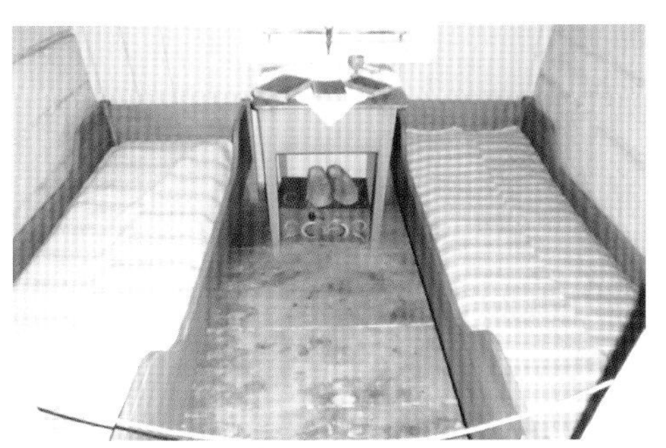
四畳半の広さの居室

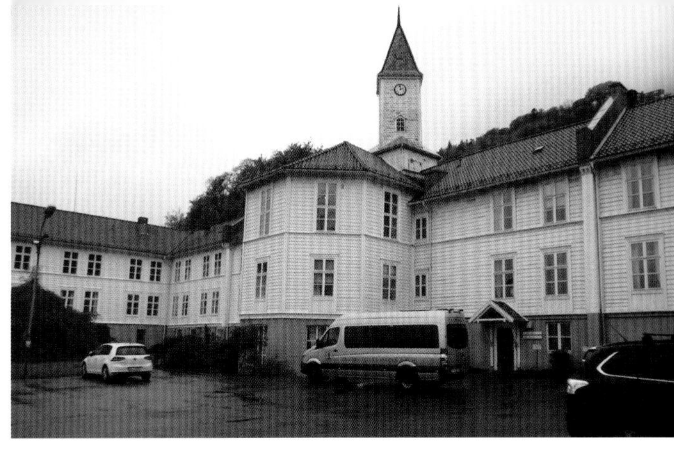
新レプラ病院（現ベルゲン大学リハビリセンター）

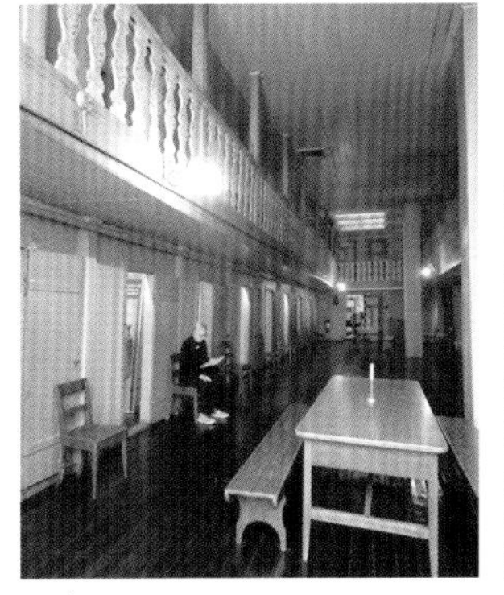
公室

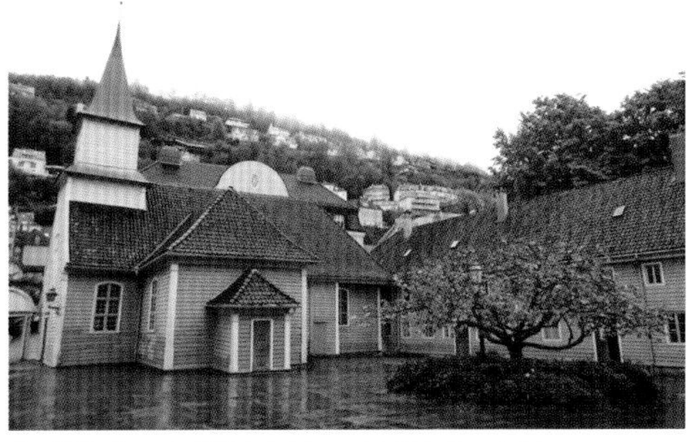
左が教会、右が居室棟　中庭よりのぞむ

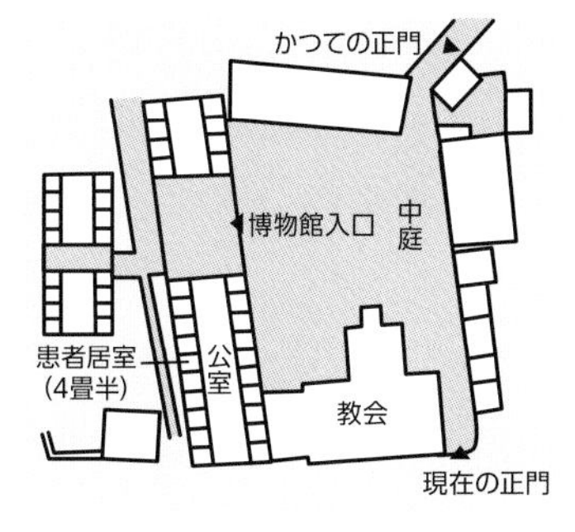

1754年に現存する2階建て、チャペル付きの病棟が建てられた。4畳半相当の狭い個室にシングルベッド2床を入れ、80個室に140名が収容され、相当な過密収容であった。1816年に病院付き牧師J.E.Welhaven（1775-1828）は、この病院の世話不足、予算不足、食糧不足を訴えた報告を公表し、その後、都市ベルゲンと周辺の州から援助金を与えられるようになった。1840年になって初めて、常勤の医師C.W.Boeck（1808-1875）が赴任、翌年、2人目も赴任し、はじめて医療的配慮がレプラ患者に施されるようになった。

1845年にこの病院から東600mの敷地に、47病室280名収容の大規模な新レプラ病院（Lungegaard Hospital）が建てられ、1849年に最初の患者が入院した。ハンセンは、王立フレデリーク大学（現 オスロ大学）医学部を1866年に卒業し、1868年にこの病院に赴任してきた。1873年にらい菌を発見し、翌年公表し、レプラは遺伝病ではなく、感染症であることを示した。1957年にこの病院棟は州立リハビリセンターとなったが、入院していた最後のレプラ患者が亡くなったのは1973年で、その年に病院は廃止された。外観は1845年の建立時のまま、現在はベルゲン大学医学部リハビリセンターとなっている。内庭まで立ち入ることができる。

聖ユルゲンス・ホスピタルは1900年に43名のレプラ患者を収容し、最後の2名が亡くなったのは1946年である。1909年に第2回国際らい会議がハンセンの主催によりベルゲンで開かれ、日本からは北里柴三郎が出席した。この会議でデンマーク人皮膚科医エーレス（E.L.Ehlers,1863-1937）により「日本は文明国であるのにも拘らず、らいに対してはいまだ何らの設備もなく、患者は路傍に徘徊し、外国人の施与により、ようやく露命をつなぐ有様である」と非難された。

（2017年訪問・撮影）

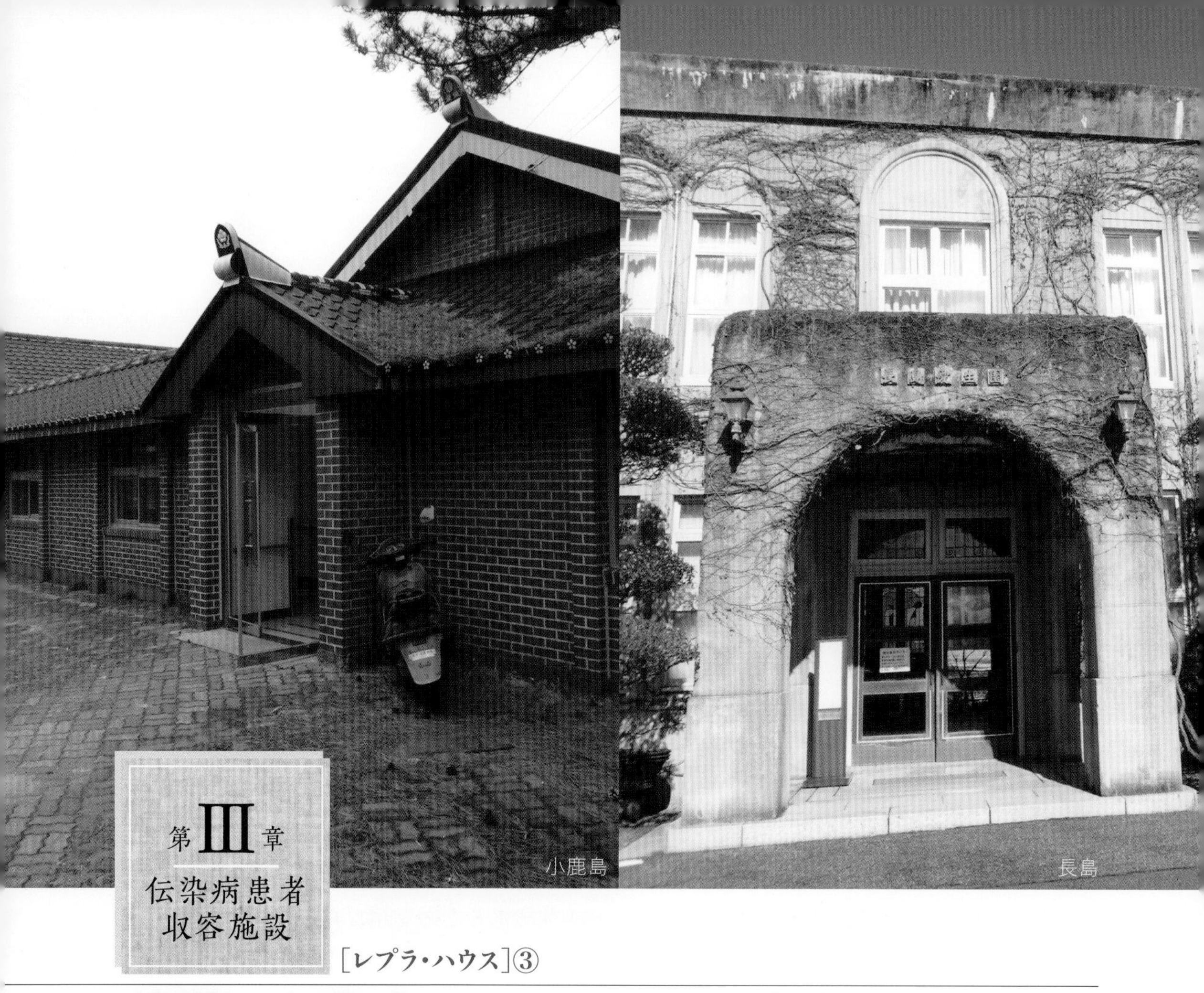

小鹿島　長島

第III章
伝染病患者収容施設

［レプラ・ハウス］③

韓国・小鹿島のハンセン病療養所と日本の長島愛生園

日本では1907（明治40）年に法律「癩予防ニ関スル件」が制定された。全国を五区域に分けて、それぞれに療養所を設立することにして、中国四国地方では高松市庵治沖の離島・大島に最初の療養所「第4区療養所（1941年に大島青松園と改称）」が置かれた。それより先、パリ外国宣教会の神父テストウイードが、静岡県御殿場市に1889（明治22）年に私立のハンセン病療養所を設立した。

日本統治下の朝鮮全羅南道の小鹿島（ソロクド）に、1916年に慈恵医院（この医院は病院の意味）を置いた。慈恵医院は当時、朝鮮の主要都市に置かれ、貧しい朝鮮人を無料で施療したが、

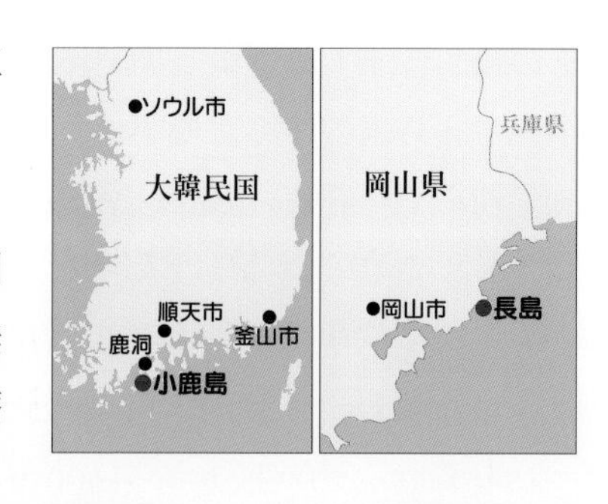

小鹿島の慈恵医院は、ハンセン病患者の隔離と療養を目的とした。現在もハンセン病患者を入院・治療しており、近代的な本館、入所棟や教会が建つ。現在保存されている古い施設は、1935年建設の監禁室と検屍室である。数年前までは断種室もあった。い

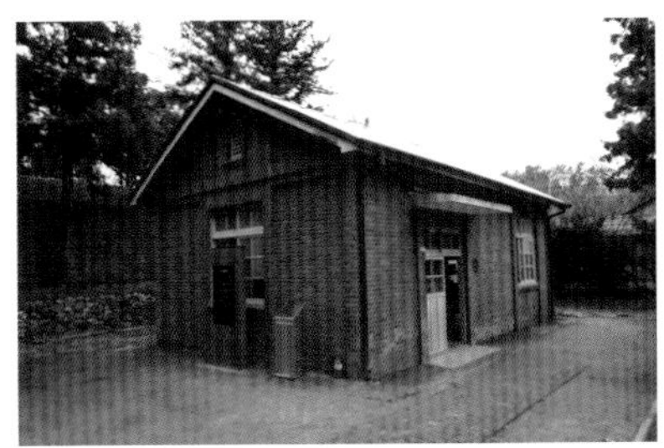

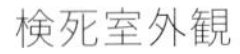

検死室外観

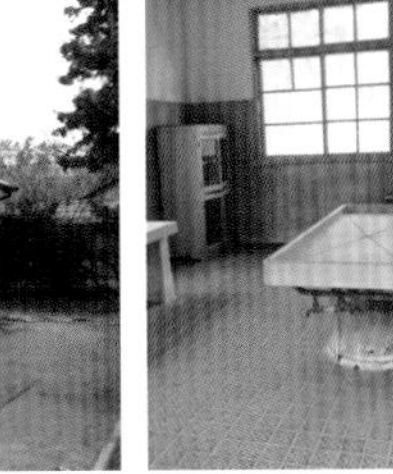

検死室内部

以前の入所者住宅

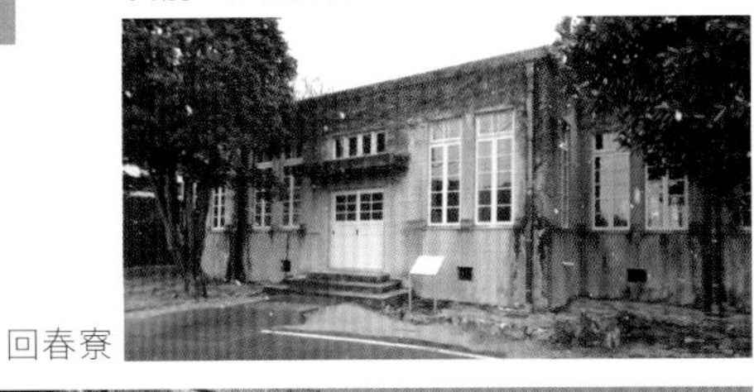

回春寮

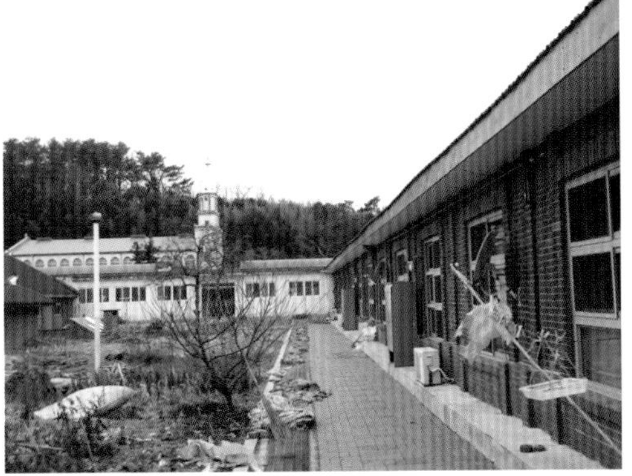

韓国・小鹿島のハンセン病療養所　入所施設
向こうに教会

日本・長島愛生園　旧事務本館（1930年）

ずれも赤煉瓦造りの小独立建造物である。これらの施設は、医療上の必要性から置かれたものではなく、日本人の残虐性を示すものと、現在の韓国人は理解している。

中国四国地方では2番目に、岡山県瀬戸内市邑久町に1930（昭和5）年に長島愛生園が置かれた。大島、小鹿島、長島の施設は、本土から数km離れた小島に置かれ、よく似た雰囲気である。1930年に建てられた事務本館が保存され、歴史館として展示・公開されている。入所当初の患者を収容し各種の検査や入所手続きを行った回春寮と呼ばれる収容所も、海岸の突堤脇に現存する。収容者は狭いながらも家族単位で住宅が与えられ、ムルゾーやベルゲンよりはるかに住宅環境は良好だった。

国が貧しく予算が少なかったので、療養所での生活は貧しく、不便を強いられた。また作業の一部は、軽症患者に委託された。そうした不満に対し、長島愛生園ではハンストなどの穏当な抗議が生じたが、小鹿島では1942（昭和17）年に、朝鮮人入所患者が日本人院長　周防正季（1885－1942）を刺殺する事件が起きた。

1943年には有効な治療薬プロミンが開発されたが、排菌は不可能で、1981年にさらに有効な多剤併用療法が開発され排菌が可能になった。にもかかわらず、日本国の隔離政策は厚生省官吏らの不作為のため、1996年の「らい予防法」の廃止まで続き、ハンセン病患者の解放は6年ほど遅れた。しかし、プロミン開発までは、ハンセン病は不治の病であり、断種が有効とされていた。現在のパラダイムで当時の当局や医師たちを断罪する人たちがいるが、それは時代錯誤のためにする非難である。医科学史においては、その当時の医療水準、学問水準、価値観で、物事を判断・評価しなければならない。　（両施設とも、2017年訪問・撮影）

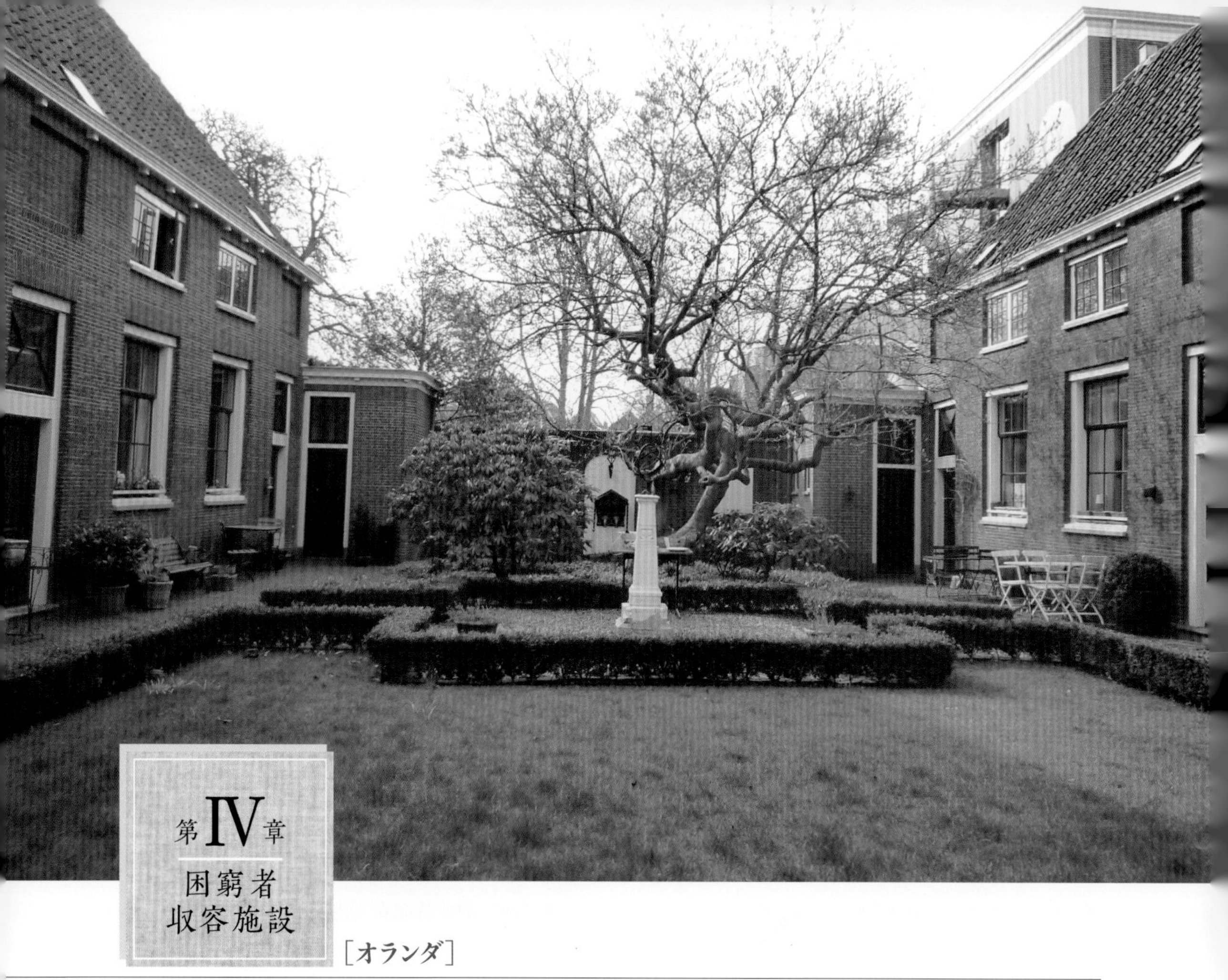

第IV章
困窮者収容施設

［オランダ］

17世紀由来のライデンのホフィエ（Hofje）、小庭のある困窮者収容施設群

ホフィエは、オランダではライデンにもっとも多いが、ハールレム、アムステルダム、ウトレヒト、アルクマール、ハーグ、デルフトなどにもある。それ以外に、ドイツの諸都市にも、同様の施設がある。Hofとは、ドイツ語と同様、オランダ語で庭を意味する。-jeはオランダ語の接尾語で、小さいを意味する。Hofjeで小庭の意味になる。

ライデンはオランダ有数の絵のように美しいホフィエの多い町である。ホフィエは1480年以後設置されはじめ、東西貿易で巨万の富を得たオランダの「黄金の世紀」である17世紀の設置が最も多い。往時、人口5万人のライデンに35カ所ものホフィエがあった。花咲く小庭には井戸、日時計が置かれ、小庭の周辺に、背の低い5軒から17軒の長屋を配し、貧しい老人や病人を無料で収容し、世話をした。設置主は富裕な市民で、しばしばその名称に創設者の姓が冠されている。現在でも10カ所以上のホフィエが、以前の目的通り使用されており、一部は学生下宿になってい

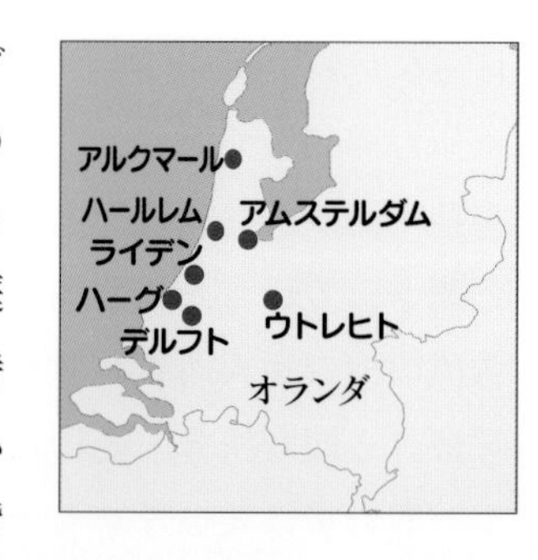

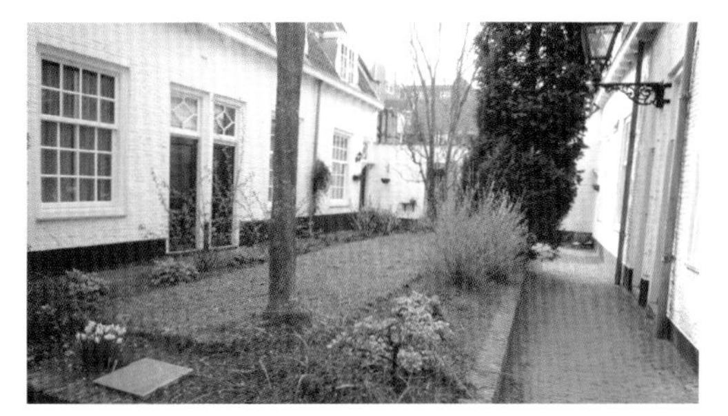

ピータース・ホフ

PIETERS-HOFF.
GESTICT. BY.
PIETER GERRITSZ
VANDER SPECK.
ANº M.DCXLV.

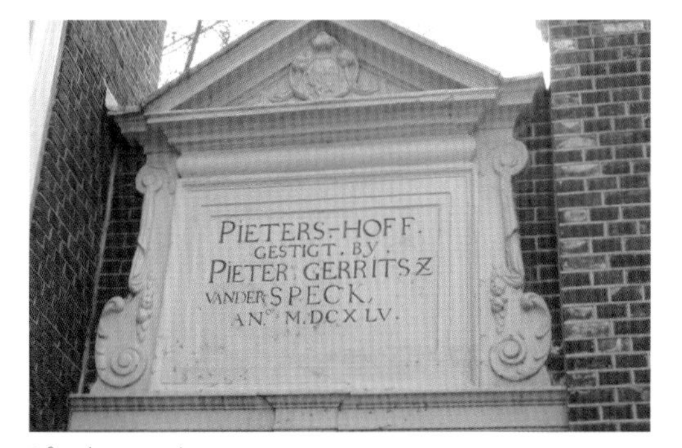

ピータース・ホフ

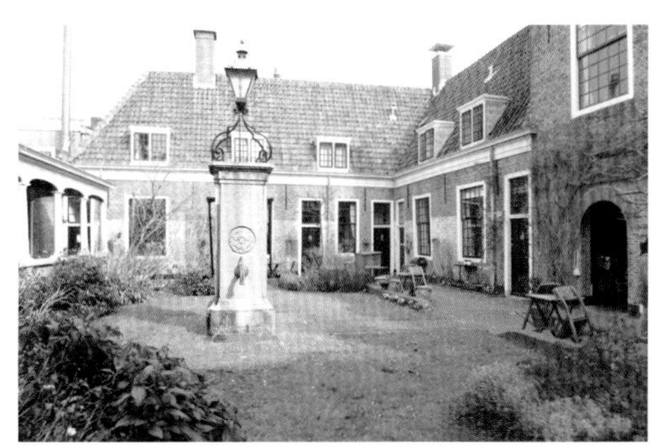

ロリダンス・ホフィエ

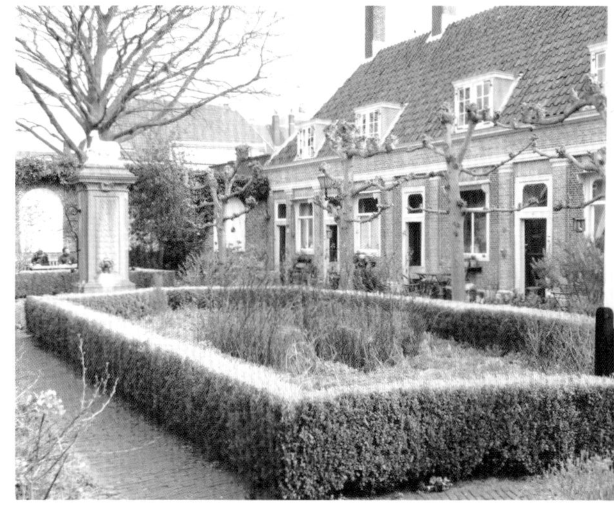

エファ・アプ・ホーヘフェーン・ホフィエ

エファ・アプ・ホーヘフェーン・ホフィエ

る。日中の明るい時間なら、誰でも小庭まで立ち入ることが許されている。ライデンの町を散策しているとき、門の上に歴史がありそうな説明文のレリーフを見たら、その多くがホフィエの門と看做して間違いないだろう。門をそっと開け、静かに小庭を見学しよう。

ライデンで現在も見学可能なホフィエのいくつかの例を示す。1650年に創設されたエファ・アプ・ホーヘフェーン・ホフィエ（Eva ab Hoogeveen hofje）は、Doelensteg7番地にあり、井戸と庭があり、長屋12軒に、今でも老人を収容している。筆者訪問時、二人の老人が庭で日向ぼっこをしていた。Kloksteeg21番地にある1656年にPieter Loridanにより創設されたロリダンス・ホフィエ（Loridans hofje）も小庭の中心部に井戸があり、周囲に背の低い長屋12軒を配している。Pieterskerkhof42番地にある1645年に創設されたピータース・ホフ（Pieters-Hoff.）、別名ファン・デル・スペック・ホフィエ（van der Speck Hofje）の創設者は、ピーター・ゲリッツ・ファン・デル・スペック（Pieter Gerritz van der Speck）である。長方形の小庭の周囲に、背の低い長屋8軒が建っている。

（2013年訪問・撮影）

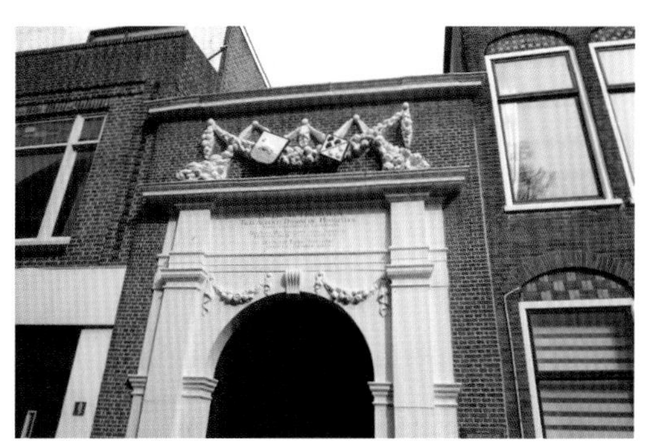

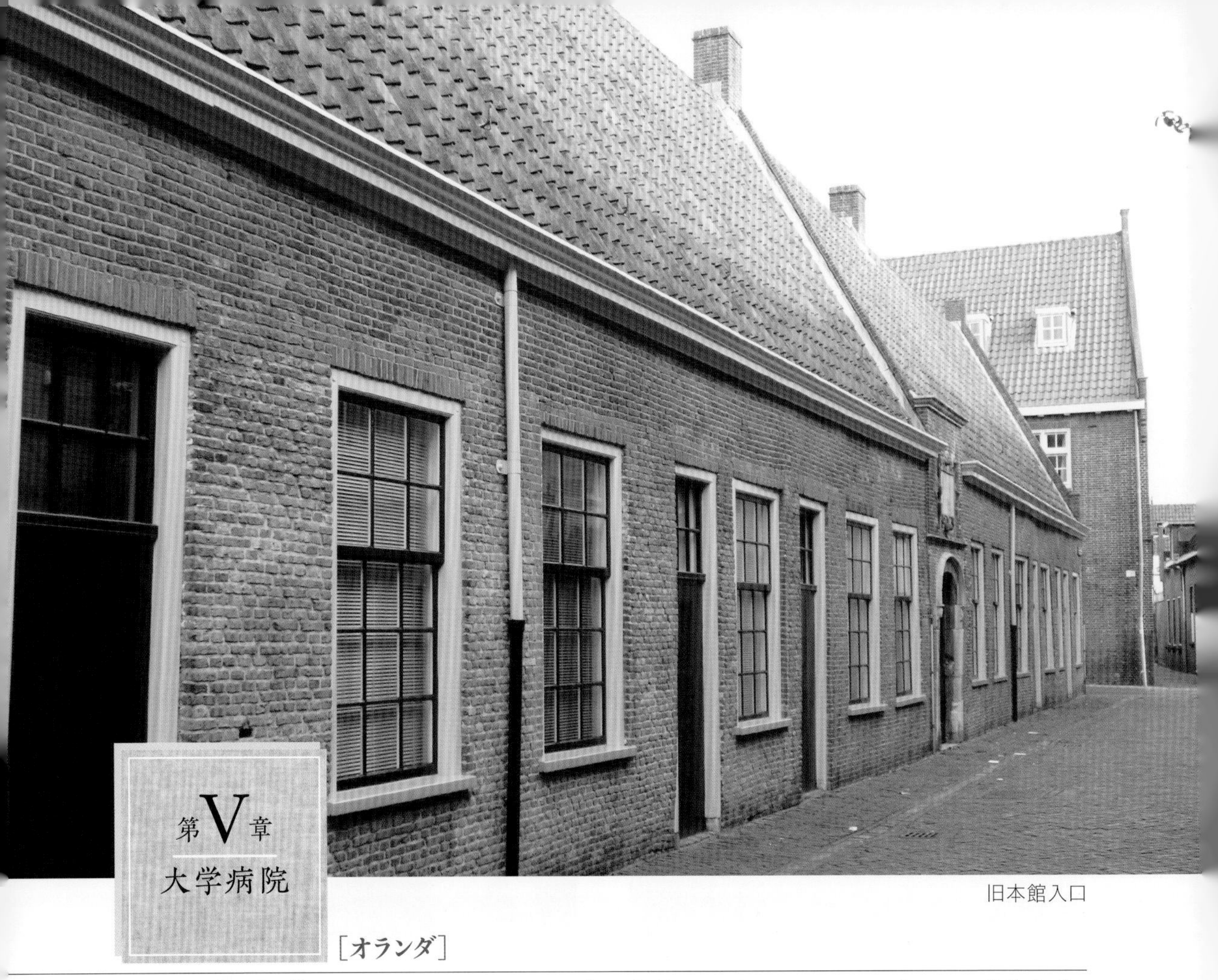

旧本館入口

第V章
大学病院

［オランダ］

1636年にベッド・サイド・ティーチングが開始された聖セシリア病院

医学生を病室の患者の前に連れて行き、教授が患者を診察しながら医学生に授業をするベッド・サイド・ティーチングは、現在、臨床医学教育の根幹である。プロテスタント国家オランダ共和国の実質上の成立は1575年頃（旧宗主国、カトリックのスペインが公認したのは1648年）であるが、オランダ最古のライデン（Leiden）大学は、独立と共に、1575年に開学した。

ベッド・サイド・ティーチングは、1543年にイタリアのパドヴァ大学で、最初にダ・モンテが始めたが、この試みについては、その後、続く者がいなかった。1598年にライデン市当局はセシリア修道院を改装して、ペストなどの伝染病や狂人のための病室を増築した。ウトレヒトに大学が新設されたので、医学教育の差別化のために、ライデン大学医学部では1636年にベッド・サイド・ティーチングを開始することとした。市当局は聖セシリア病院の男女各1室、計2室の12床を大学に有償貸与し、医学教育に利用して良いとの許可を与えた。

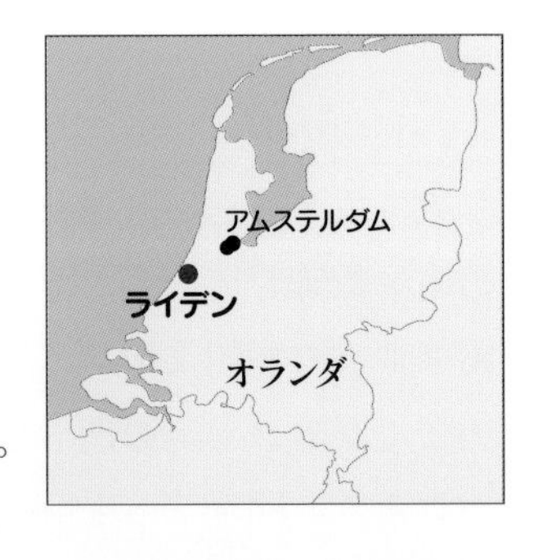

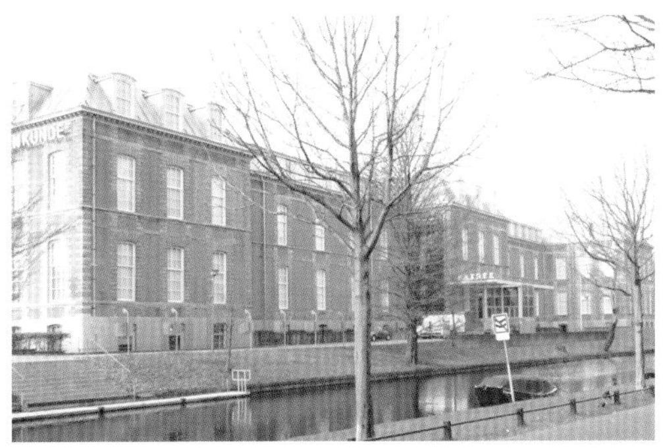

19世紀建造のライデン大学病院
（現 国立民族学博物館）

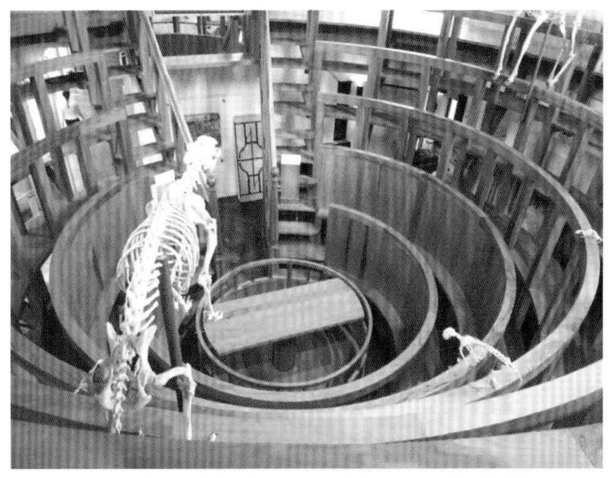

ブールハーヴェ博物館内に再現された解剖講堂

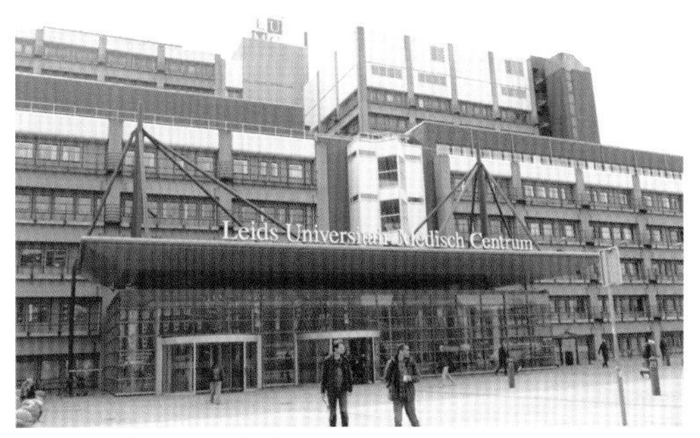

現 ライデン大学病院

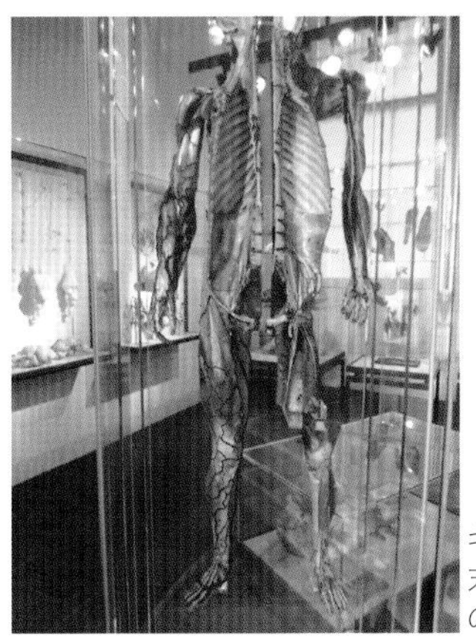

キュンストレーキ（幕末の長崎の医学校のものと同型）

内科学のエバルト・スクレベリウス教授（1575-1647）は、学生に自分たちだけで患者を診療させ、討論させた。さらに最大限の注意を払って、症状と徴候を観察するように指導した。それまでは貧困者の収容施設であったので、医療器具はほとんど備えられていなかったが、臨床教育の開始後は医療器具も整えられた。下剤使用、瀉血、切開、外科的処置なども、町外科医（都市政府が認定した公職）が指導し、また町薬剤師（都市政府が認定した公職）は薬の処方を医学生に指導した。1636年から1641年までの症例記録30例が現存している。ほとんどの患者は30歳以下で、4例が治癒、26例が死亡した。

聖セシリア病院は現在、ライデン大学史上最も偉大な臨床医学者ブールハーヴェ教授（1668－1738）の名にちなんで、ブールハーヴェ博物館、すなわち国立科学史医学史博物館（月曜日休館）となっている。1593年にライデン大学に作られ、1822年に取り壊された解剖講堂が再現されている他、幕末の長崎や日本各地の蘭学系の医学校で使われたキュンストレーキ（分解できる紙糊製の解剖模型）が展示されている。写真は長崎体と同じものである。

聖セシリア病院は窓の小さな建物であったが、19世紀になると町の外壁の役割をする堀のすぐ内側に200床の大規模な大学病院（現 国立民族学博物館）が新設された。窓が大きく、日照や外気を取り入れる工夫がなされた。1970年代には駅の北側に近代的な大学病院が建てられ、現在に至る。

（2013年訪問・撮影）

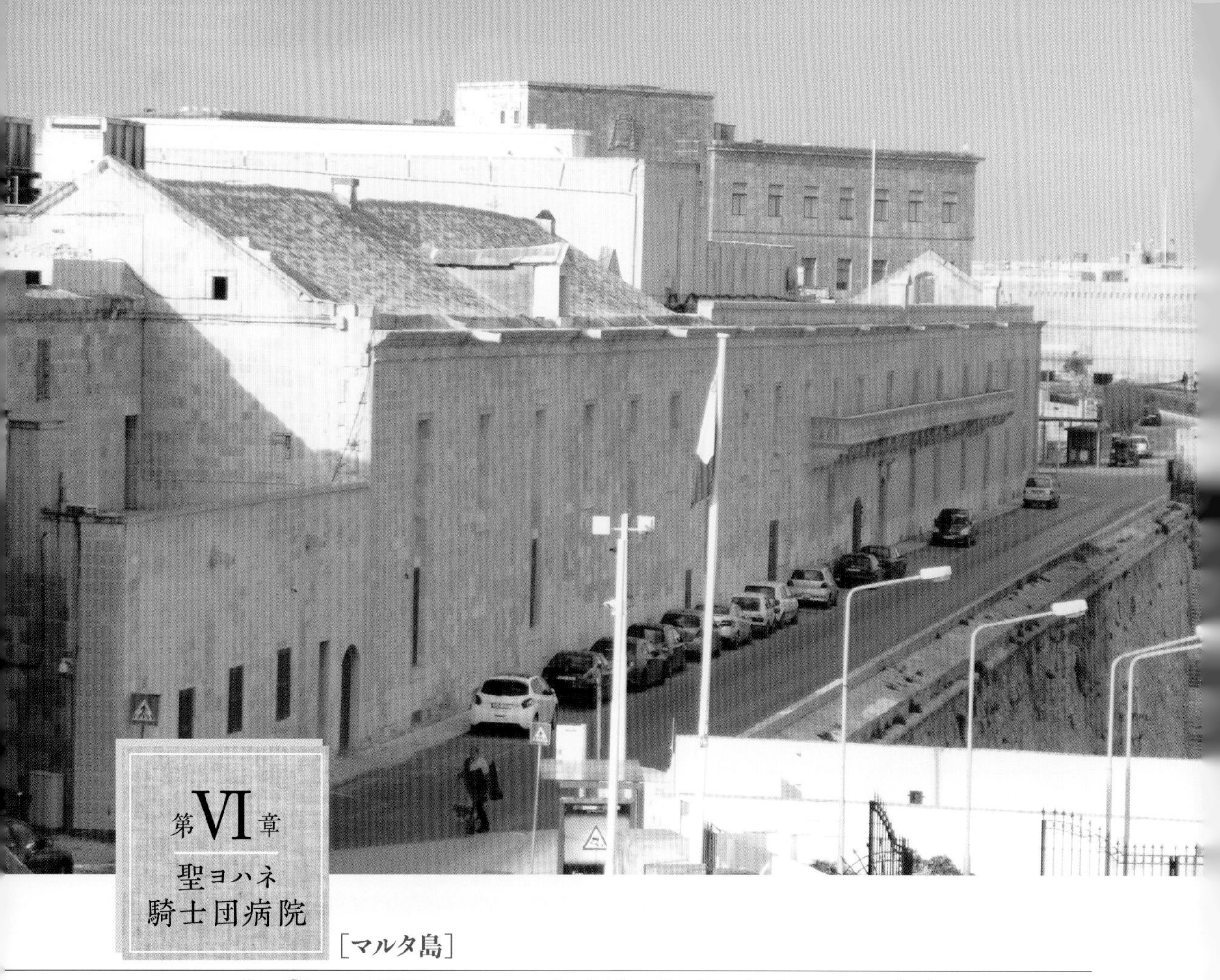

第VI章
聖ヨハネ
騎士団病院

［マルタ島］

マルタ島の聖ヨハネ騎士団ホスピタル

十字軍は、1096年から1272年までの間に、聖地エルサレムをイスラム教徒から奪還するために、9回にわたり、西欧から派遣された、武装したキリスト教徒からなる軍隊である。その中に、病院騎士団として知られる聖ヨハネ騎士団があった。彼らは傷病者の治療、貧困者の世話、聖地を訪れる巡礼者の保護を目的として、軍事侵略に先駆けて、エルサレムで11世紀前半に、ホスピタルを設立した。またエルサレムに至る巡礼路の地中海東岸、地中海の島々にホスピタルを建設した。

十字軍運動終焉後もキプロス島、後にロードス島に、聖ヨハネ騎士団ホスピタルは置かれた。オスマン・トルコ軍の攻撃により、聖ヨハネ騎士団は1523年にロードス島から駆逐された。1530年にマルタ島に安住の地を見出し、最初はビルグ（Birgu）地区にホスピタルを建てた。騎士団長ド・ラ・カシエール（J.L.de la Cassiere）は、1575年にヴァレッタ（Valletta）の港の入口を見下ろす現

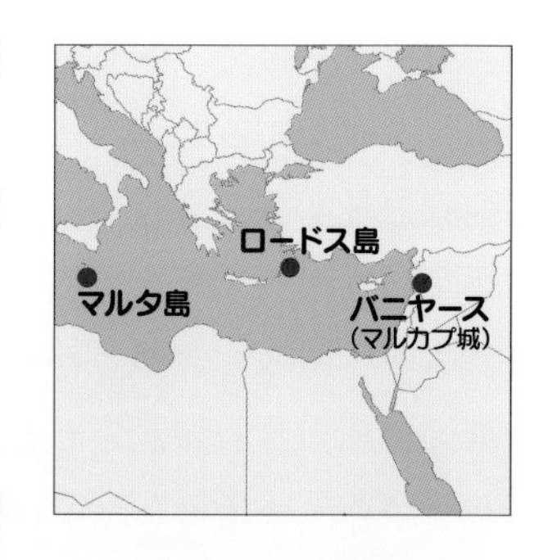

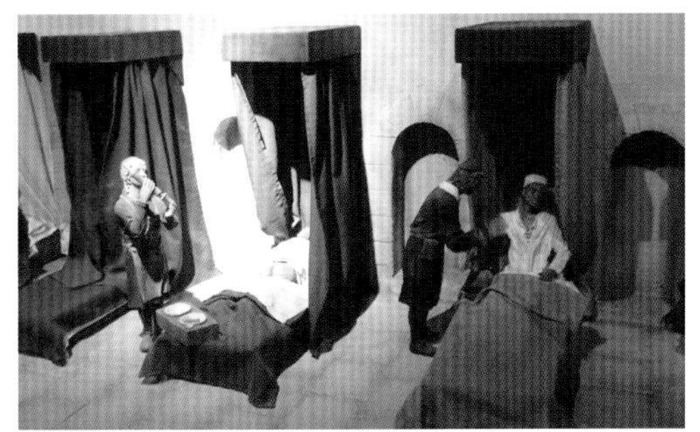

病室ミニチュア模型

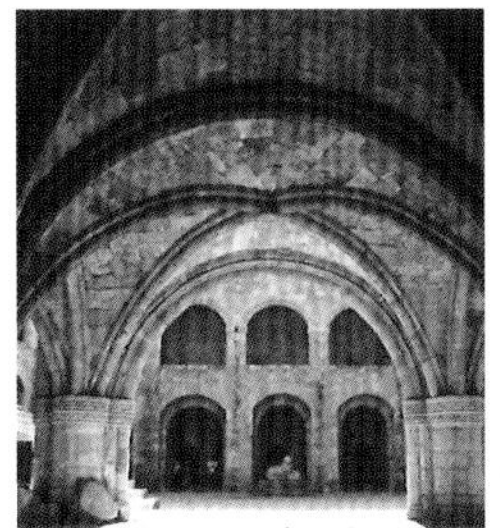

ロードス島のホスピタル

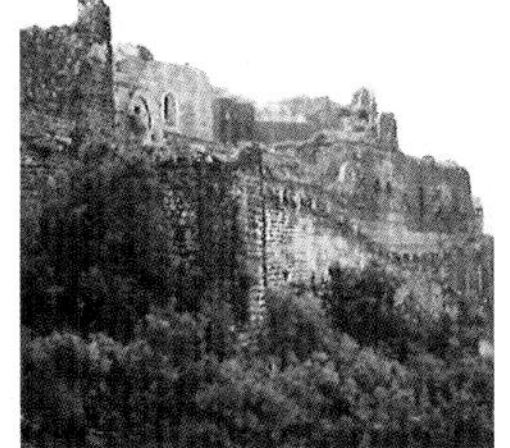

マルカブ城址（シリア）

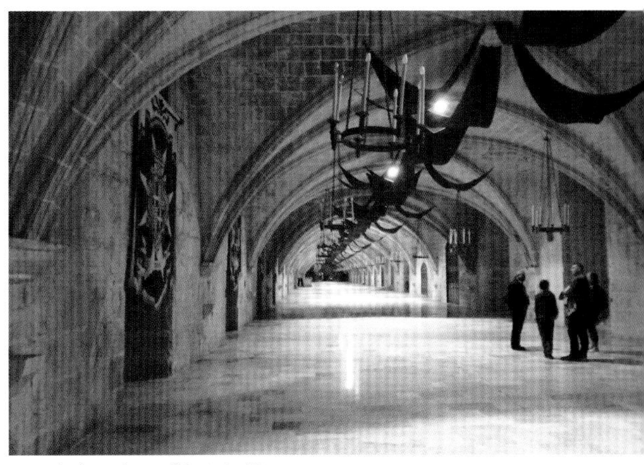

マルタ島のホスピタル内部

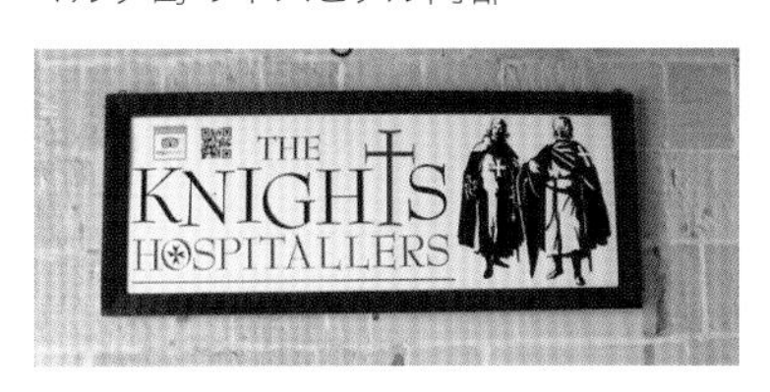

在の場所（Mediterranean Street）に、聖病室（Sacra Infermeria）という名で知られる大規模な石造のホスピタルを建てた。船から直接、病人やけが人を担送できるように、海岸沿いの敷地が選ばれた。1798年のフランス軍のマルタ侵略まで、聖ヨハネ騎士団ホスピタルとして、1800年から第一次世界大戦まで、英軍駐屯地病院として利用された。なおマルタは1814年にイギリス領となる。第二次世界大戦中の1942年にイタリア軍が空爆し、この建物は大破したが、1979年に昔どおりに再建され、地中海カンファレンス・センターとして利用されている。その地下は聖ヨハネ騎士団員博物館（The knights hospitallers、無休）として、公開されている。

海岸沿いの横幅が長い、200m以上にも及ぶ主建物が病室として利用され、1階と地下1階に大病室が置かれたが、各300名の患者を収容した。騎士以外にカトリック教徒でないマルタ人や奴隷も入院した。現在、1階と地下1階の大病室はカンファレンス・センター会場として利用され、地下2階が病院史展示場となっている。槍で怪我をした実物大の騎士像、病室に収容された患者と医師、看病人がミニチュア像として展示されている。地下3階には多数の小部屋があり、伝染病患者の隔離病棟として、利用された。

14世紀初めから1523年まで聖ヨハネ騎士団ホスピタルとして利用されたロードス島（ギリシャ）のロードス・タウン旧市街の石造建物も現存し、見学可能であるが、内部に病院復元展示はない。1995年に訪問見学した。

シリアの地中海東岸バニヤースの南6kmの海抜500mの山の上に、聖ヨハネ騎士団のホスピタルとしても利用されたマルカブ（Marqab）城址がある。1186年から1285年まで機能した。2003年に訪問見学したが、荒城であった。内戦のため、現状は不明である。

（マルタ島2014年訪問・撮影、ロードス島1995年訪問・撮影、マルカブ城址2003年訪問・撮影）

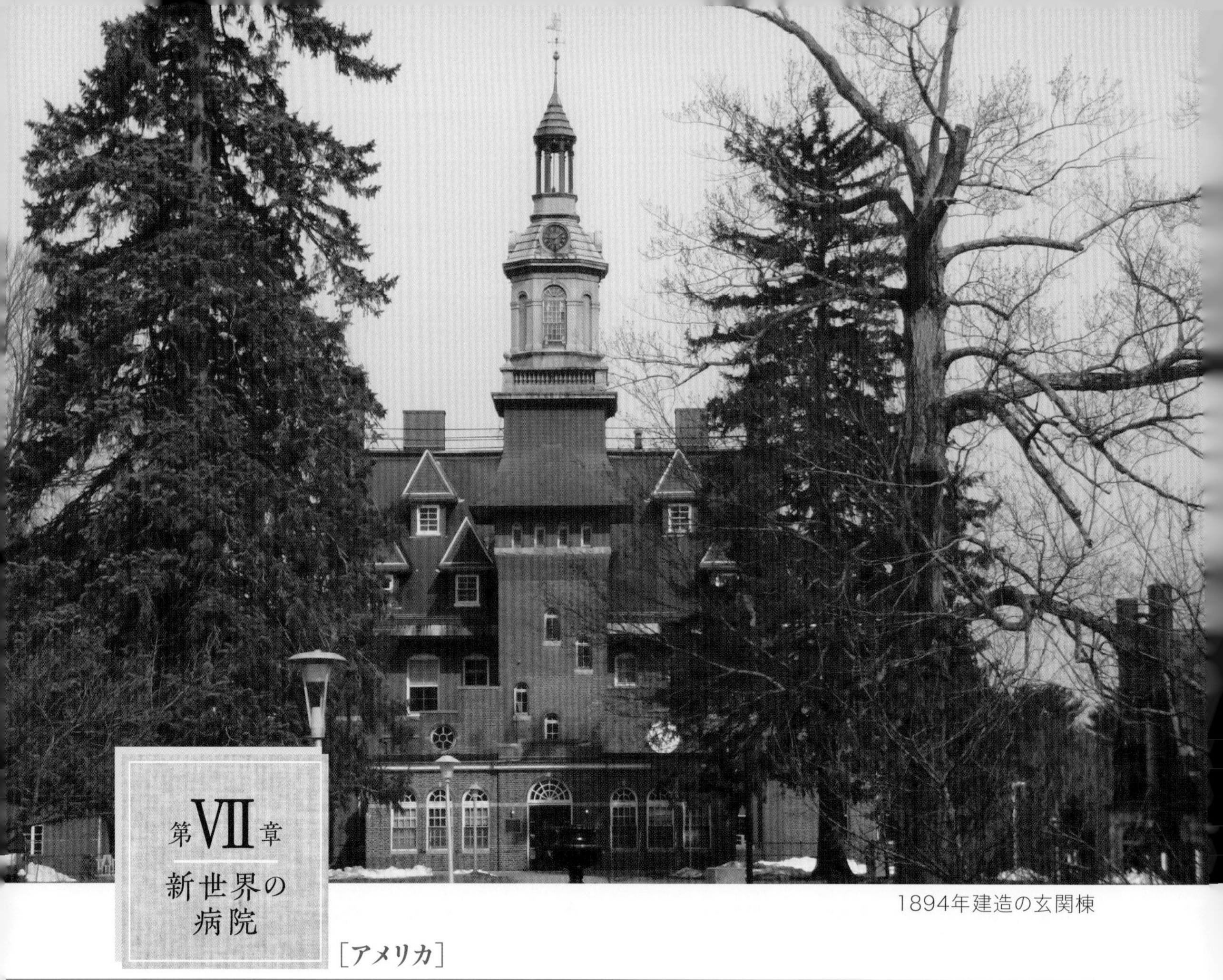
1894年建造の玄関棟

第VII章
新世界の病院

［アメリカ］

1854年に開院したボストン郊外のトゥックスベリー病院

アメリカ合衆国東北部ニューイングランド地方マサチューセッツ州　ボストン北駅から、1時間に1本のLowell線のコミューター列車に乗り、30分で無人駅Wilmingtonに到着する。到着時刻に合わせ、駅前駐車場内のバス停に、Kennedyセンター行きかLowell行きのバスが来る。田舎道を15分走ると、トゥックスベリー病院（Tewksbury Hospital）に到着する。広大な敷地の中心部の新本館近くのバス停まで連れて行ってくれる。

その所在地地名を冠するトゥックスベリー病院は、マサチューセッツ州立病院の別名を持つが、1854年5月1日に、1km平米の広大な牧場の敷地の中に、トゥックスベリー救貧院（almshouse）として開院した。マサチューセッツ州内に、同時に3施設創設された州立救貧院の1つである。Isaac H.Meserveが初代監督に任命され、入所した貧者数は、当初は500名で、1880年代には、夏期800名、冬期1200名に達した。19世紀中の最も

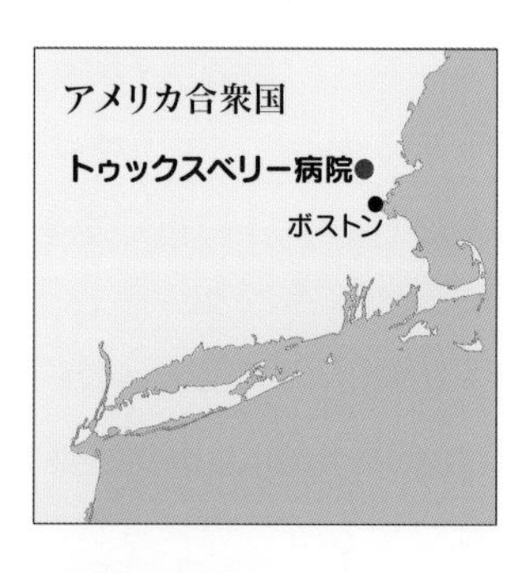

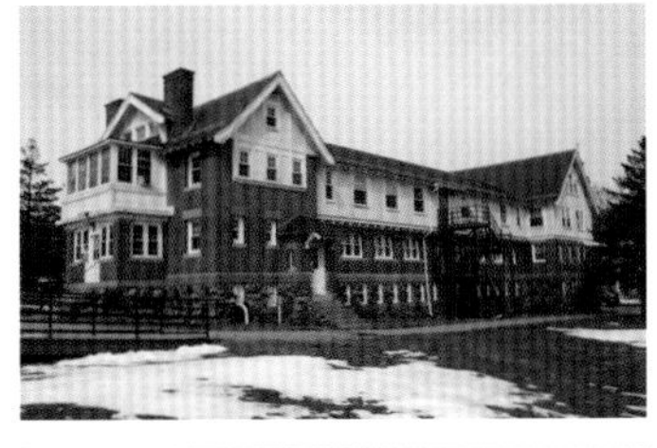
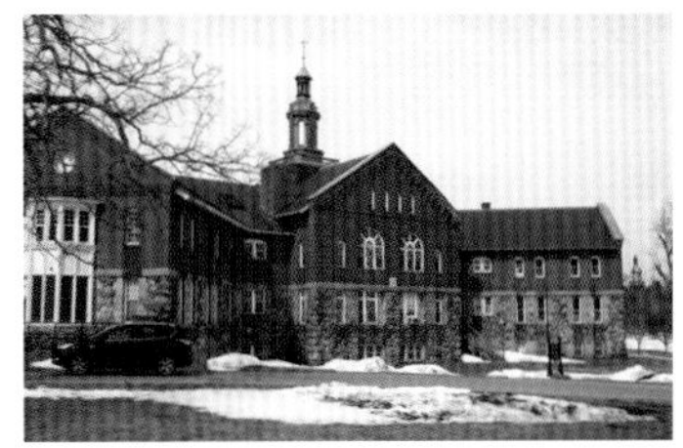
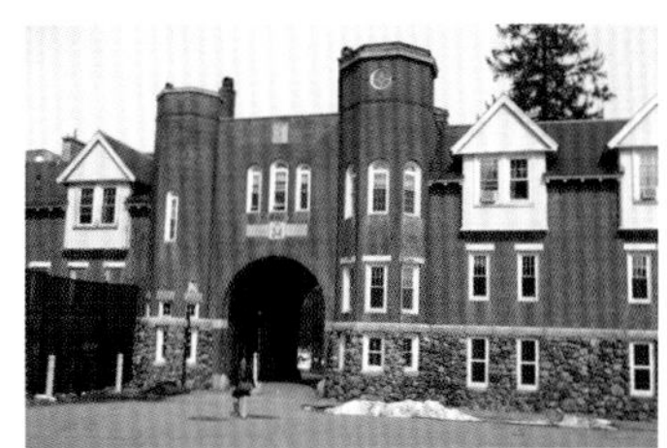
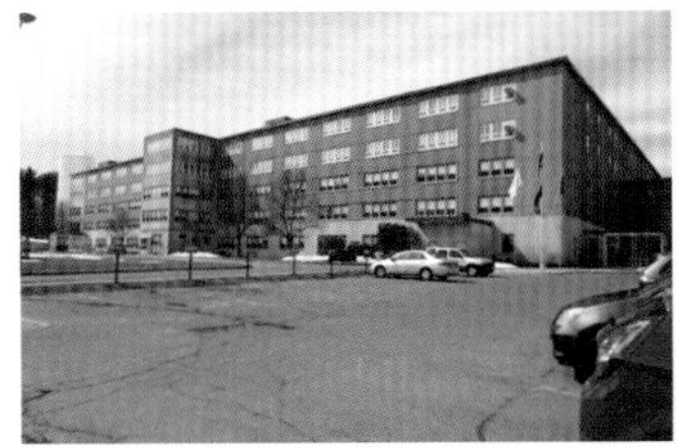
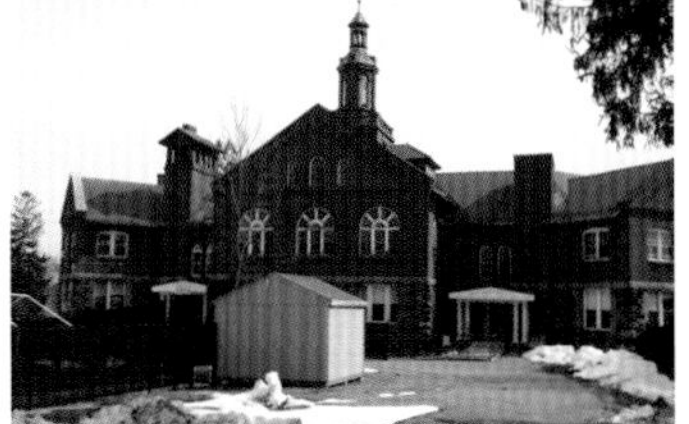
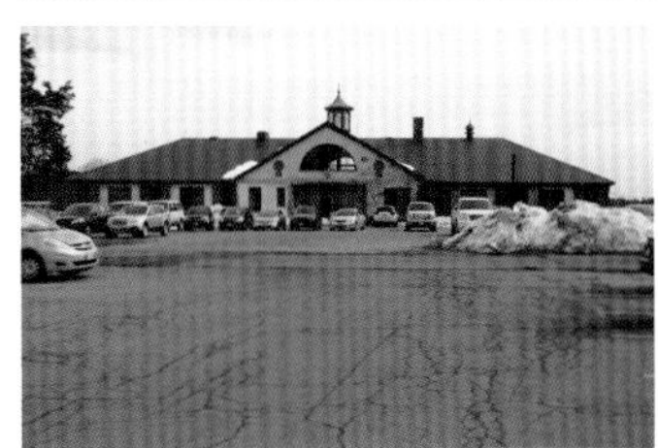

新本館

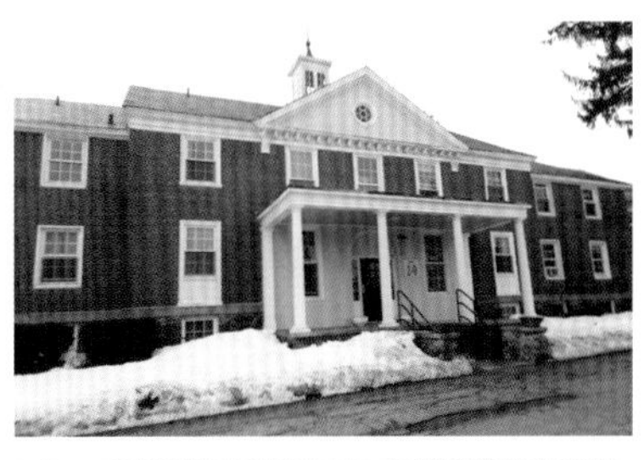
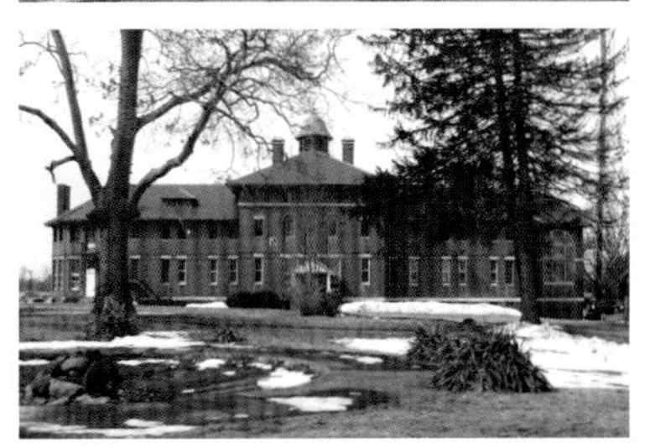

有名な入所者は、アン・サリヴァン（Anne Sullivan, 1866 -1936）で、彼女は後に、視覚聴覚重複障碍者　ヘレン・ケラー（1880－1968）の家庭教師となり、「奇跡の人」と称賛された。母に死なれ、父に捨てられたサリヴァンは、1876年から4年間、この救貧院で世話を受けた。トラコーマにより失明した彼女は、手術によって、ある程度、視力を回復した。病棟の一つが、現在Ms.Sullivan棟と呼ばれている。

トゥックスベリー州立救貧院は、1900年にはマサチューセッツ州立病院と改称し、機能を変え、伝染病院となった。結核患者、天然痘患者、性病患者、チフス患者を入院治療した。そのためには広大な敷地の中に点在する病棟配置は便利であっただろう。現存する最古の病棟は、1894年に建造された玄関棟（左頁写真）で、1930年頃までに、塔を持ついくつもの木造の独立した病棟が建てられた。これらは1994年に、歴史的建造物群として、一括、国家登録された。

伝染病患者の減少により、1992年には近隣のDanversの州立病院にあった精神病棟が、トゥックスベリーに戻ってきた。すなわち、1992年以後、トゥックスベリー病院は再び機能を変え、精神病院となった。トゥックスベリー病院の病棟群の中央に、唯一、戦後建てられた巨大な5階建ての新本館があり、現在の病床数は370床である。病院の敷地には、病棟名を示した見取り図看板がなく、各独立病棟群は閉鎖的で、入院患者は緑地まで出て来ていない。外来訪問者は新本館入口ロビーまでの立ち入りしかできない。現在の入院患者の多くは、精神病系疾患患者であると思われる。

（2018年訪問・撮影）

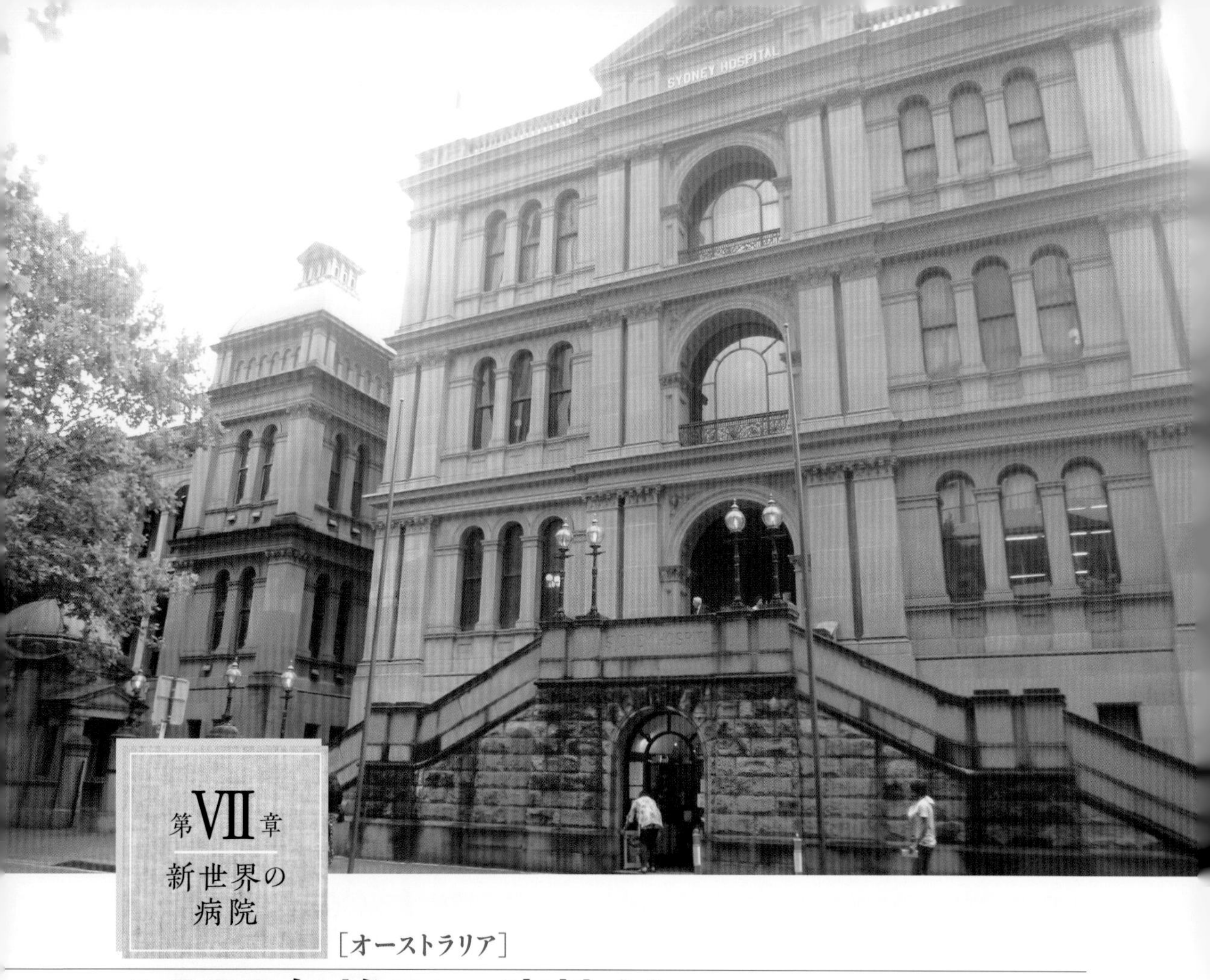

第VII章
新世界の病院

［オーストラリア］

1880年竣工の病棟が現在も利用されているシドニー病院

1770年にキャプテン・クックがオーストラリア・シドニーのボタニー湾（現在のシドニー国際空港の場所）に上陸し、英国領有宣言を行った。1788年に最初の船団が736名の兵士、囚人、船員を乗せて到着し、その船団に海軍軍医（後の軍医総監）ジョーン・ホワイト（John White,1756頃－1832）が乗っていた。ホワイトは4人の助手と共に、彼らのためのテント病院をジョージ通りに建てた。1793年に最初の英国民移民団が到着した。

1811年にテント病院は、現在地のマクアリー通り（Macquarie Street）に移転し、1816年にシドニー診療所・薬局として開院した。この診療所・薬局が、1881年にシドニー病院に発展した。オーストラリア最古の病院である。ラム酒独占輸入の利益で建てられたので、当時から現在まで、Rum病院の愛称で呼ばれている。

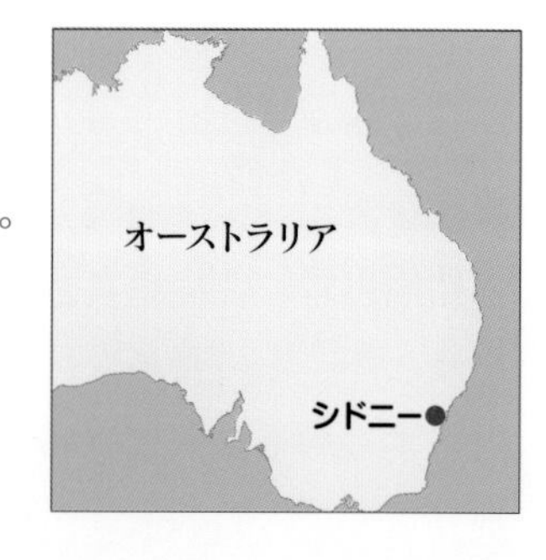

ロンドンの聖トーマス病院ナイチンゲール看護学校を卒業したばかりのイギリス人看護師ルーシー・オスバーン（Lucy

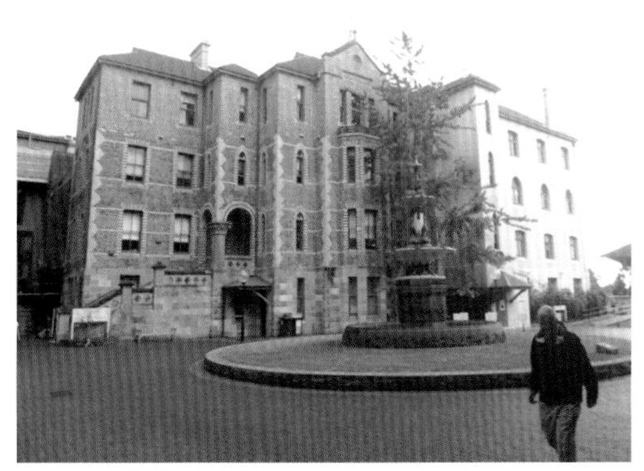
ナイチンゲール棟

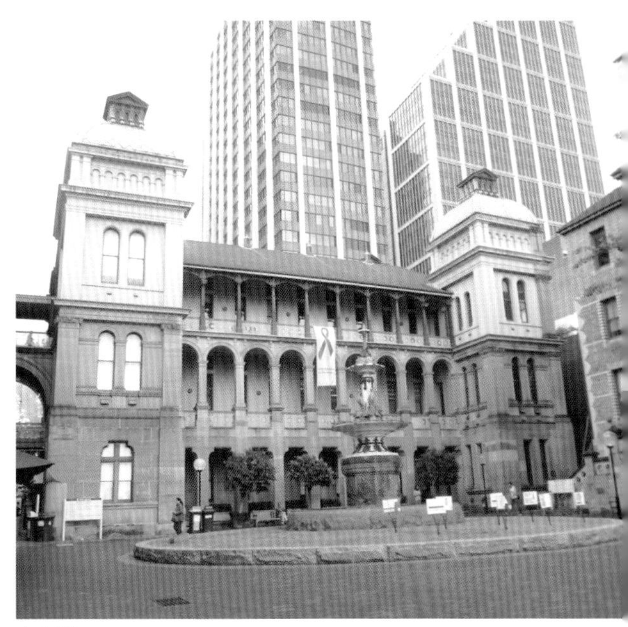
中央棟

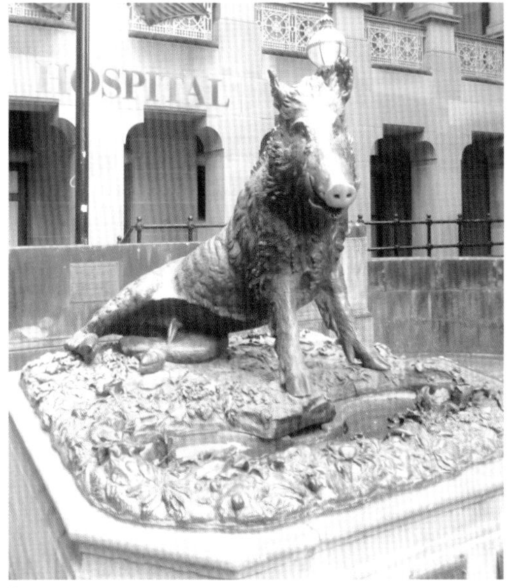

「イタリアのイノシシ」

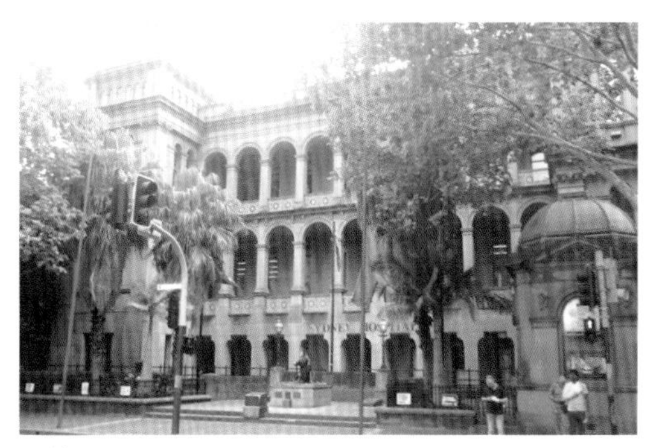
北棟

Osburn,1836-1891）が、1868年に新築された復興ゴシック調のナイチンゲール棟で、オーストラリア最初の看護教育を開始した。現在、ナイチンゲール棟にナイチンゲール博物館（水曜日のみ開館）が置かれているのは、そのためである。

建築家トーマス・ローウェ（Thomas Rowe、1829-1899）は、設計建築コンペに勝ち抜き、1880年に砂岩製の古典的ビクトリア復興調の3病棟と2入口をマクアリー通りに面して、完成させ、これは現存している。北（州議事堂側）より北棟、Admin棟、南棟である。1894年には、敷地奥に本館が建てられた。現在のシドニー病院の過半の建物は19世紀中に完成した。建物内部は近代的に改修されて、利用されている。1909年にはシドニー大学医学部の教育病院になった。1882年に別の場所に創設されたシドニー眼科病院は、1996年にシドニー病院と合併し、この建物内に移転、現在は「シドニー病院・シドニー眼科病院」と呼ばれ、その病床数は113である。

イタリア人彫刻家Pietro Racca（1577-1640）刻の「イタリアのイノシシ」の複製青銅像が1968年に寄贈され、病院中庭に建っている。

（2015年訪問・撮影）

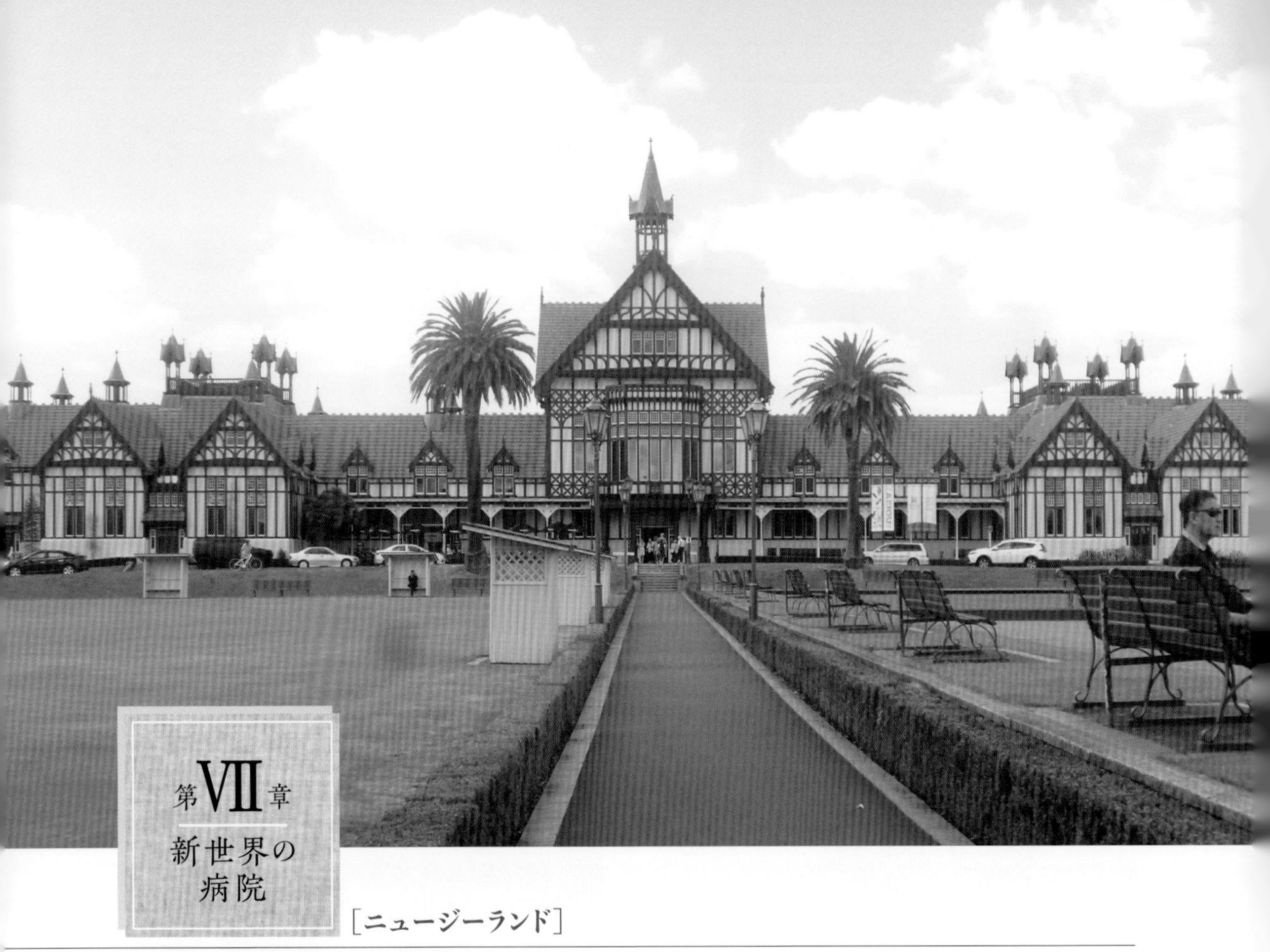

第VII章
新世界の病院

［ニュージーランド］

1908年に建てられた ロトルアのバス・ハウス（温泉病院）

ニュージーランド北島の中央東部にある面積80平方km弱のロトルア（Rotorua）湖は、活火山の噴火口湖で、その南岸に人口6万人のロトルアの町がある。別府温泉の地獄にも似たテ・プイア（Te Puia）が目玉の観光地で、硫黄臭を漂わせる、間欠温泉が噴き出ている。ロトルア温泉は硫黄泉で、多数あるホテル・モーテルの多くは、内湯を持っている。

このロトルアにニュージーランド政府は、ヨーロッパの温泉施設にならって、バス・ハウス（温泉病院）を建てた。1906年に着工し、1908年に竣工した。チューダー様式の大建造物である。現在はバス・ハウスの歴史、噴火の歴史、原住民マオリ人の歴史、現代美術などを展示するロトルア博物館（無休）になっているが、ロビーや温泉治療施設部分は、バス・ハウス開館時の様子を復元している。

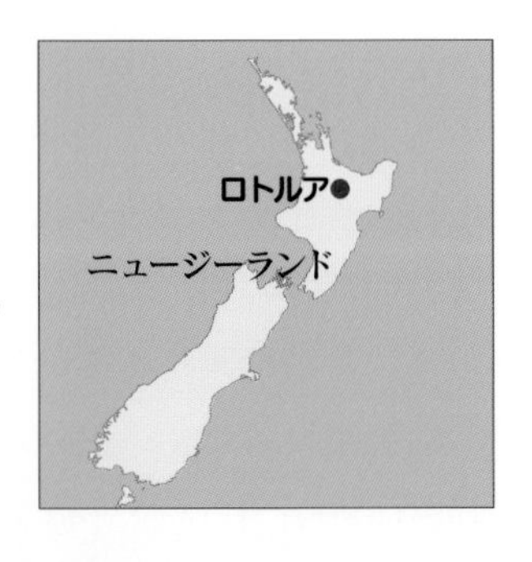

装飾の柱の木掘りが美しいバス・ハウス時代からの大きな木製デスクのあるフロントで、入場料を払い入館する。1階の左後部

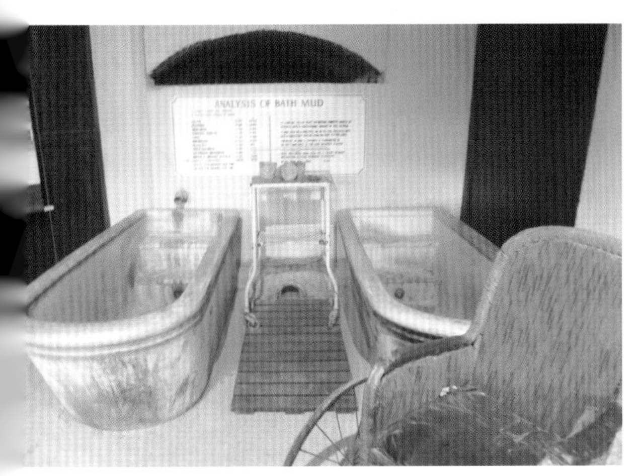

バス

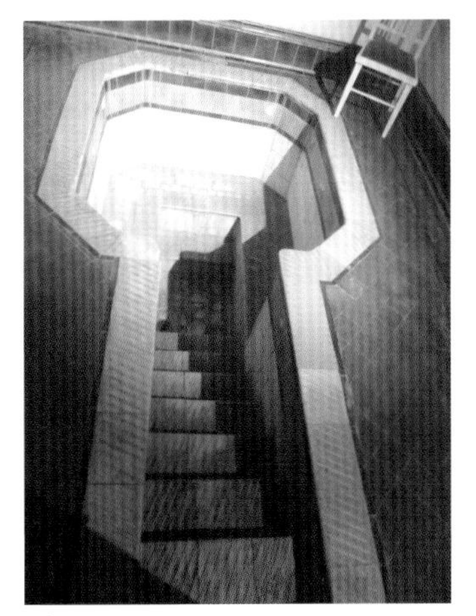

バス

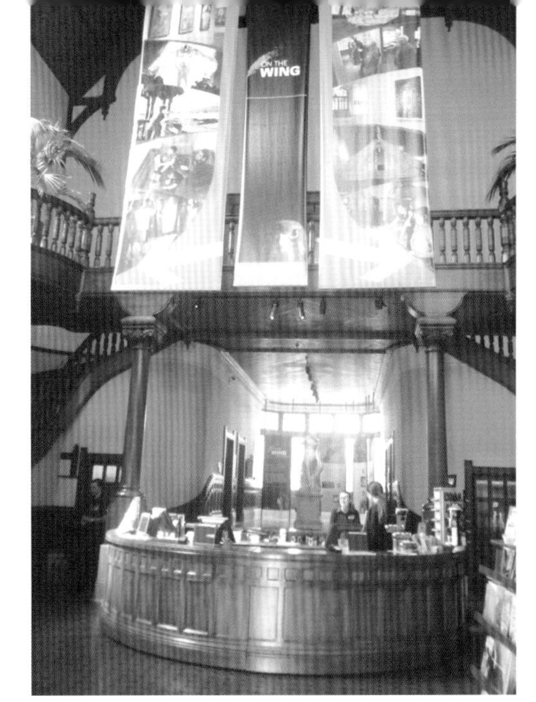

フロント

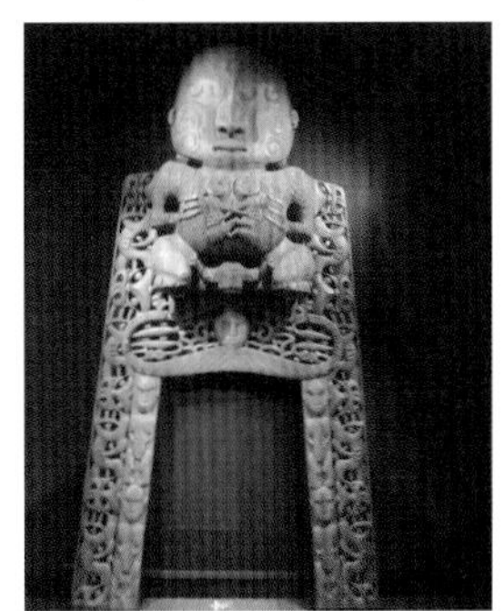

マオリ人美術

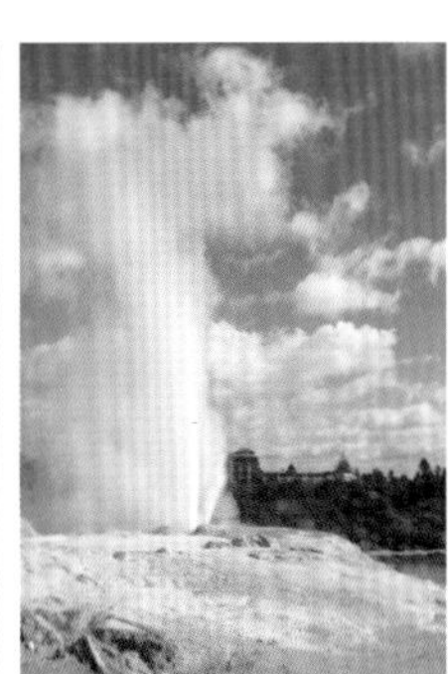

テ･プイア

の部屋には、かつての個室シャワー、浴場と病室を復元し、かつての温泉治療風景を再現している。当時、常勤の医師と看護師が勤務し、レントゲン撮影装置やバイブレーターを備え、ミネラル泥風呂、アルカリ温泉などで、呼吸器疾患、皮膚病、関節炎、リウマチ、痛風、腰痛、坐骨神経痛までも改善させたという。中には奇妙な治療法、例えば電気風呂もあった。世界中から湯治客が押し寄せた。また第一次大戦後は、傷病兵のリハビリ病院としても機能したが、第二次大戦後に廃れ、1966年に廃業した。チューダー・タワーと呼ばれるナイトクラブとして利用されたが、1980年代に博物館に変身した。

左手廊下横の小劇場では、多数の人々が死傷したロトルアの噴火史を、再現シーンも含め上映している。「ロトルアの歴史と伝説」と題した20分間の映画である。音声が日本語版のものも上映されており、理解しやすいが、翻訳・読み上げ共に、稚拙で、素人レベルであるのは、残念だ。左手廊下の突き当たりから地下への階段を下りると、個室や浴室へ配湯した給水管が、復元され展示されている。屋上に上がると、美しいロトルア湖とバス・ハウス前の広大なガバメント・ガーデンが鳥瞰できる。1階右手は、原住民マオリ人に関する展示、現代美術が展示されている。

(2016年訪問・撮影)

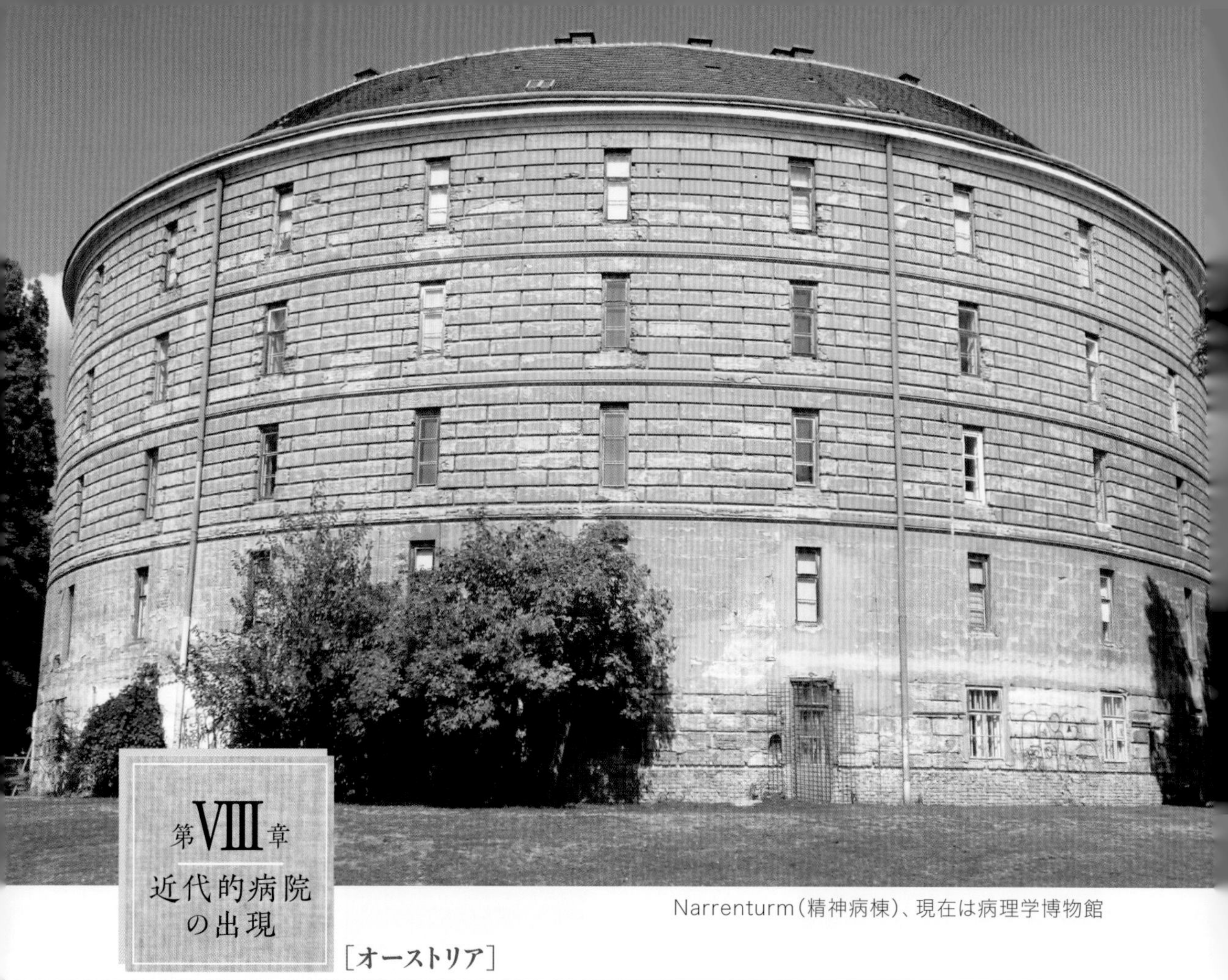

Narrenturm（精神病棟）、現在は病理学博物館

第VIII章
近代的病院の出現

［オーストリア］

近代的病院の始まり、ウイーンのアルゲマイネス・クランケンハウス

マリア・テレジアの息子で、マリー・アントワネットの兄　ヨーゼフ2世（Joseph II ,1741－1790）は、1765年から1790年まで神聖ローマ皇帝を務めた。ウイーンに1784年に最初の近代的病院と言われるアルゲマイネス・クランケンハウス（Allgemeines Krankenhaus,　略称AKH）を、1785年にヨセフィーヌム（Josephinum）との愛称を持つウイーン陸軍病院を創設した。どちらも建物は現存し、構内の散策ができる。現役のウイーン大学病院であるAKHと1784年に創設された旧来のAKH、ヨセフィーヌムとの位置的関係の地図を右頁右に示す。

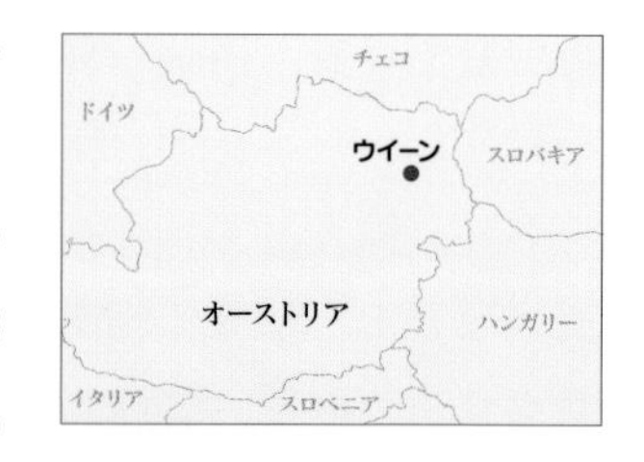

地下鉄6号線（U6）のMichelbeuern-allgemaines Krankenhaus.駅で下車すると、現役の巨大なAKH本館が目前に聳えている。その南部、東部の建物は19世紀の建造物で、産褥熱の原因を突き止めたゼンメルヴァィス（I.P. Semmelweis, 1818-1865）の顔と新生児を抱く母親のレリーフを描いた碑が東部の庭に建つ。

裏門を出て、Spitalgasseの電車通りを

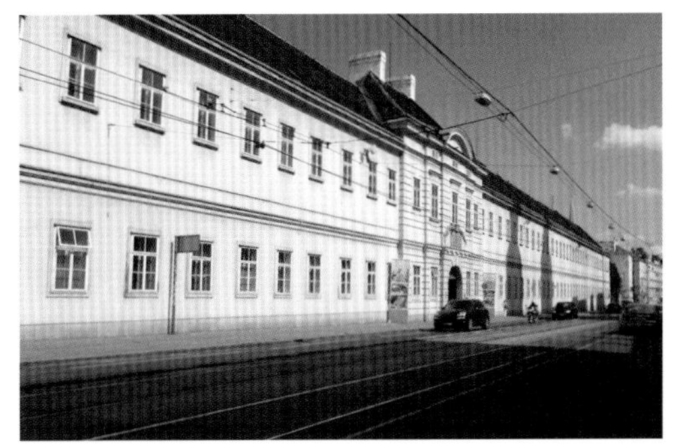
電車通り（Alsen通り）に面する旧AKH本館

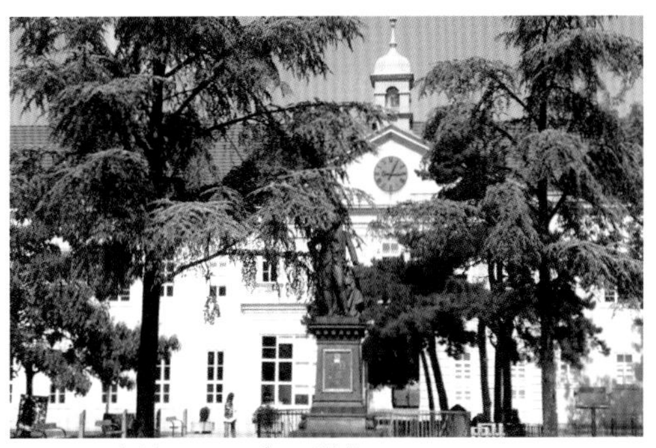
旧AKH本館とヨーゼフ2世像

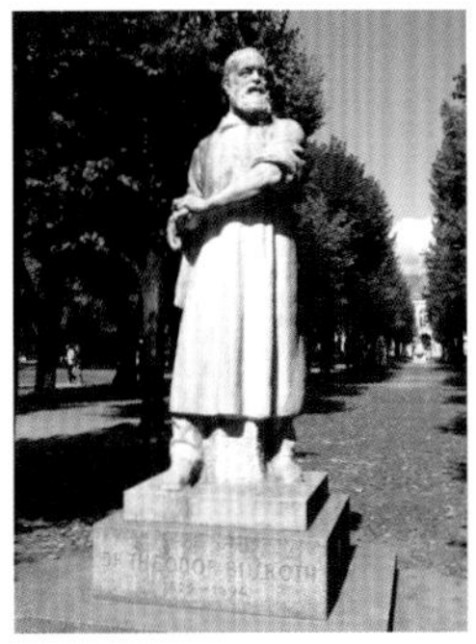
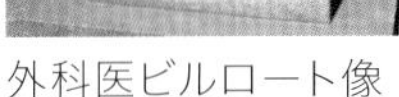
外科医ビルロート像

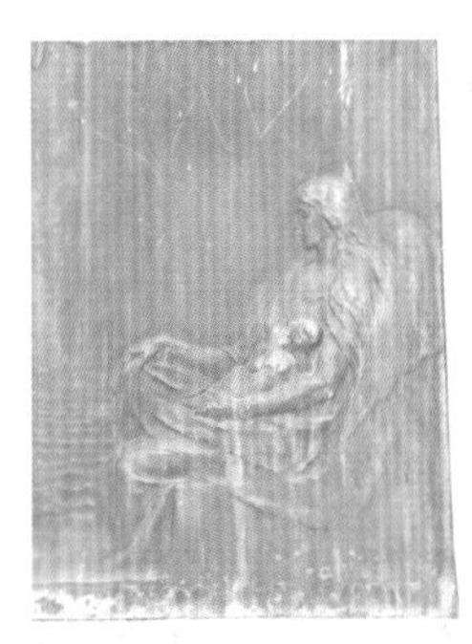
新生児を抱く母親のレリーフ

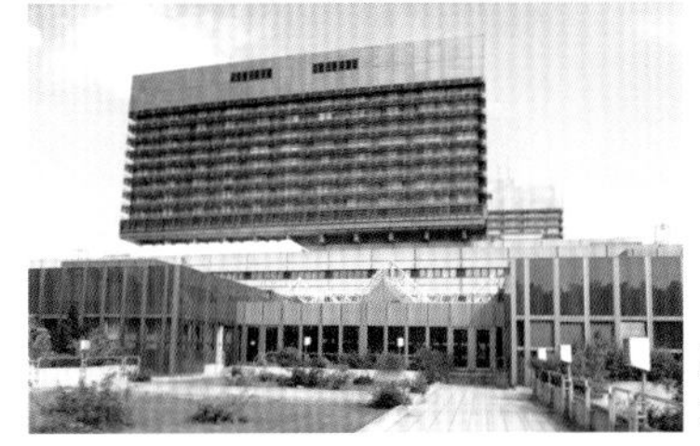
現在のAKH本館

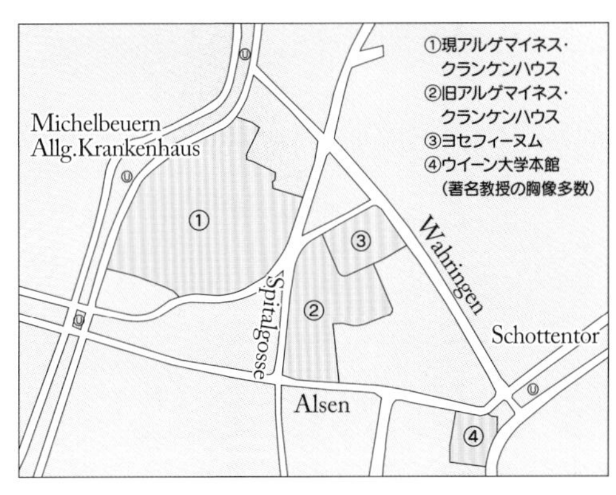

越えると、1784年に創設された旧来のAKHの敷地に裏から入る。AKHは創設時には2000ベッドを備え、当時、世界最大の病院であった。Spitalgasseに面して19世紀に建てられた旧病理学本館が建つ。その脇を抜けると5階建ての円形の特異な建物（Narrenturm）が見える。AKHと同時に1784年に建てられた精神病棟で、内部はZelle（細胞）と呼ばれる狭い一人収容の病室からなる。現在は病理学解剖学博物館（Pathogisch-anatomichen Bundesmuseum）として、限定された時間、公開され、内部に立ち入ることができる。

その南の大建造物群が、1784年創設のAKHで、当時の建物がそのまま保存され、現在はウイーン大学医学部、理学部棟として、利用されている。敷地中央にヨーゼフ2世の立像、南側のAlser Str.側の正門をすぐ入った第一内庭に、外科手術術式に名を残す著名な外科医テオドール・ビルロート（Theodor Billoth, 1829-1894）の立像がある。この第一内庭の北西部に、1864年以後、ビルロートの講義室と外科手術講堂が置かれた。また衛生学という学問を確立したヨハン・ピーター・フランク（Johann Pieter Frank, 1745-1821）の石碑も、第一内庭に建つ。庭園は美しく整備され、学生や市民が寛ぎ、また愛を語っている。第一内庭には大学ビア・ガーデンもあり、マギステル（大学教員資格）濃ビール、教授モルツ、博士ピルスなどの多彩なビールが飲める。

（2013年訪問・撮影）

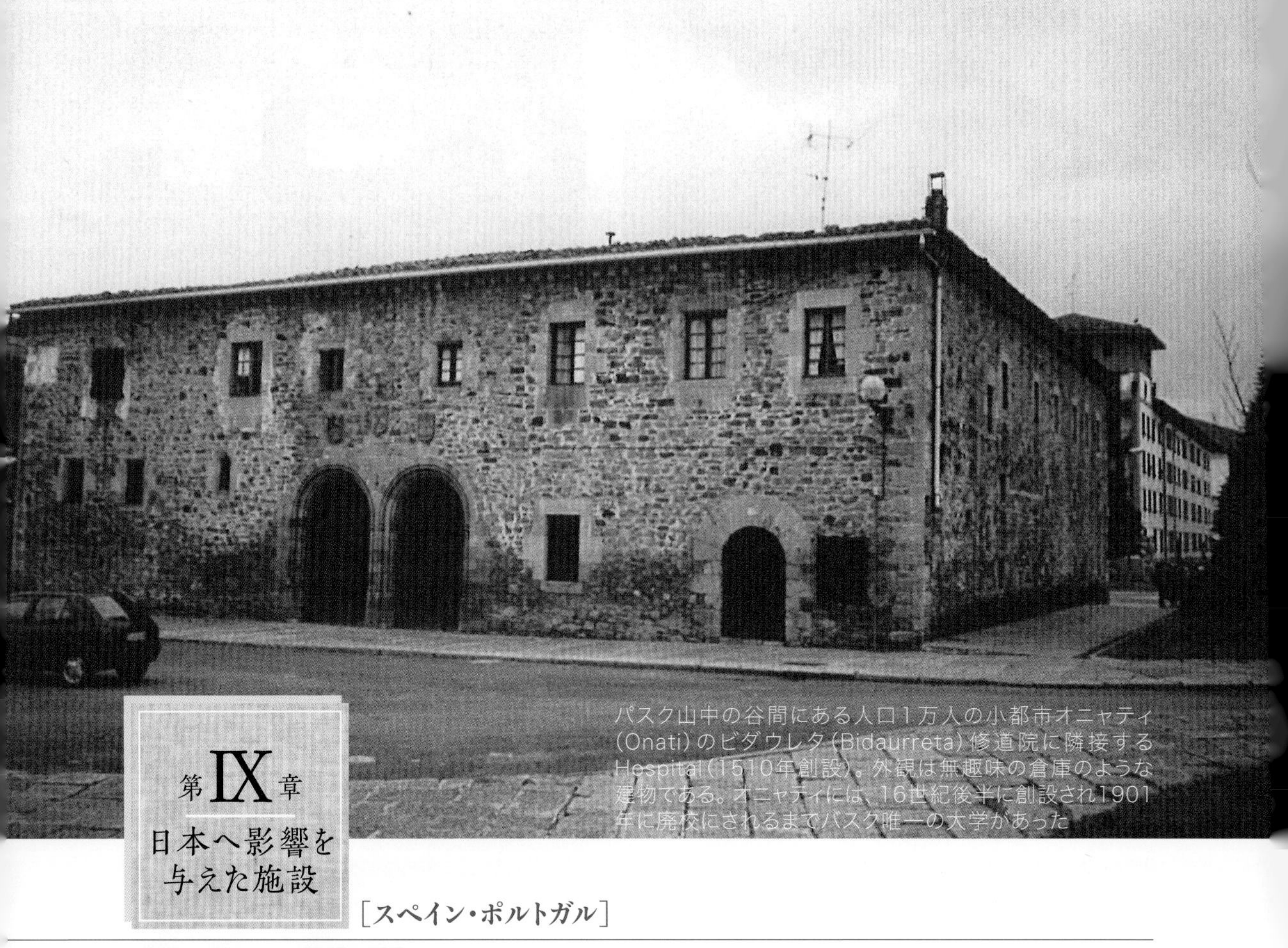

バスク山中の谷間にある人口1万人の小都市オニャティ(Onati)のビダウレタ(Bidaurreta)修道院に隣接するHospital(1510年創設)。外観は無趣味の倉庫のような建物である。オニャティには、16世紀後半に創設され1901年に廃校にされるまでバスク唯一の大学があった

第IX章
日本へ影響を与えた施設

［スペイン・ポルトガル］

教会に隣接した スペイン・ポルトガルのオスピタル

日本最初の中世由来の西洋式病院は大分にあった府内病院である。ポルトガル人商人でイエズス会の宣教師、そして外科医でもあったアルメイダ（Luis de Almeida, 1525－1583）が、1557年に豊後府中（現・大分市）に領主・大友義鎮（宗麟）の庇護を受けて設立した病院である。1555年にまず育児院が、1557年にHospitalが、教会（デウス堂）に隣接して建てられた。この施設は1586年に島津軍が大友氏を破って、府内を占領した際に焼失した。その後のキリスト教弾圧により日本には史料が残されていない。

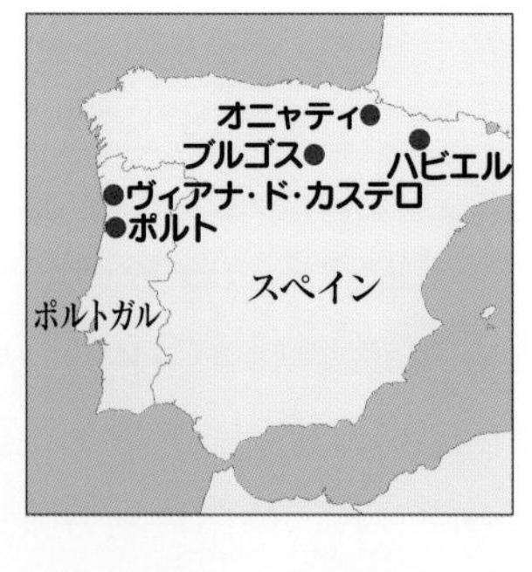

当時、長崎にもHospitalは建てられていたようで、「HOSPITAL」の銘のある洋鐘が残されている。長崎にあつたサンチャゴ病院の銅鐘で、現在は大分県竹田市立歴史資料館に国指定重要文化財として保存されている（サンチャゴの鐘、所有者は中川神社）。

これらの病院のルーツを探しに、同時代のスペイン・ポルトガルのHospital（ラテ

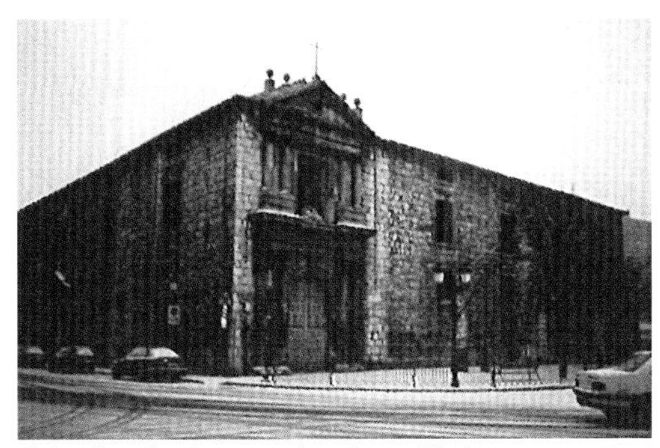
古都ブルゴス（Burgos）にある2階建てのHospital de Conception（1562年創設）。教会に隣接し、正面の屋上に十字架が見える

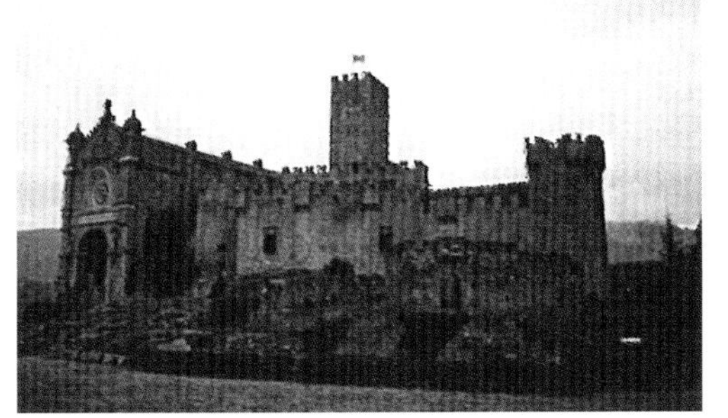
ハビエル（ザビエル）城。日本にキリスト教を伝えたイエズス会の宣教師フランシスコ・ザビエル（1506–1552）はこの城の城主の子として生まれた

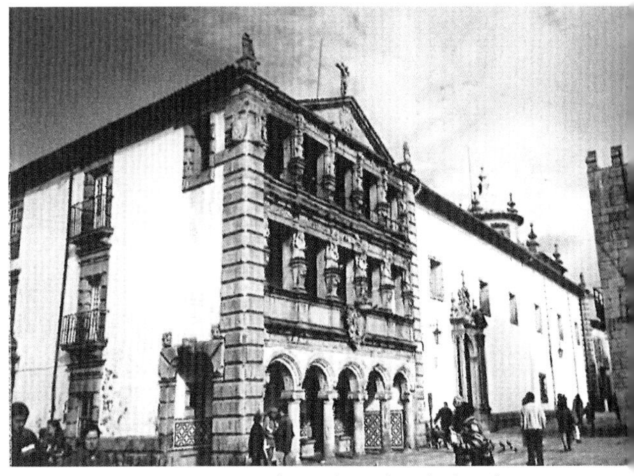
ポルトガル北部の都市・ヴィアナ・ド・カフェテロにあるミゼリコルディア。右が教会、左が収容棟

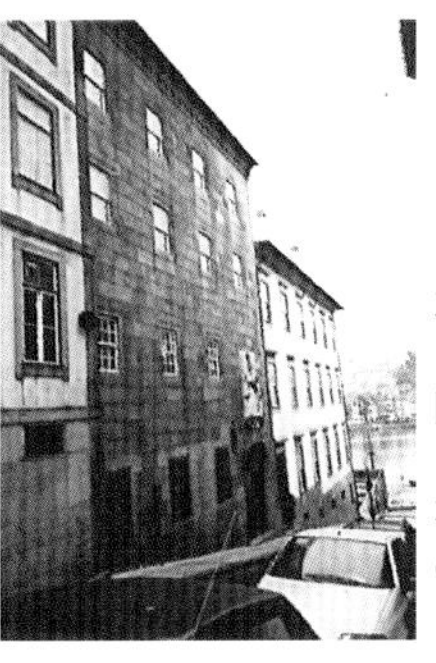
ポルトガル第2の都市ポルトの旧乳児院（Casa do Infante）。14世紀創設。17階建てのシンプルな外観で、現在は役所として使われ、若干の史料が展示されているロビーに入ることができる

ン系では、Hを落として発音するので、オスピタル）を見に行った。

ヨーロッパにおいてHospitalが病人を治療する現在と同じ機能をもった施設になるのは、19世紀後半以後で、それ以前のHospitalは、キリスト教経営による、病人のみならず老人、貧乏人、狂人、身を持ち崩した婦人、捨て子、孤児などの困窮者一般、そして巡礼者までを世話した施設である。修道院の建物が利用され,衣食住を提供し、修道女が看護師の役割をした。キリストに祈り、心安らかに天国に行くための施設で、内科医や外科医は施設内に常駐しておらず、定期的に外から巡回にきて診療した。

大分の府内病院と同時代の、スペインの病院棟の特徴は、外壁の十字架、キリスト、マリア像を除くと、装飾の少ないシンプルな外観で、窓の小さい石造の建物である。教会・修道院に隣接し、病人だけでなく、困窮者一般を収容した。現在も、老人や貧困者などの介助付き住宅（修道女などによる介助）として利用されている。大分の病院は木造であっただろうが、同様にシンプルなデザインで窓が小さかったと類推される。大分の施設も育児院が併設され、スペインの施設との共通性がある。

ミゼリコルディア（Misericórdia）は、南蛮文化の時代の長崎にも組織されたが、元々はHospitalや養老院、育児院などを運営する慈善組織で、本場ポルトガルではほとんどの都市に教会とHospitalが隣接して建てられていることが多く、現在も多数のミゼリコルディア教会が残る。
（スペインは1997年、ポルトガルは1999年訪問・撮影）

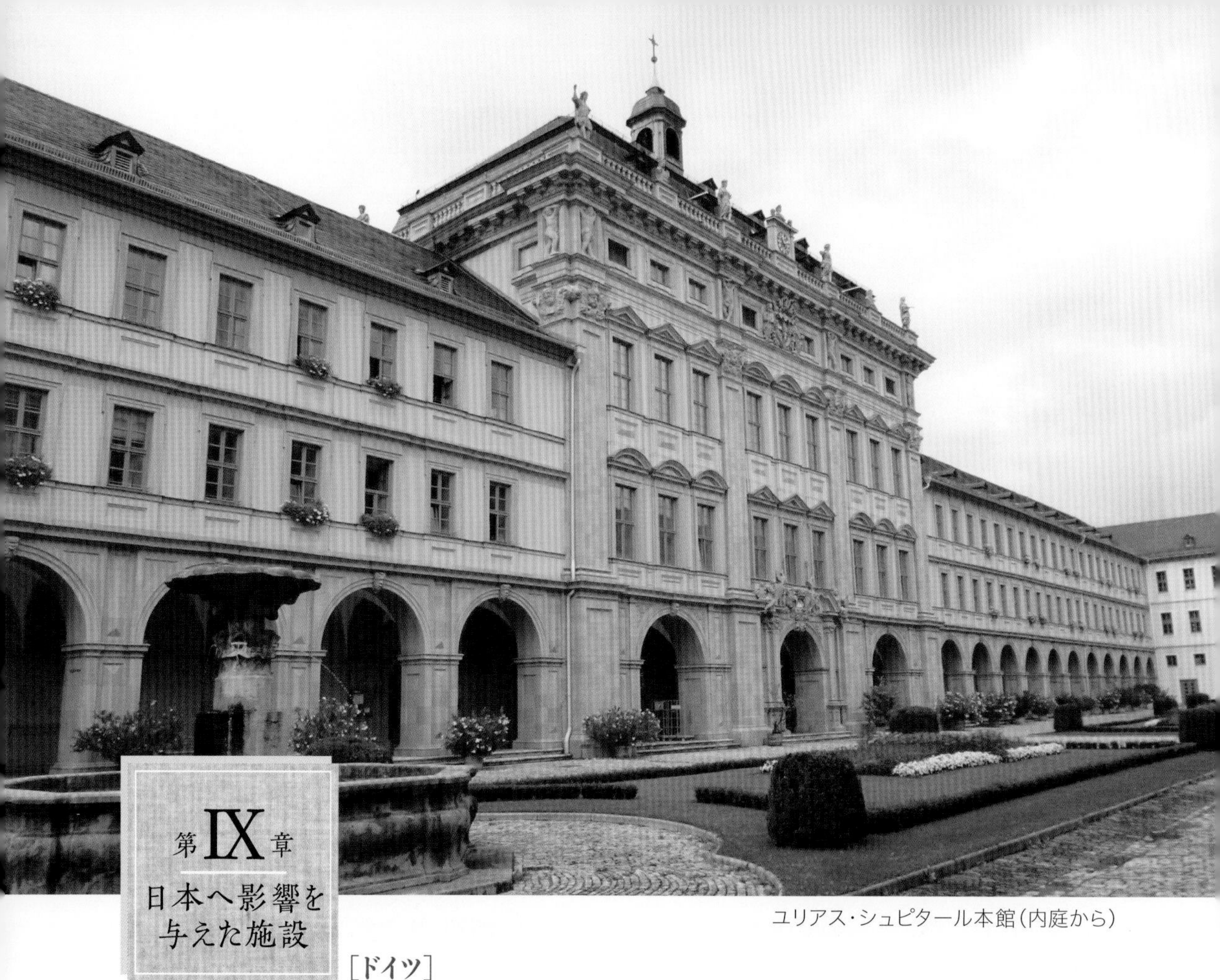

ユリアス・シュピタール本館（内庭から）

第IX章
日本へ影響を与えた施設

［ドイツ］

シーボルトがポリクリ講義を受けたヴュルツブルクの二つのシュピタール

シーボルト（Ph.Fr.von Siebold, 1796-1866）はバイエルンのヴュルツブルクで生まれ、1815年にヴュルツブルク大学医学部に入学した。筆者が現地で確認した当時の医学カリキュラムによると、附属病院であったブルガー・シュピタールとユリアス・シュピタールで、彼はポリクリ講義を受けて、1820年に卒業した。1823年に長崎のオランダ商館の医師として来日した。長崎で医学教育を日本人医師に施し、日本の蘭学に大きな影響を及ぼした。それと引き換えに、日本の考古学、歴史学、民族学、地理学・地図、動物学、植物学、鉱物学などの莫大な資料を日本人医師から入手して持ち帰り、ヨーロッパにおける日本学の権威となった。1829年に日本や江戸城に関する秘密情報まで持ち出そうとして、シーボルト事件という疑獄事件を引き起こし、1830年に日本を追放された。

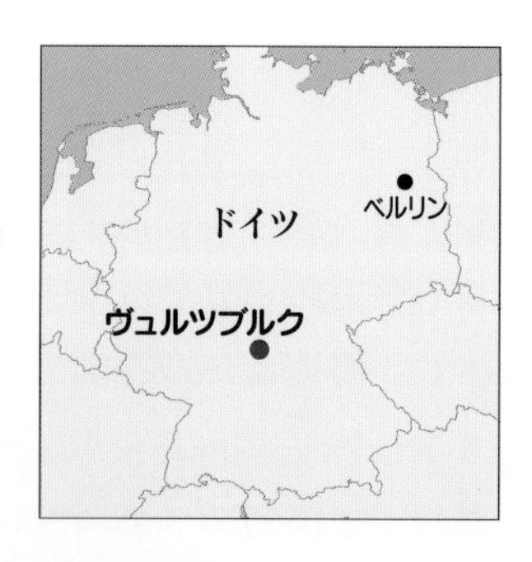

シーボルトが臨床実習を受けた、ブルガー・シュピタール（市民病院、正式名称は、聖霊ブルガー・シュピタール、Buergerspital

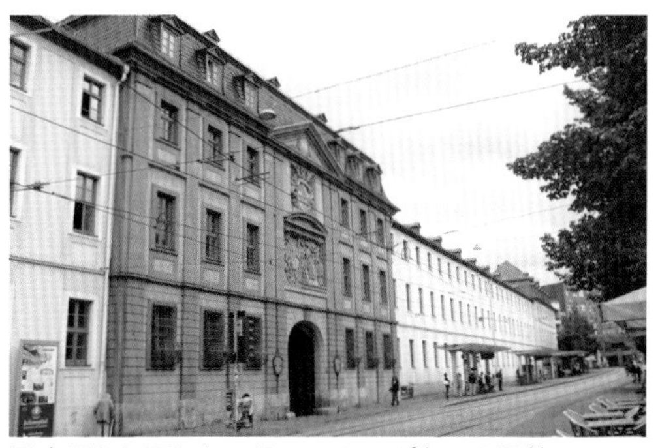

電車通りに面したユリアス・シュピタール旧館

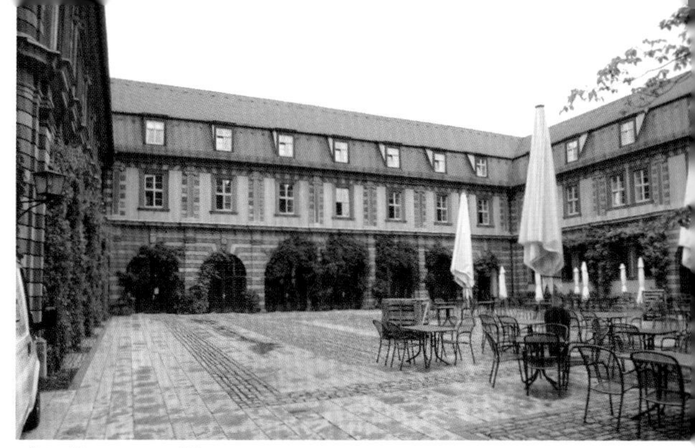

ブルガー・シュピタール内庭と養老院棟

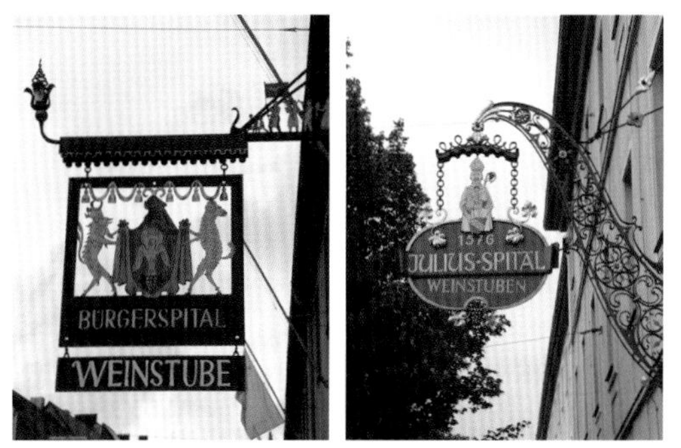

シュピタール・ワイン酒場の看板(左:ブルガー、右:ユリアス)

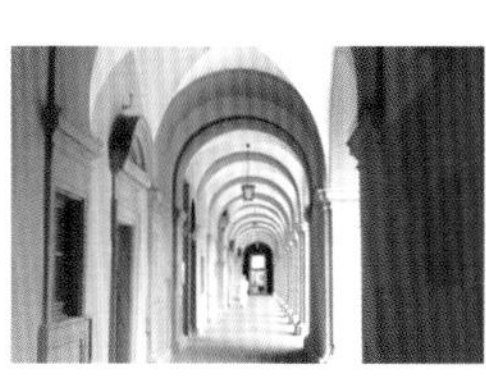

ユリアス・シュピタール廊下

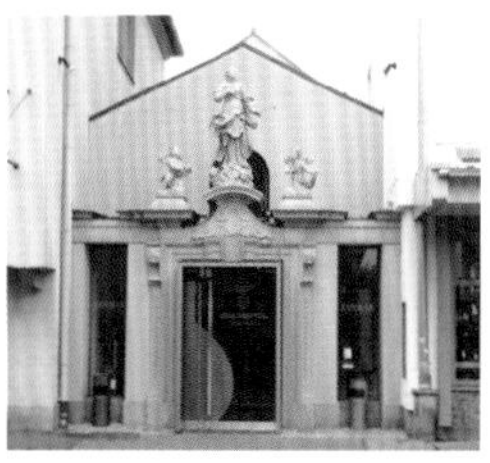

往時のブルガー・シュピタール(現ワインレストラン)入口

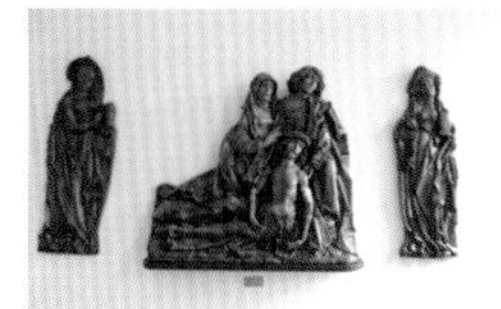

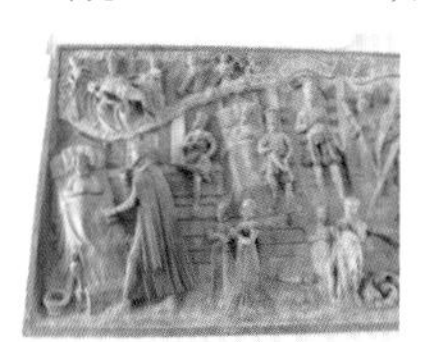

病人が描かれた装飾(ユリアス・シュピタール)

zum Heiligen Geist)は、同地の貴族Johann von Steren(1270-1329)とその妻によって、1316年に設置された。同時にワイン醸造所を持ち、ワインの醸造と販売を始めた。1571年、1582年に破壊されたが、再建された。1945年に連合軍の空爆で破壊されたが、以前どおりに復元された。シーボルトがヴュルツブルク大学で医学を学んでいた頃には、ブルガー・シュピタールは病院の機能を持っていたが、病院部門は消失した。現在は巨大なワイン酒場、ワイン売り場、教会および養老院で、そのウェブサイトによると、ブルガー・シュピタール財団は、このシュピタールを含む傘下の四つの養老院で800名の老人の世話とリハビリを実施している。ワイン酒場では同名のワインと美味しい料理が摂れる。

1402年に創設されたヴュルツブルク大学に、Julius Echter von mespelbunn候が、1576年に貧乏な年老いた病人のために、彼の名を冠したユリアス・シュピタールを創建し、1582年に医学部が併設された。現在は近代的な大学病院に変身したユリアス・シュピタールであるが、電車通りJuliuspromenadeに面した旧館は、16世紀の雰囲気を残す。東南隅に同名のワイン酒場があり、その創設年は、病院と同じ1576年で、病院と同名のワインと美味しい料理を提供し、ブルガー・シュピタールと共に、食通のためのガイドブック、ミシュランのレッドに収載されている。また同時に修道院の必須施設、パン製造販売店も旧館中ほどにあり、盛業中である。

なお、ユリアス・シュピタールの駅側のRoentgenringに面した新館には、同大学教授で1895年にX線を発見したレントゲンの実験室が博物館として公開されていたが、2013年には閉鎖されていた。

(2013年訪問・撮影)

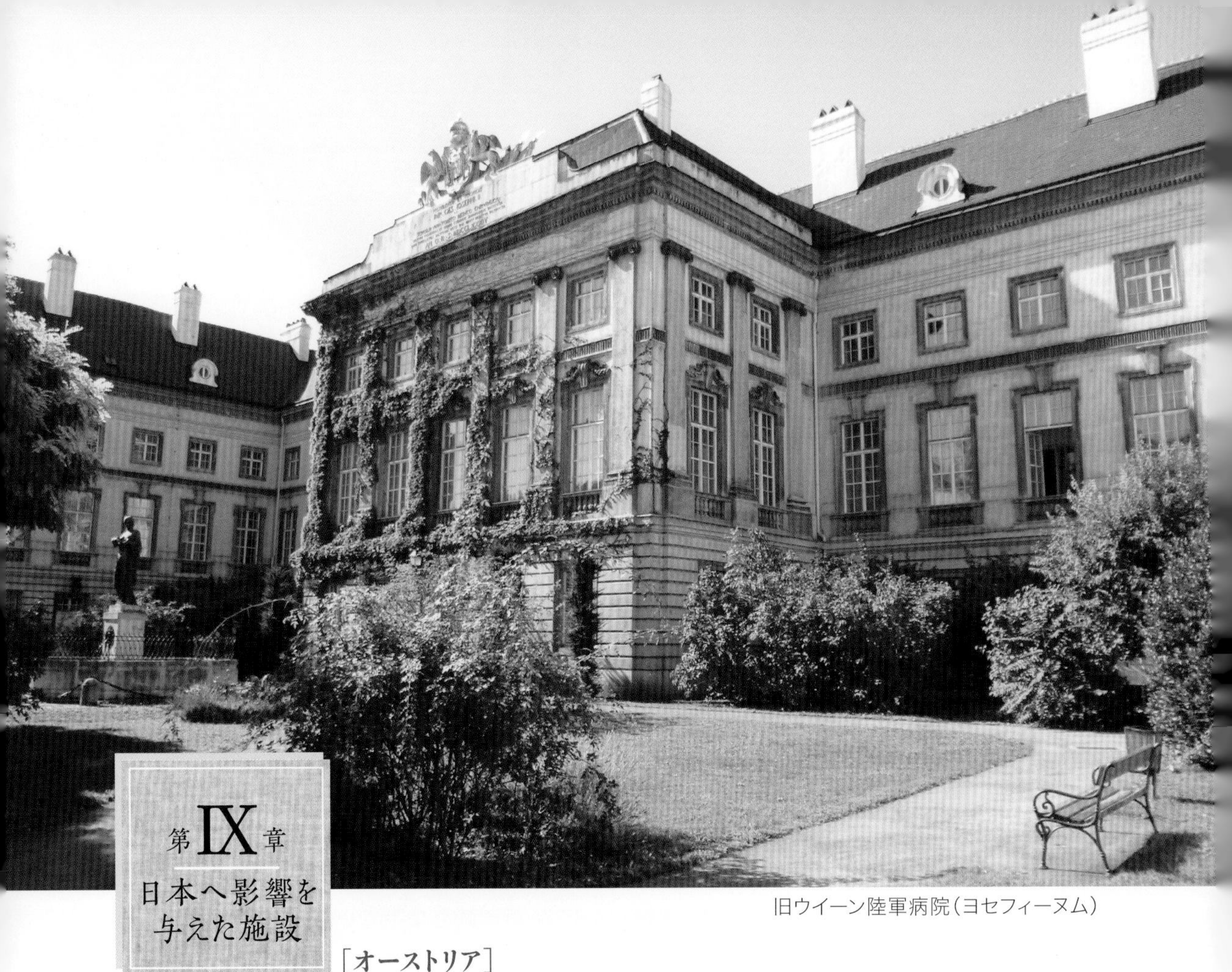
旧ウイーン陸軍病院（ヨセフィーヌム）

第IX章
日本へ影響を与えた施設

［オーストリア］

ウイーン陸軍病院（ヨセフィーヌム）・陸軍軍医学校と日本の蘭学

皇帝ヨーゼフ2世はウイーン大学医学部と附属病院だけでなく、同時にウイーン陸軍軍医学校と陸軍病院の整備も行った。AKHがウイーン大学医学部附属病院であったのに対し、1785年に創設されたウイーン陸軍病院（ヨセフィーヌム）は、外科のマギステルと内科のドクトルの称号を授与する外科医・内科医の養成機関である教育水準の高い陸軍軍医学校を併設し、約100年間にわたり、近代的軍医を養成した。旧陸軍病院は旧AKHの敷地に接しているが、正門は電車通りWahringer Strasseに面す。本館正面に健康の女神ヒギエイアが蛇を生掴みする銅像が建つ。現在その内部はウイーン大学の医史学研究所、医史学博物館で、博物館は限定された時間、公開されている。展示品の目玉はワックスで造られたヴィーナスと呼ばれるイタリア製の艶めかしい解剖模型である。

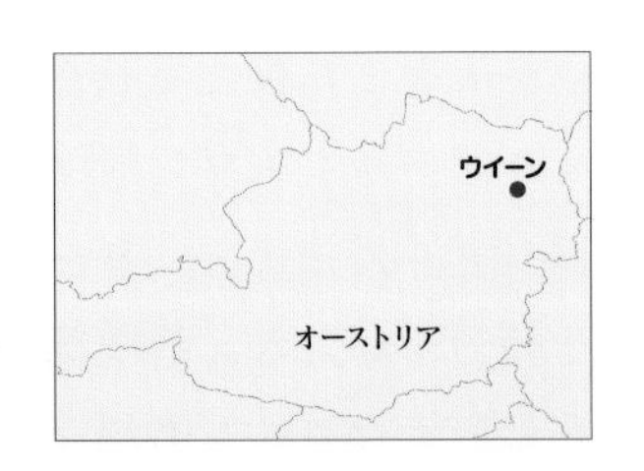

陸軍軍医学校の創設当時の5人の教官の一人に、プレンク（Joseph Jakob Plenck, 1733- 1807、1785-1806、同校教官）がいた。プレンクには特別の才能があった。彼の時

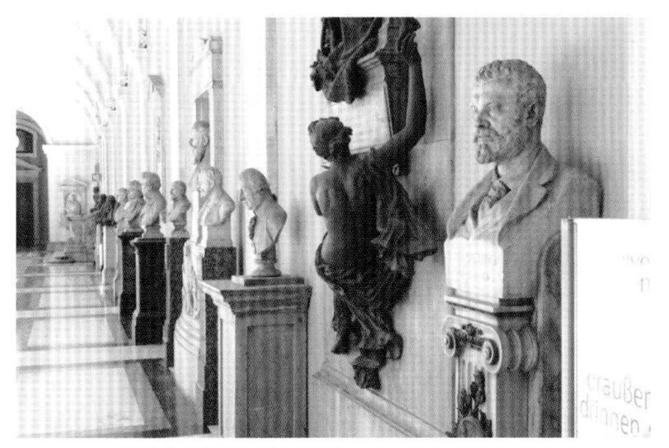
ウイーン大学本部回廊

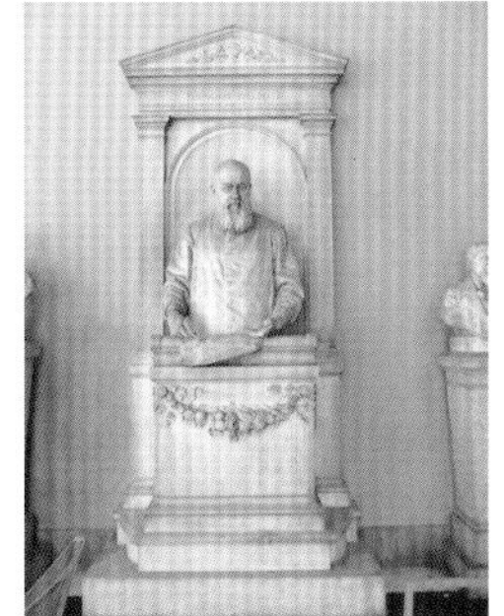
ビルロート像

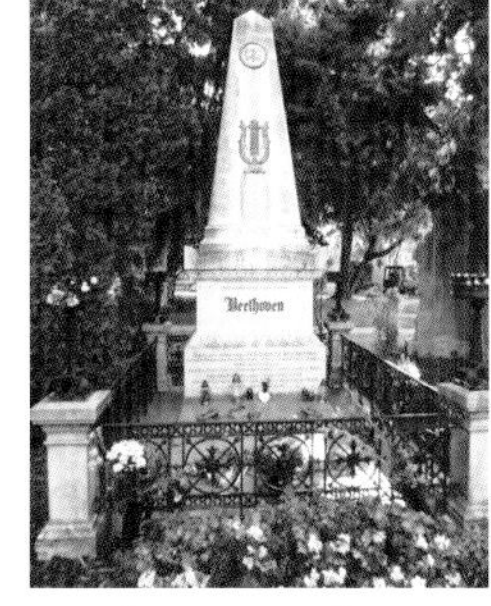

ベートーベンの墓

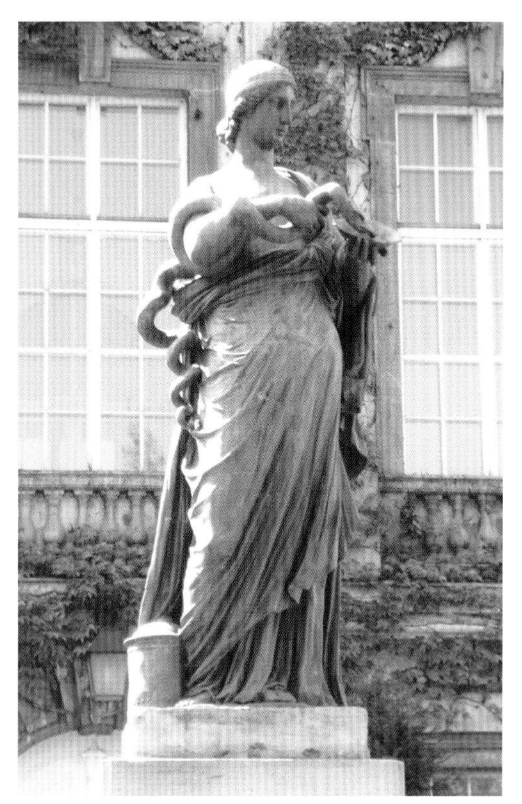
前庭に置かれる蛇を生摑みする健康の女神ヒギエイア

代の医学知識を判りやすく簡単に教えたり学んだりできる医学書を多数著し、彼の本は非常に人気があった。専門知識を非常に判りやすく伝えただけではなく、時おり警句を込めた簡素な言葉で味付けをしていた。生涯に少なくとも32種のラテン語・ドイツ語の医学書を著し、その多くはオランダ語に翻訳され、日本語へ重訳された書も、筆者が確認しえたものだけで、刊本・写本合わせて、11種、31冊にのぼる。日本の蘭学史上、翻訳書数では、プレンクは最大の原著者である。日本語重訳書は、主に1815年から1832年の間に発表された。しかし同時代の医学者ヘッケル（J.F.C.Hecker）は、「プレンクの本は医学教育を浅くしてしまった」と非難した。

ウイーン大学本館は地下鉄2号線（U2）Schottentor Uni.駅に接して、その西南にある。中庭のある長方形の威風堂々とした建物で、ウイーン大学の著名な教授の胸像が回廊に並んでいるのは、見事である。医学教授では、Billroth（外科）、Kaposi（皮膚科）、Hyrtl（解剖）、Hebra（皮膚科）、Skoda（内科）、Freud（精神医学）らの胸像がある。

なお71番の市電でウイーン大学本館から30分、西南部のウイーン墓地公園に行くと、美しく整備された広大な墓地に、医学者ビルロート、フランクの墓がある他、シューベルト、ベートーベン、ヨハン・シュトラウス、ブラームスら音楽家の墓もあり、参拝者が引きも切らずやって来る。

（2013年訪問・撮影）

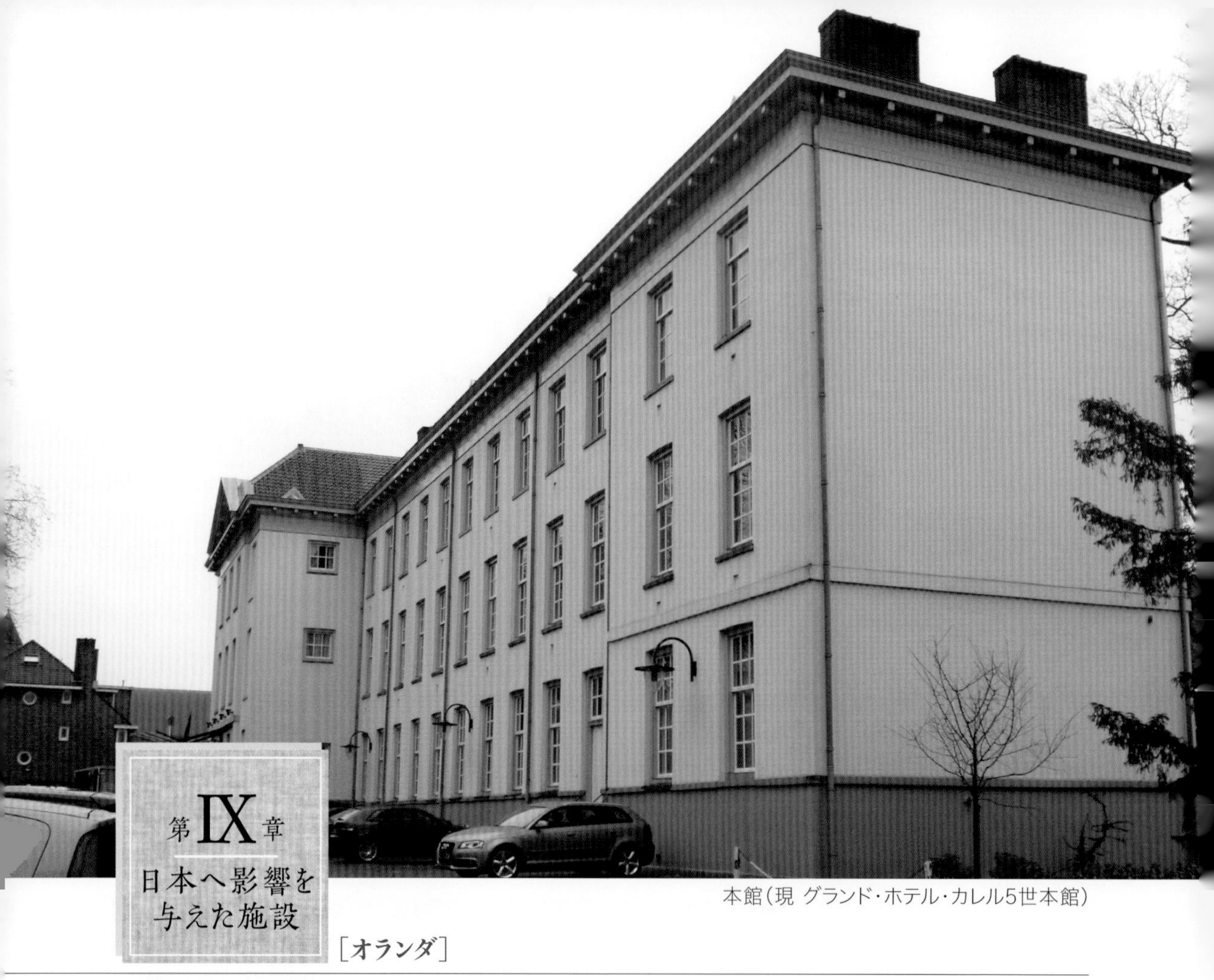
本館（現 グランド・ホテル・カレル5世本館）

第IX章
日本へ影響を与えた施設

［オランダ］

幕末維新の来日オランダ医たちが医学教育を受けたウトレヒト陸軍病院

陸軍軍医学校は外科と内科を共に学問として公平に扱い、国家が管理したヨーロッパにおける最初の近代的医育機関である。1789年のフランス革命の結果、ギルドが廃止され、外科医ギルドの中で教育されていた外科医の養成ができなくなった。当時、外科医は職人で、外科は技術、職人の手仕事であり、大学ではもっぱら内科医だけを養成していた。

そのためヨーロッパ各地に国家によって、陸軍病院内に陸軍軍医学校が創設された。前回掲載のウイーン陸軍軍医学校だけは、フランス革命に先駆けて1785年に創設されたが、19世紀に入ると、パリ、モンペリエ、ストラスブール（以上、フランス）、ライデン（オランダ、旧ペスト・ハウス棟内）、ベルリン（プロシア）などに、陸軍軍医学校が次々と置かれた。1807年に500床の陸軍病院がウトレヒトに設置され、ライデンの軍医学校は1822年にこの病院に移転し、ウトレヒト陸軍軍医学校となった。

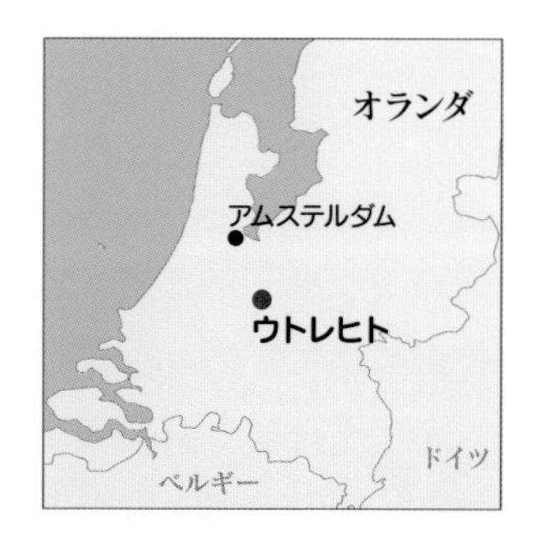

幕末維新の日本へ14名のオランダ医が渡

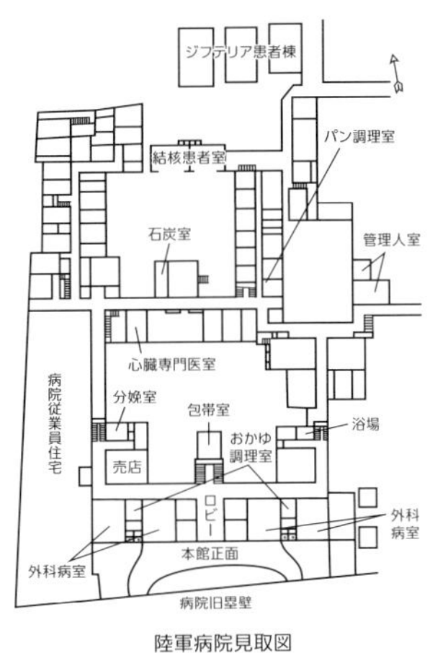

陸軍病院見取図

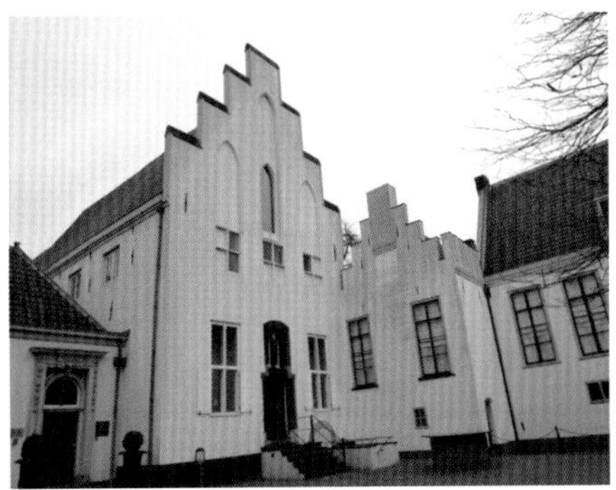
病院教会

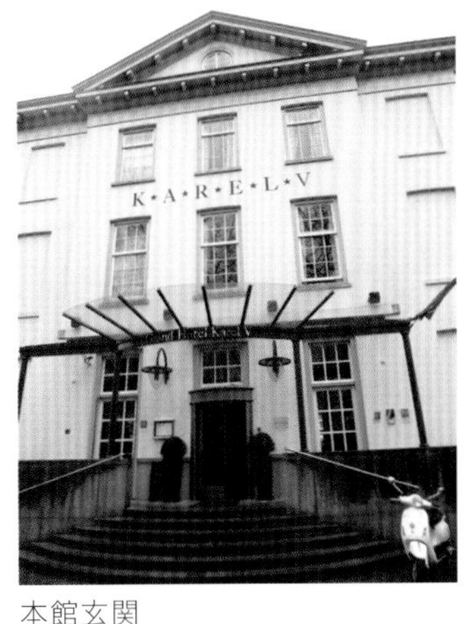

本館玄関

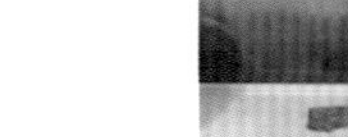

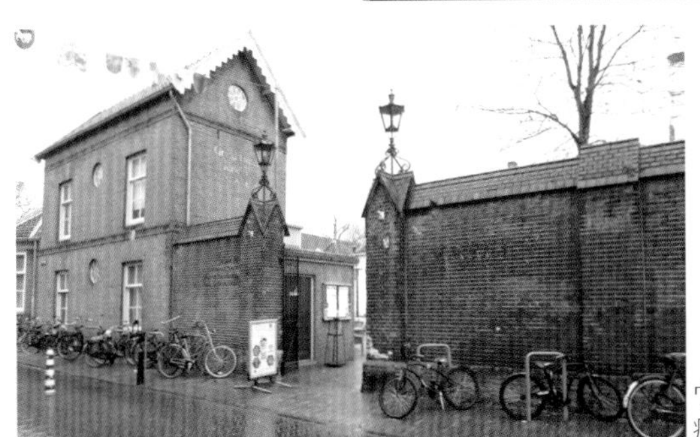
ウトレヒト陸軍病院旧正門

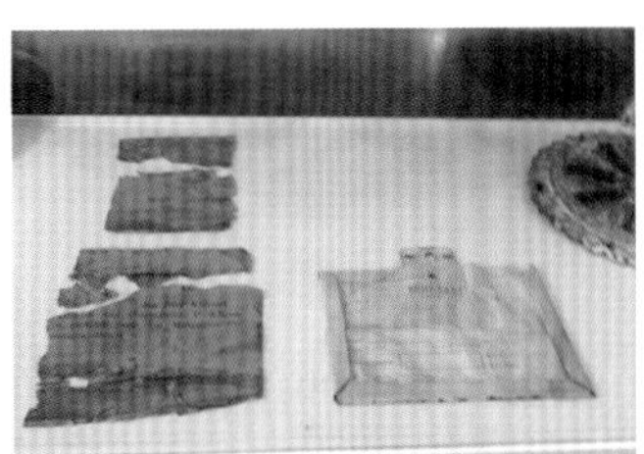
ホテルロビーに展示される処方箋

来して、蘭医学を日本人に教えたが、その内10名がこのウトレヒト陸軍軍医学校の卒業生で、オランダ医が教えた医学校は、明治20年の明治政府による地方医学校整理の際に生き残り、大正年間に地方の単科医大になった。西から長崎、熊本、岡山、大阪、京都府立、金沢、新潟の医科大学群である。

30年前に筆者がウトレヒト陸軍病院を最初に訪ねた時には、まだ現役の陸軍病院であった。やがて廃止され、内部を改装し、豪華ホテル、五つ星のグランド・ホテル・カレル（Grand Hotel Karel）5世として、10年前に開業した。食事、宿泊で、内部に立ち入ることができるようになった。病院当時の間仕切りのままではないが、改装時に発掘された病院関係の遺物は、ロビーに展示されている。旧市街に近い旧正門を入ると、オープン・テラス、チャペル、そして本館がある。ホテルとなってから、本館の南に新館が増築された。

幕末の長崎の医学校で5年間にわたり教鞭を執ったポンペ（J.L.C. Pompe van Meerdervoort, 1829- 1908, 1857-62在日）は、1861年に日本最初の近代的な病院、120床の長崎養生所を、現在の長崎市立佐古小学校の敷地に建てた。長崎大学病院の起源であるが、この病院のモデルは、明らかにウトレヒト陸軍病院である。

外科を医学の一部として扱った効率的な陸軍軍医学校式の教育は、大学医学部に取り入れられ、19世紀末には役目を終え、軍医学校は各国で廃止された。日本はその萌芽期に近代医学教育をウトレヒト陸軍軍医学校に倣ったので、医学とは何かを知る医学哲学、医学の辿ってきた道を探る医史学、そして医学倫理は、医学カリキュラムに取り入れられなかった。現在の欧米の大学医学部のカリキュラムでは、重視されている分野であるのに。

（2013年訪問・撮影）

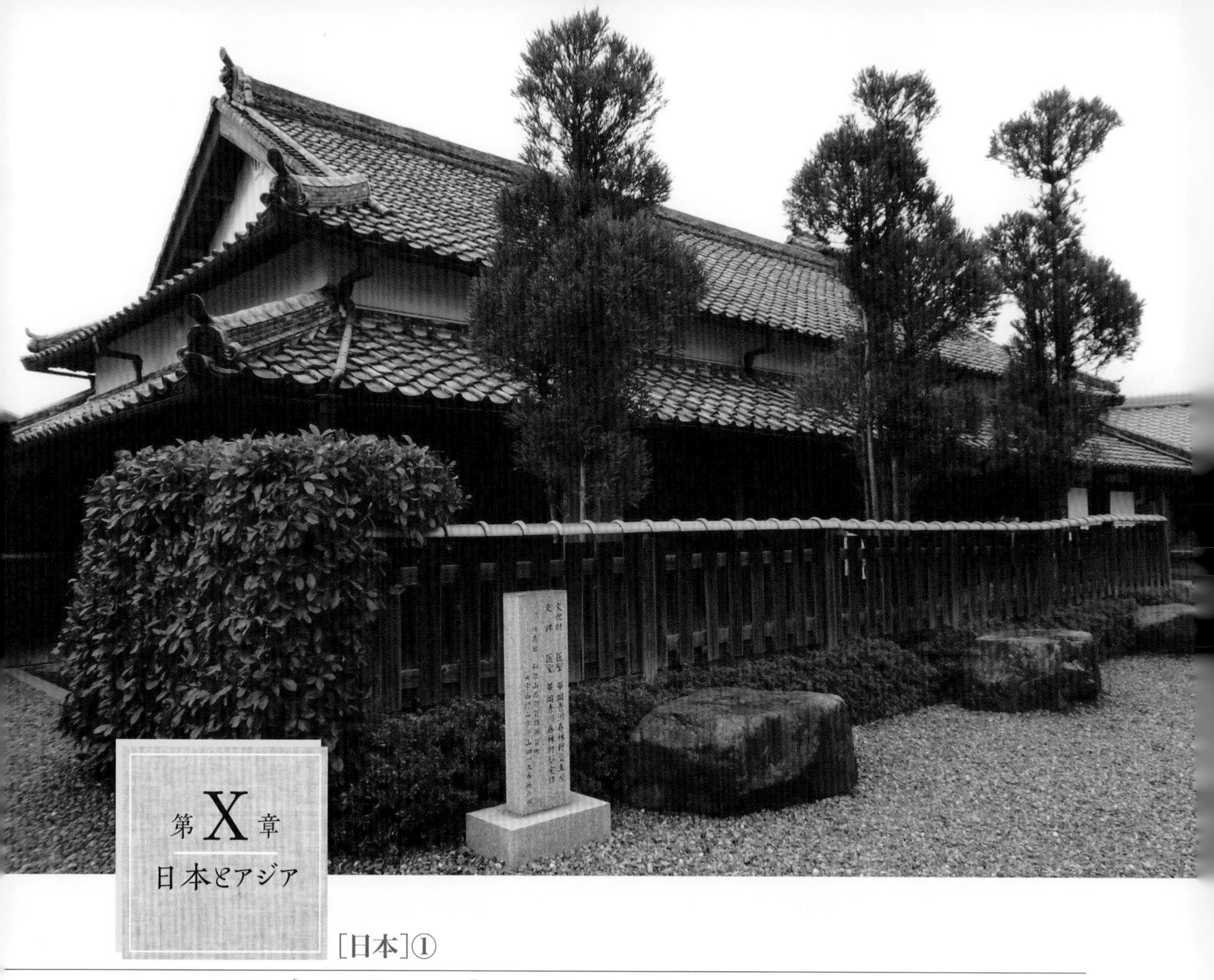

第X章
日本とアジア

［日本］①

1810年頃に建てられた華岡青洲の春林軒

華岡青洲（1760－1835）は、江戸後期の紀州の漢蘭折衷派の外科医で、世界初の全身麻酔術で乳癌手術を行ったことで有名である。青洲は現在の和歌山県紀の川市平山に生まれ、1782年に京都に出て複数の外科医に学び、1785年に帰郷して、父の医業を継いだ。1802年には、藩主から苗字帯刀を許され、士分格となった。1804（文化元）年に60歳の女性に、青洲の開発した全身麻酔薬　通仙散（別名麻沸散）を使用して、乳癌手術を実施した。通仙散は当時知られていた麻酔作用のあるチョウセンアサガオ、トリカブトなどの植物薬を組み合わせ、工夫して編み出したものである。当時手術を受けた乳癌患者は、末期患者であったので、その殆どが手術後、間もなく、亡くなっている。青洲の名は知れわたり、春林軒塾への入門希望者が増えたので、文化年間（1804－1816）の中頃から末にかけ、建坪220坪（660平米）の大きな屋敷を新築した。これが青洲の診療所兼住宅で、また私塾としても利用され、約25年間

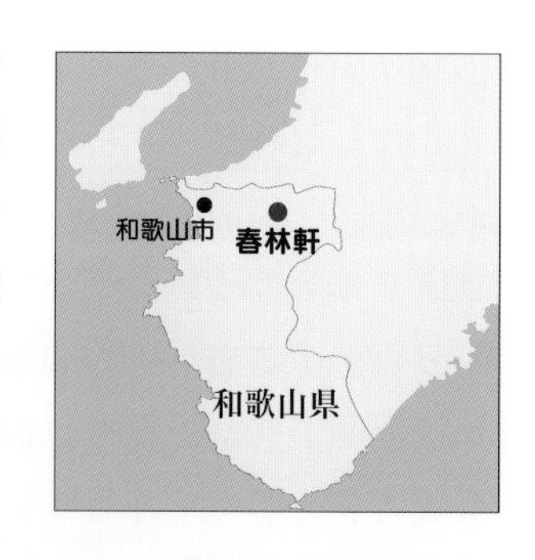

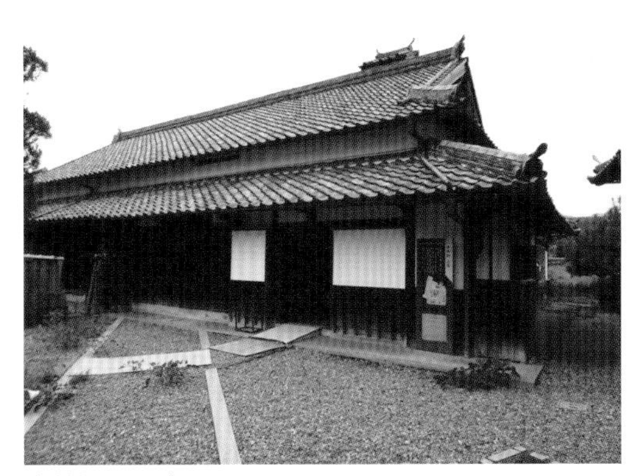
春林軒　母家

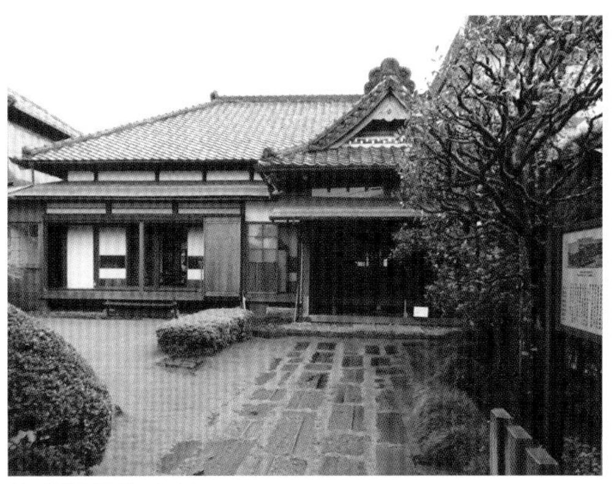
佐倉順天堂本館

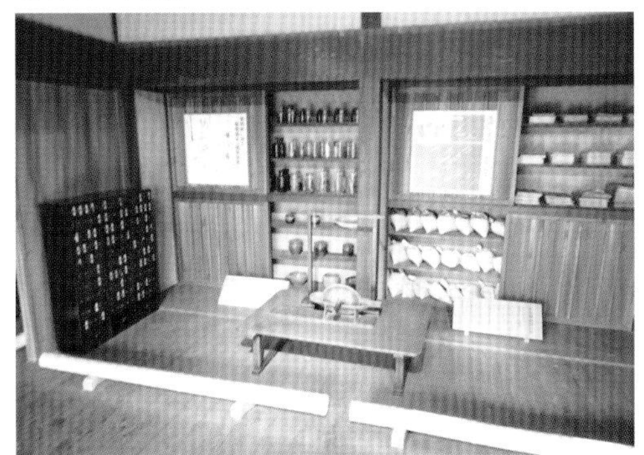
春林軒　薬局

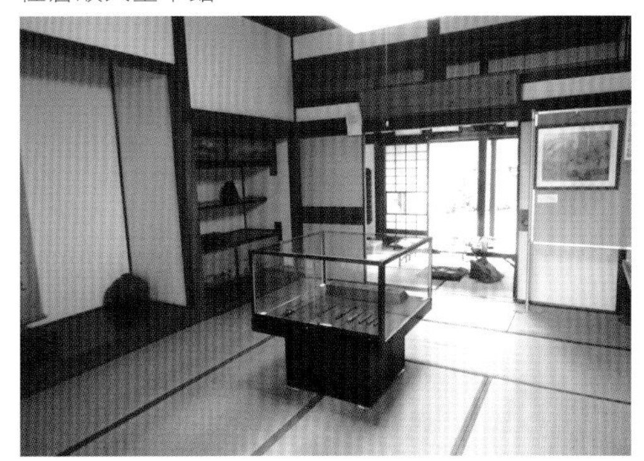
佐倉順天堂展示室

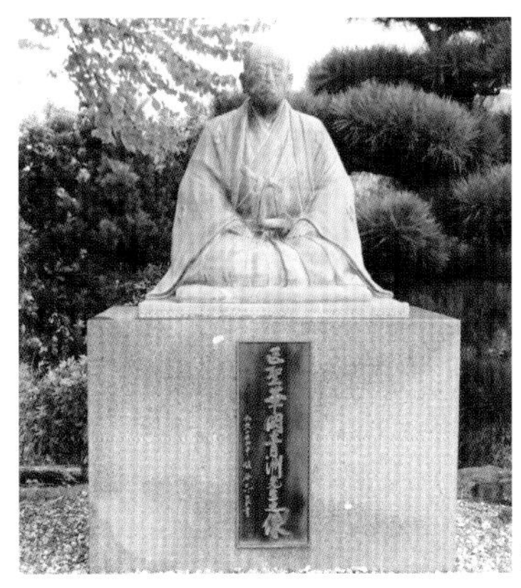
華岡青洲像

の間に1000名もの弟子を教育した。春林軒塾は大坂の緒方洪庵の適塾と並び、江戸期の代表的な医学の私塾である。適塾の建物も大阪天満橋に現存し、大阪大学により管理され、博物館として公開されている。

青洲の屋敷は、最初平山に置かれたが、1923（大正12）年に所有者が変わり、旧粉川町に移築された。1997（平成9）年に「青洲の里」というテーマパークの中心的建物として、現在地に再度移転した。JR和歌山線名手駅東北2kmの場所にある。母屋と蔵は保存状態が良かったので、建立当時のまま再建され、その他の建物は資料に基づき、復古調に新築された。住居、診療所、塾として利用された中心的建造物は、伝統的な大規模な江戸期の庄屋の屋敷と類似した間取りである。玄関と炊事場は土間で、和室の診察室、手術室、青洲の居間、客室などがある。居間、客室、病室には、当時を再現した等身大の人形が置かれている。母屋を囲むように、病室、馬小屋、薬剤室、塾生居室、米倉などが配されている。

なお江戸時代の病院遺構としては、他に、千葉県佐倉市本町に蘭医　佐藤泰然が1842年に建てた佐倉順天堂（診療所兼私塾）があるが、こちらは、大診療所の一部だけが現存し、保存されているにすぎない。

（2016年訪問・撮影）

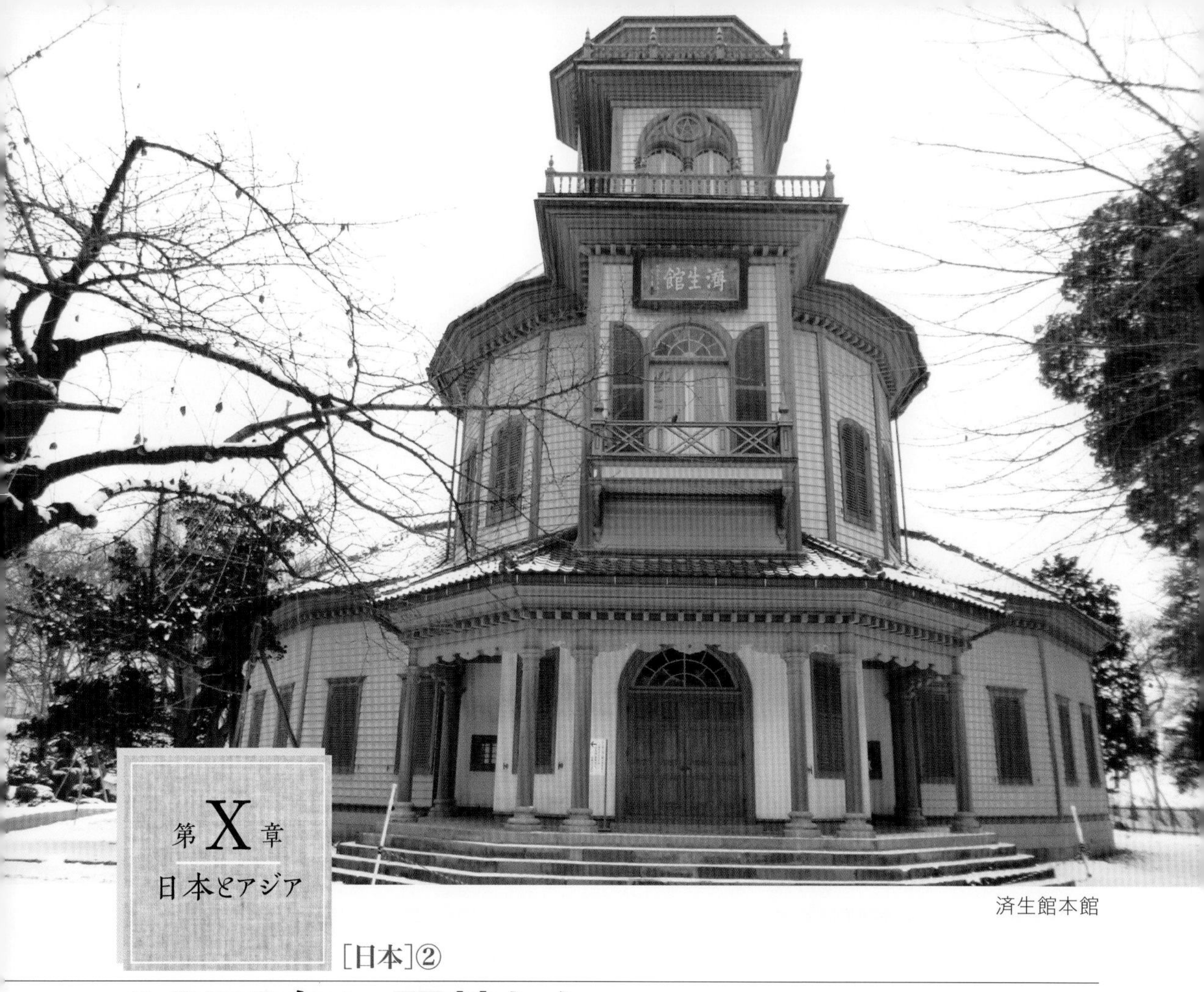

済生館本館

第X章
日本とアジア

［日本］②

1879年に開館した山形県公立病院済生館

1873（明治6）年に天童村で創設された私立病院は、翌年移転・移管され、現在の山形市七日町で山形県公立病院として開院した。1876年8月に初代の山形県令に就任した鹿児島出身の三島通庸（みちつね、1835-1888）は、県公立病院本館の新築を計画した。1876年に東京医学校（現 東京大学医学部）から転任した病院長の長谷川元良（げんりょう、1835-1896）と県官吏の筒井明俊（あきとし）に、三島県令は1877年、東京・横浜の病院を視察させ、筒井は新病院の設計図を完成させた。1878年2月に鹿児島出身の大工棟梁　原口祐之（すけゆき）はこの設計図をもとに、七日町で山形県公立病院本館の新築工事に着手し、9月に1階がドーナツ型の病室・外来で、尖塔、バルコニーを持つ3階建ての特異なデザインの病院本館が竣工した。三層楼と呼ばれ、病院は済生館と命名された。

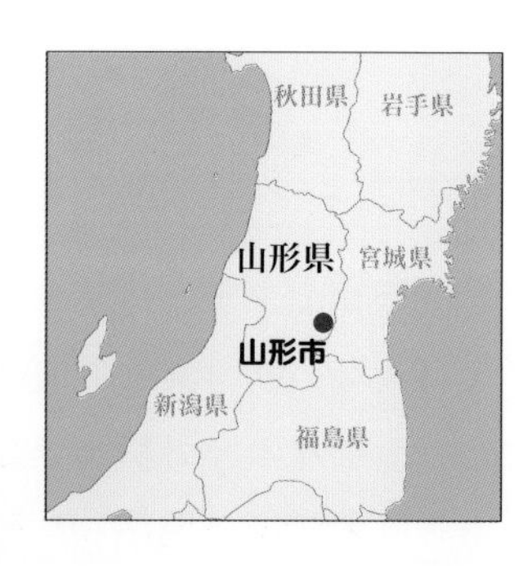

山形県公立病院済生館は、1879（明治12）年1月8日に開館した。三島県令は1880

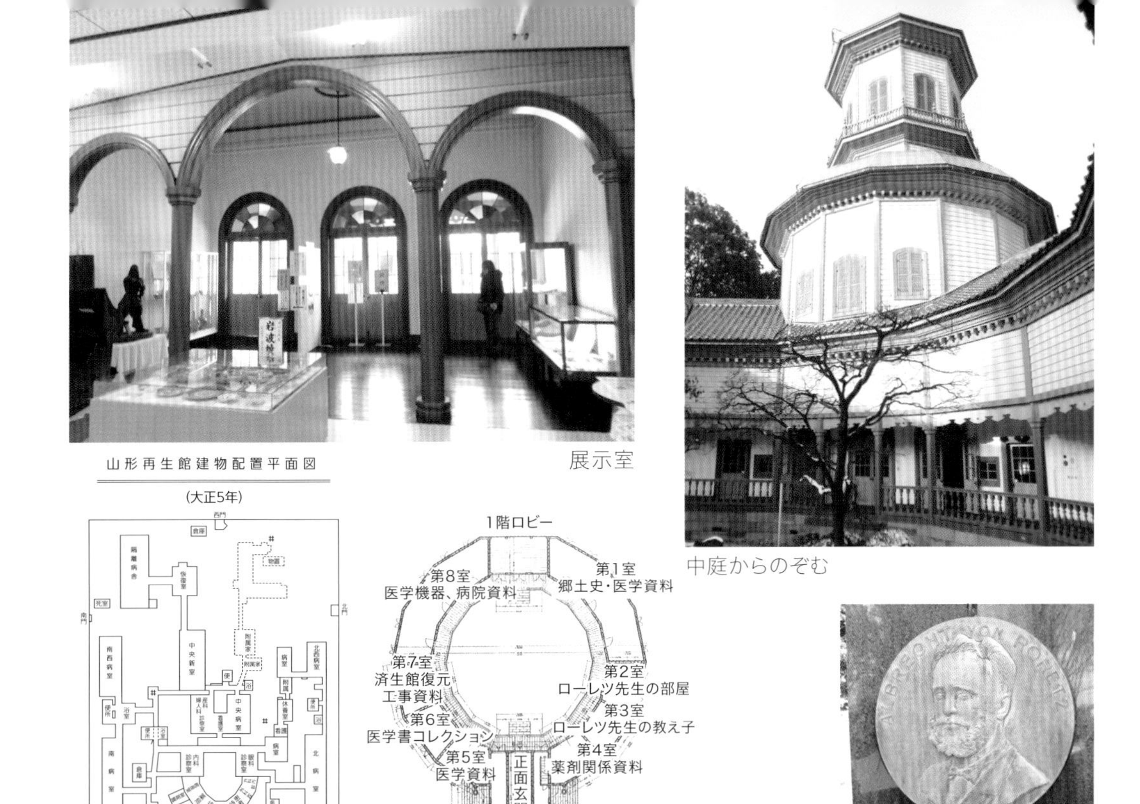

展示室

中庭からのぞむ

ローレッツ医師

館内案内図
(1階平面図)

1916(大正5)年当時の配置図

年9月にウイーン大学医学部を卒業したオーストリア人医師アルブレヒト・フォン・ローレッツ（Albrecht von Roretz,1846 -1884）を金沢医学校から山形県公立病院済生館医師兼山形県医学校の教頭として招いた。これより先、1874年に山形県公立病院医学寮で、洋医養成が開始されていた。ローレッツはこの病院・医学校で、母校で習得した医療と医学教育を行った。1882年に三島通庸は福島県令として転任し、ローレッツは同年7月にオーストリアに帰国した。地方税をもって医学校の経費を支弁してはならないとする1887（明治20）年制定の勅令48号により、山形県医学校は翌年廃校となった。県公立病院済生館も、1888年に私立病院となり、1904年に山形市立病院済生館になった。そして戦災にも遭わず、現在も七日町で運営されている市立病院本館として利用されてきた。1960年代に至り、老朽化のため、いったんは取り壊しが計画された。しかしながら、市民から保存するべきだとの声がおき、1966（昭和41）年には擬洋風建築物として、国の重要文化財に指定された。

1967年7月に山形駅北西の山形城址、霞城公園への移転復元工事が開始された。竣工当時の設計図がなく、復元工事は難航を極めたが、1969年12月に完成した。外部は明治時代の錦絵どおりに彩色され、内部は山形市郷土館（無休）として公開されている。展示物は医療・病院関係史料が大半で、実質上、山形の医学史博物館となっている。

日本の都市に設置された明治期の木造の病院建築の大半は、先の大戦で焼失、あるいは老朽化により取り壊された。山形の済生館本館は保存された稀有で貴重な病院建築である。

（2014年訪問・撮影）

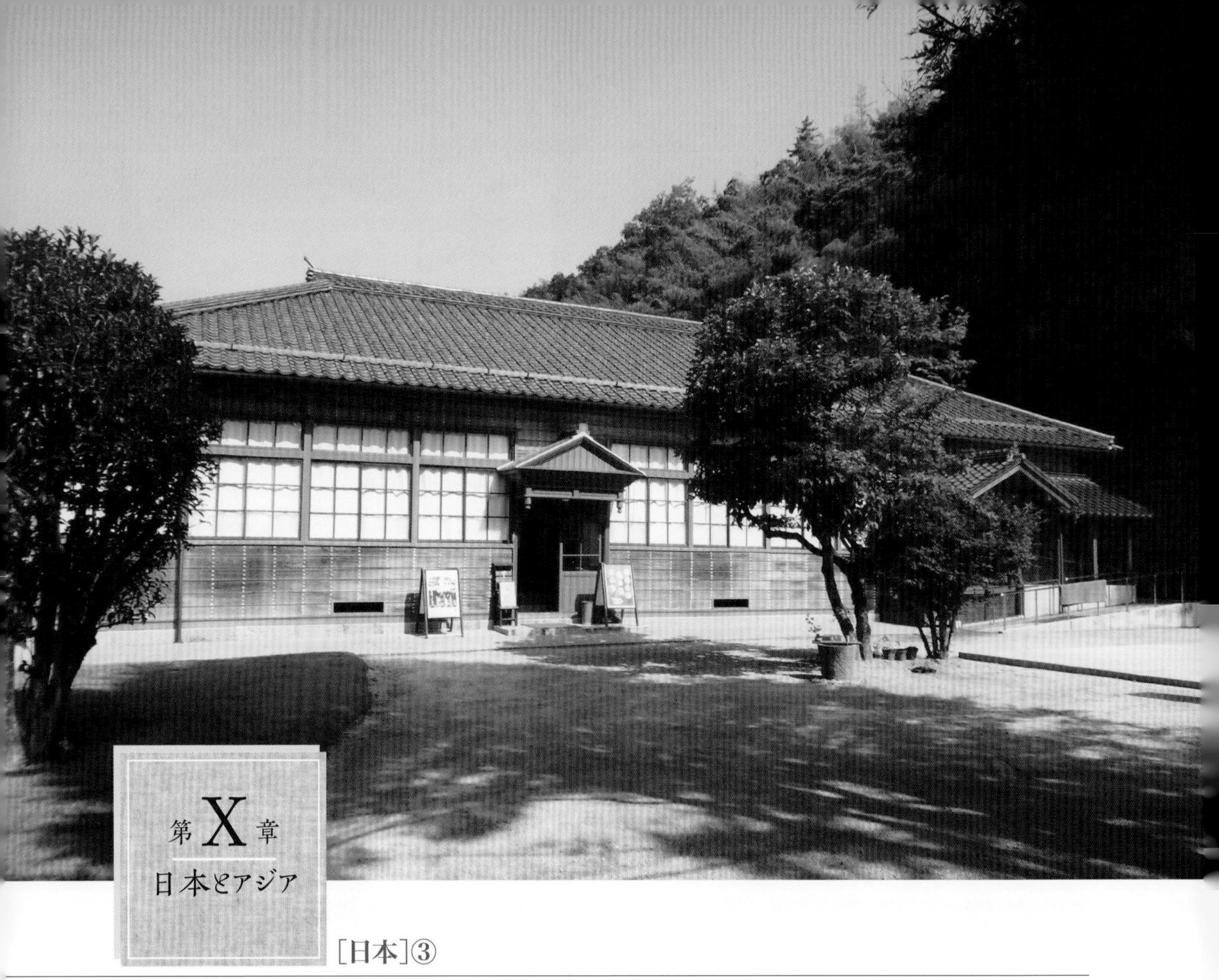

第X章
日本とアジア

［日本］③

1892年創設の津和野町の旧畑迫病院

山口線JR津和野駅から西へ車で15分、谷間に開けた狭小な平地（津和野町邑輝829番地1）に、木造平屋の旧畑迫病院棟が保存されている。現在、「医食の学び舎」と名乗り、東半分は2016年から病院史博物館（月曜日休館）として、復元・公開され、西半分はレストラン「糧」として利用されている。

堀家は江戸初期からこの地の笹ヶ谷鉱山を経営した有力な鉱山師の家系で、堀礼造はその15代当主である。1875（明治8）年に堀家の家督を継いだ礼造は、笹ヶ谷鉱山のほか、全国数十カ所で銅と銀の鉱山経営を行い、「中国の鉱山王」と呼ばれ、財を成した。その富で地域住民に医療を安価に提供する畑迫病院を、

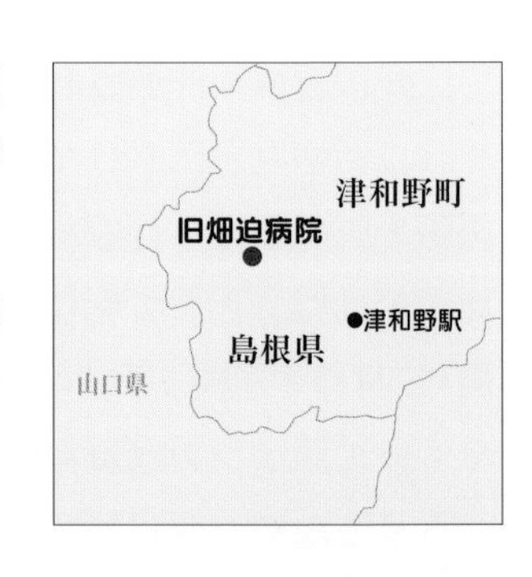

1892（明治25）年8月に現在地で開院した。開院時の院長は吉田興三、医師5名、調剤員2名と地方の病院としては、充実した職員数を誇った。1920（大正9）年には本院と3分院を含め、医師4名、調剤生・調剤助手3名、見習看護婦6名を擁した。医師の履歴を調

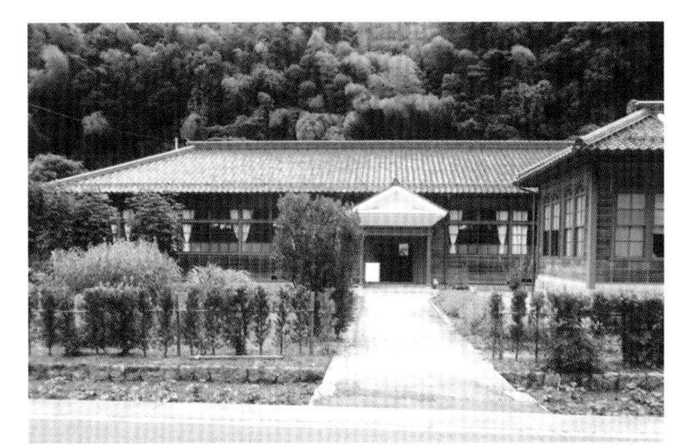

レストラン「糧」

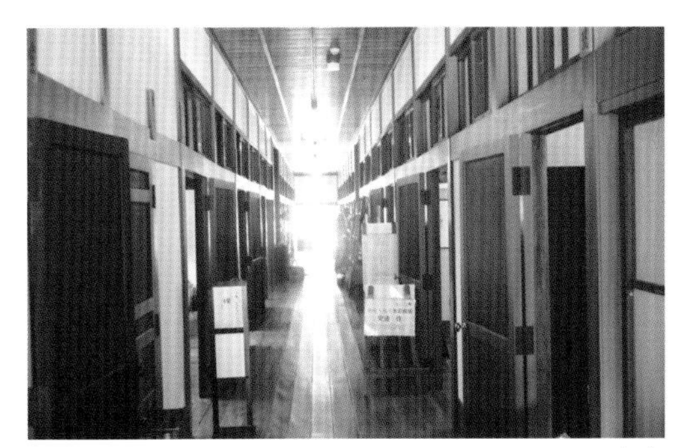

病室

ギャラリー
(旧病室)
病室
看護婦
控室
レストラン「糧」
暗室
薬局
レントゲン室
待合室
受付
入口
手術室
準備室
診察室
準備室
外科室

手術室

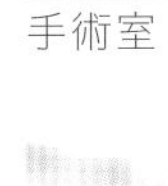

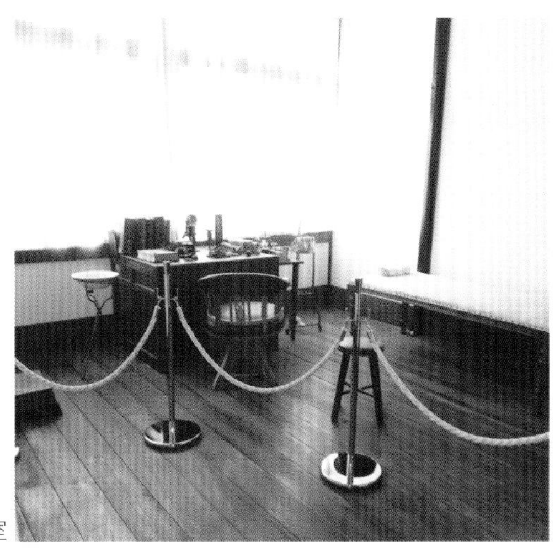

診察室

べたが、吉田興三が1887（明治20）年に山口県吉敷郡在住であったことと、1920年の医師の一人が、医師開業試験合格者であったこと以外、判らなかった。1919（大正8）年にはキング型第2号レントゲン装置を設置した。礼造は中国電力の前身会社の一つ、石見水力電気（1913）や石見製紙（1918）も興した。

鉱山業の不振で、1931（昭和6）年に、堀家は病院の経営から退いたが、地元の医師により、畑迫医院、畑迫診療所として、1984（昭和59）年まで、運営された。

旧畑迫病院は2005（平成17）年に、国指定名勝旧堀氏庭園の一部として文化財に指定された。2012（平成24）年に津和野町が保存修理をして、1917（大正6）年築造の新館部分を、築造時をイメージして復元した。1892（明治25）年築造の本館は残念ながら保存されていない。診察室、待合室、薬局、検査室、レントゲン室、病室、看護婦控室などが復元されているが、特筆すべきは大正時代の手術室で、窓とすりガラスの天井から採光し、室内は明るく、石張の床の周囲には、汚水を流す溝が配されている。

（2017年訪問・撮影）

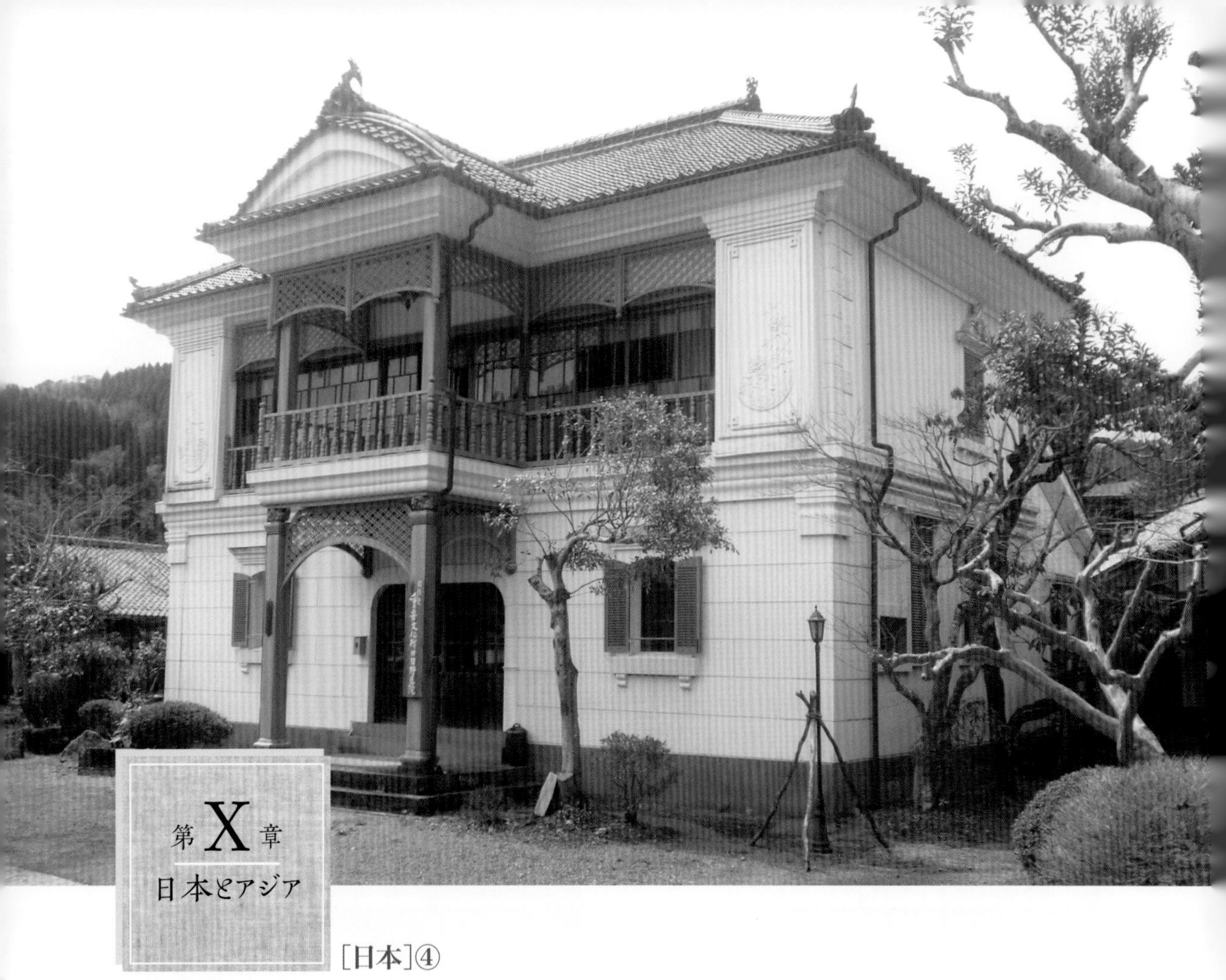

第X章
日本とアジア

[日本]④

1894年建築の由布市の旧日野医院

大分県由布市川西467番地に日野要医師(1864−1923)により、日野医院は1894(明治27)年に建てられた。木造2階建て、外装は擬洋風、内部は和式の日野医院棟は、保存され、公開されている(火曜日休館)。この建物は1999(平成17)年に、国の重要文化財に指定された。

日野要は日野家医家の第3代で、1876年から漢学を学び、1883(明治16)年から翌年にかけ、大分県立医学校で学び、医師となった。1886年には父で村医の日野清記が没した。1892年、東京渋谷区広尾の前年に開院したばかりの日本赤十字社病院で、要は研修を行った。1894年に赤十字社病院旧本館の真新しい建物に似せた擬洋風の日野医院を由布に建てて、同棟で診療を行った。1897(明治30)年には東京の伝染病研究所(所長　北里柴三郎)に行き、1899年まで当時の最新、最高水準の細菌学を学んだ。娘の日野俊子(1896−1995)は、東京女子医学専門学校(現 東京女子医大)を1921(大正4)年に卒業し、医

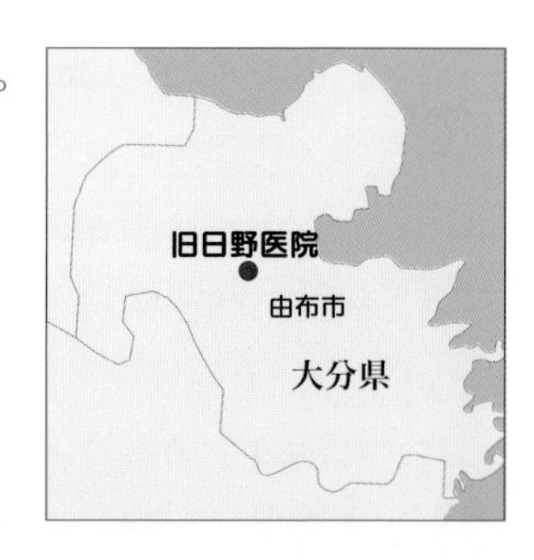

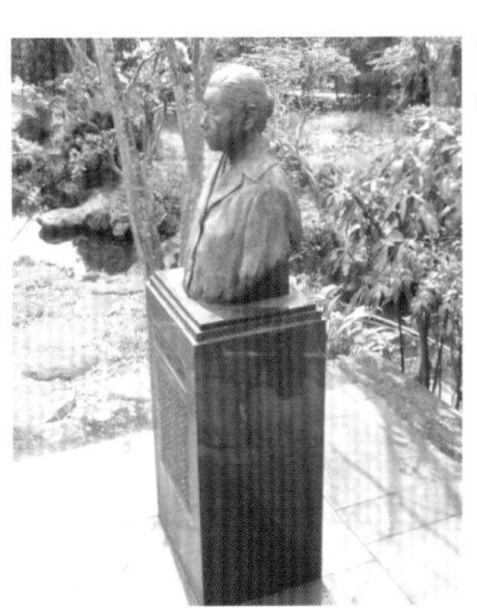
日野俊子胸像のある庭

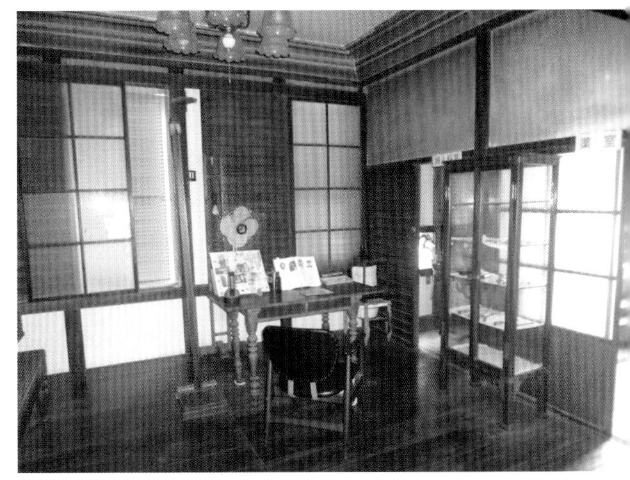
診察室

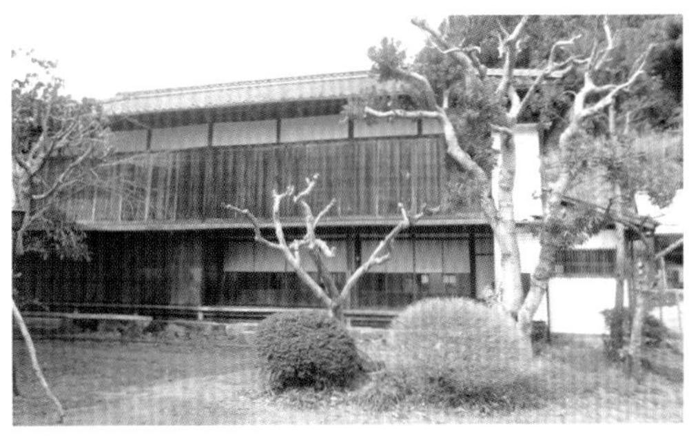
病棟

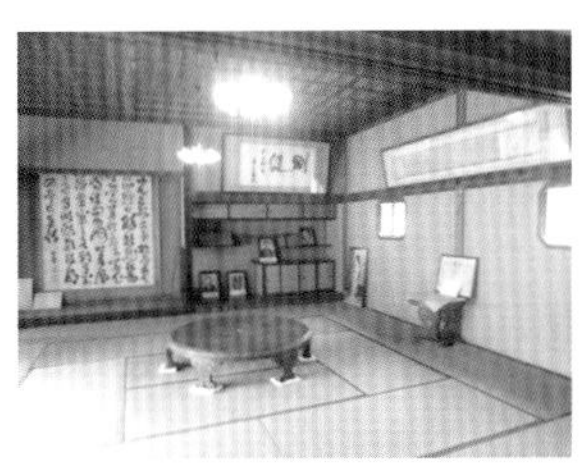
2階の大広間

現在の日野病院

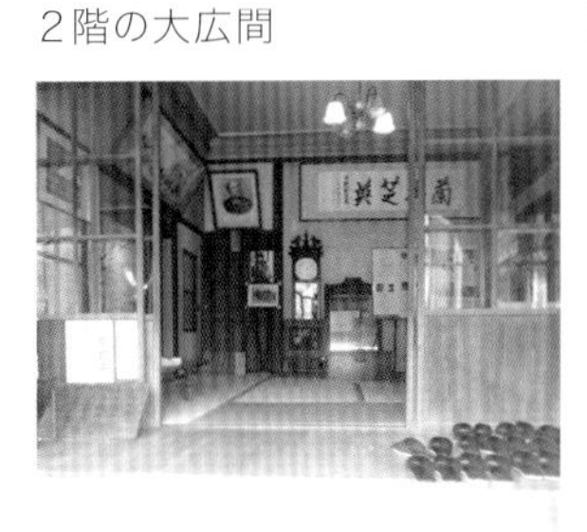
玄関を入ってすぐの待合室（和室）

師になり、東京の浜田病院に勤務した。翌々年には関東大震災があり、浜田病院で被災患者の治療を行った。父要没後の1925（大正14）年には由布に帰り、日野医院長を継いだ。この地方でもっとも古い女医の一人である。1960（昭和35）年には町会議員に選出された。日野医院は1964（昭和39）年に、より街の中心部に近い川南に新築移転し、日野病院に発展した。日野病院は現在、病床数60、第6代の修一郎が院長で、老健施設を併設し、認知症患者の治療と介護に力を入れている。

旧日野医院本館の設計者は、別府浜脇の佐藤平吉である。木造2階建て、寄棟造り、桟瓦葺で、大分県最古の洋風建築といわれている。玄関ポーチと2階のテラスが印象的である。玄関の引き戸を開けると、内部は和式なので、びっくりする。土間で履物を脱ぎ、木製の階段を2段上がると、待合室として利用されていた広い畳敷きの和室がある。この外観が擬洋風の建物の内部1階は、洋室が3室、診察室と俊子が利用していた産科室と薬局だけで、後はすべて和室である。2階には畳敷きの広間が2室ある。

右側に建つ純和風の2階建ての大きな寄棟造りの木造の建物が病室で、1階に土間の台所と4和室、2階に5和室がある。9和室の病室に何名収容したのかは不明であるが、入院患者が20名を超していれば、現在の概念では病院といって良い規模である。庭には俊子の胸像が建つ。

（2016年訪問・撮影）

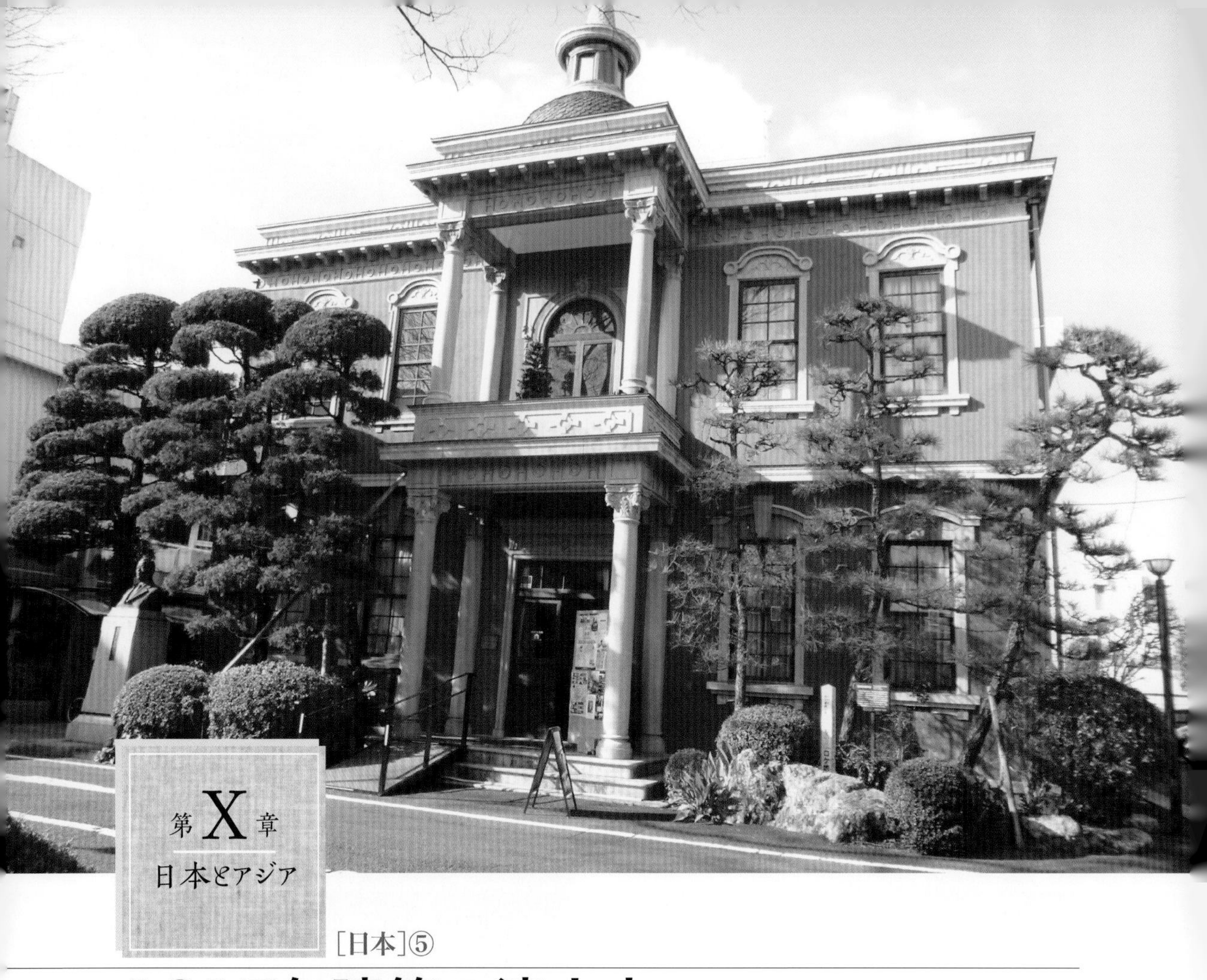

第X章
日本とアジア

[日本]⑤

1917年建築の津山市中島病院旧本館（現 城西浪漫館）

津山市の中心部　田町122番地で盛業中の中島病院（院長　中島弘文、琢之の曾孫）は、現在　常勤医8名、非常勤医6名を擁する病床数110床の内科系の病院である。この病院の起源は、1878（明治11）年に初代中島大二郎が内外医術院を開院したことに始まる。その長男で第2代　中島琢之（たくし）（1885－1956）は、1910（明治43）年東京帝国大学医科大学を卒業し、同附属病院入沢内科に入局、その傍ら、日本医科専門学校教授を兼務した。1914年に津山に戻り、中島病院を開業し、1917（大正6）年に現在地に新病院棟を建てた。これが中島病院旧本館である。琢之は1923年に苫田郡医師会長を、1940年に岡山県医師会長を務めた他、1930年には衆議院議員に、1935年から1943年まで津山市長を務めた。

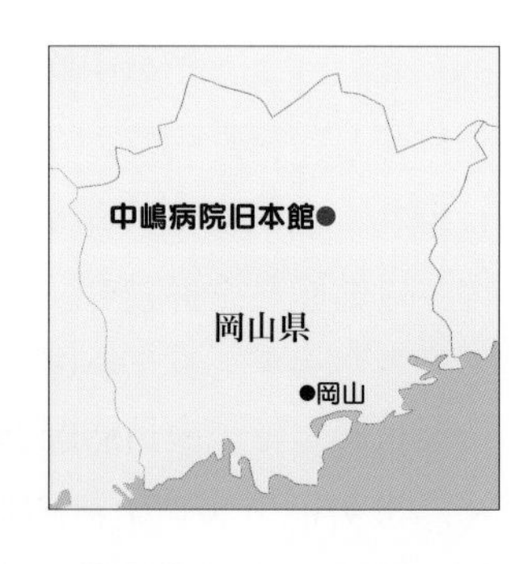

中島病院旧本館は池田豊太郎により設計された。木造軸組構造、2階建て、延べ床面積243平米のこぢんまりした病院である。1階、2階とも5室で、院長室は2階にある。1

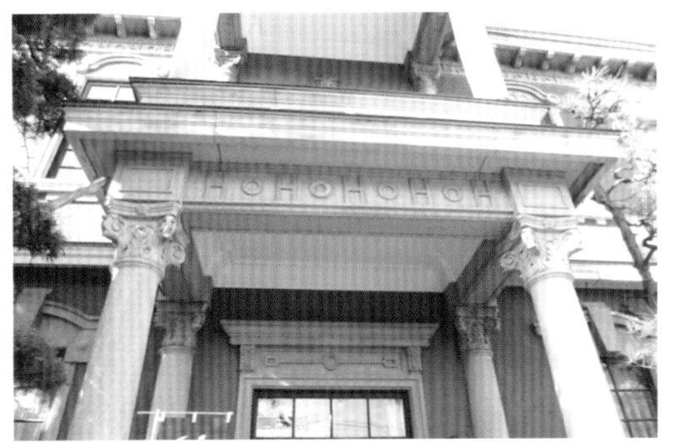

正面玄関の4本のコリント式風人造石柱。その上はバルコニー

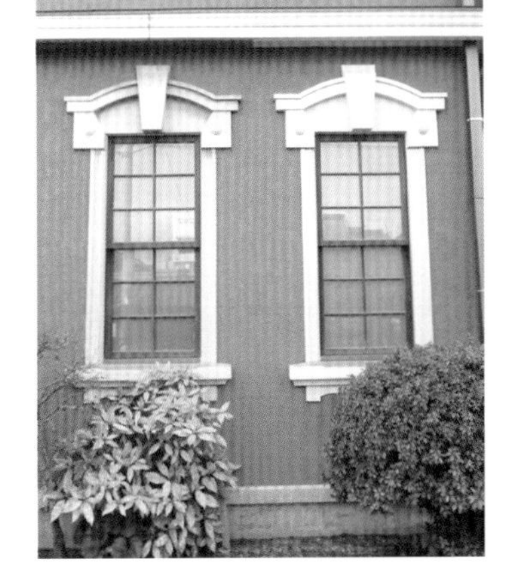

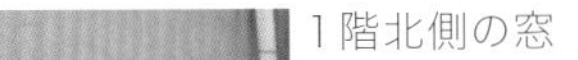

1階北側の窓

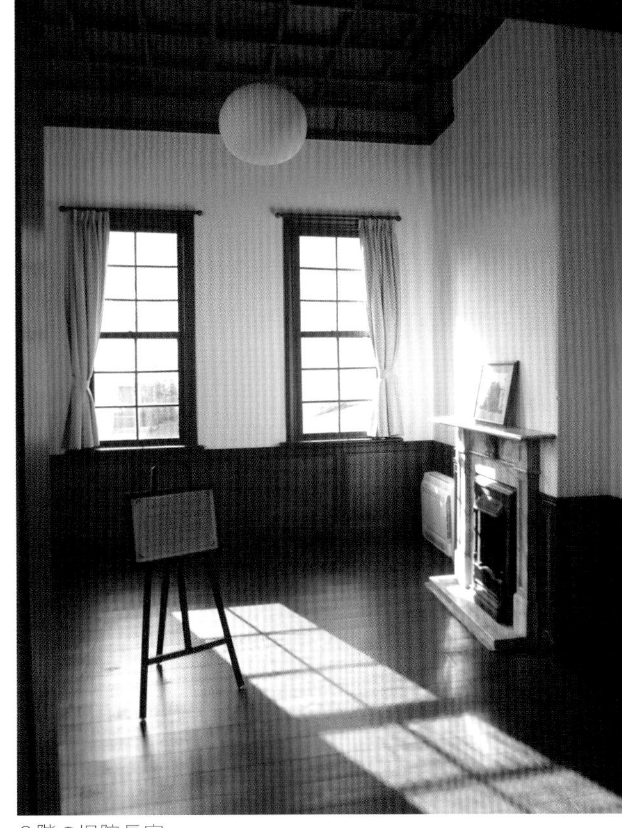

2階の旧院長室

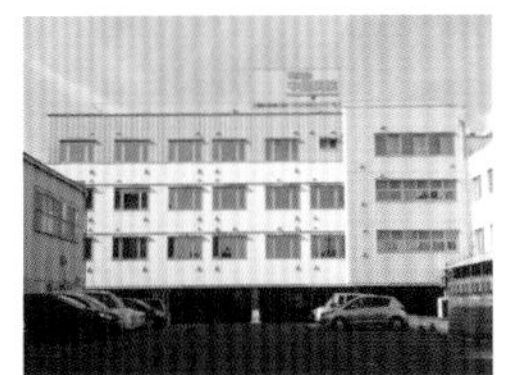

現在の中島病院

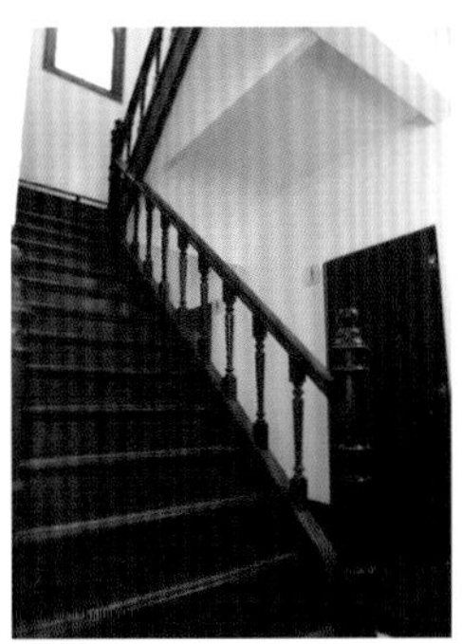

2階へ通じる階段

階の1室が現在、中島琢之資料展示室、2階の1室が津山の蘭学者の展示室となっている。屋根や窓の細かい装飾が特徴で、部屋ごとに異なる材質の大理石を使った暖炉が4室に設置されている。外装は、表面を掻き落としたモルタル壁仕様、東側正面玄関には4本のコリント式風の人造石柱で支えられたポーチを設け、2階はバルコニーに、その上部にドーム屋根を冠している。

この病院を建てた池田豊太郎は地元の腕の良い棟梁で、中島病院以外に、妹尾銀行津山東支店（旧津山洋学資料館、1920年建築）、キリスト教図書館十字会館、旅館対鶴楼（現 聚楽園迎賓館）、妹尾銀行林野支店などを建てた。

大正時代の病院建築として、稀有で、貴重な建物である。80年間にわたり、中島病院本館として利用されてきた。老朽化のため取り壊しの話が出たが、市民の要望で中止され、2008年に津山市に寄贈され、2年後、国の登録有形文化財に指定された。現在は城西浪漫館として、観光客の休憩所、カフェとして営業し、幕末の津山藩の蘭学者　宇田川榕菴が飲んだといわれる珈琲を復刻し、提供している。内部が公開（月曜日休館）され、玄関左手に中島琢之の胸像が置かれ、南側に隣接して、現役の中島病院がある。

（2015年訪問・撮影）

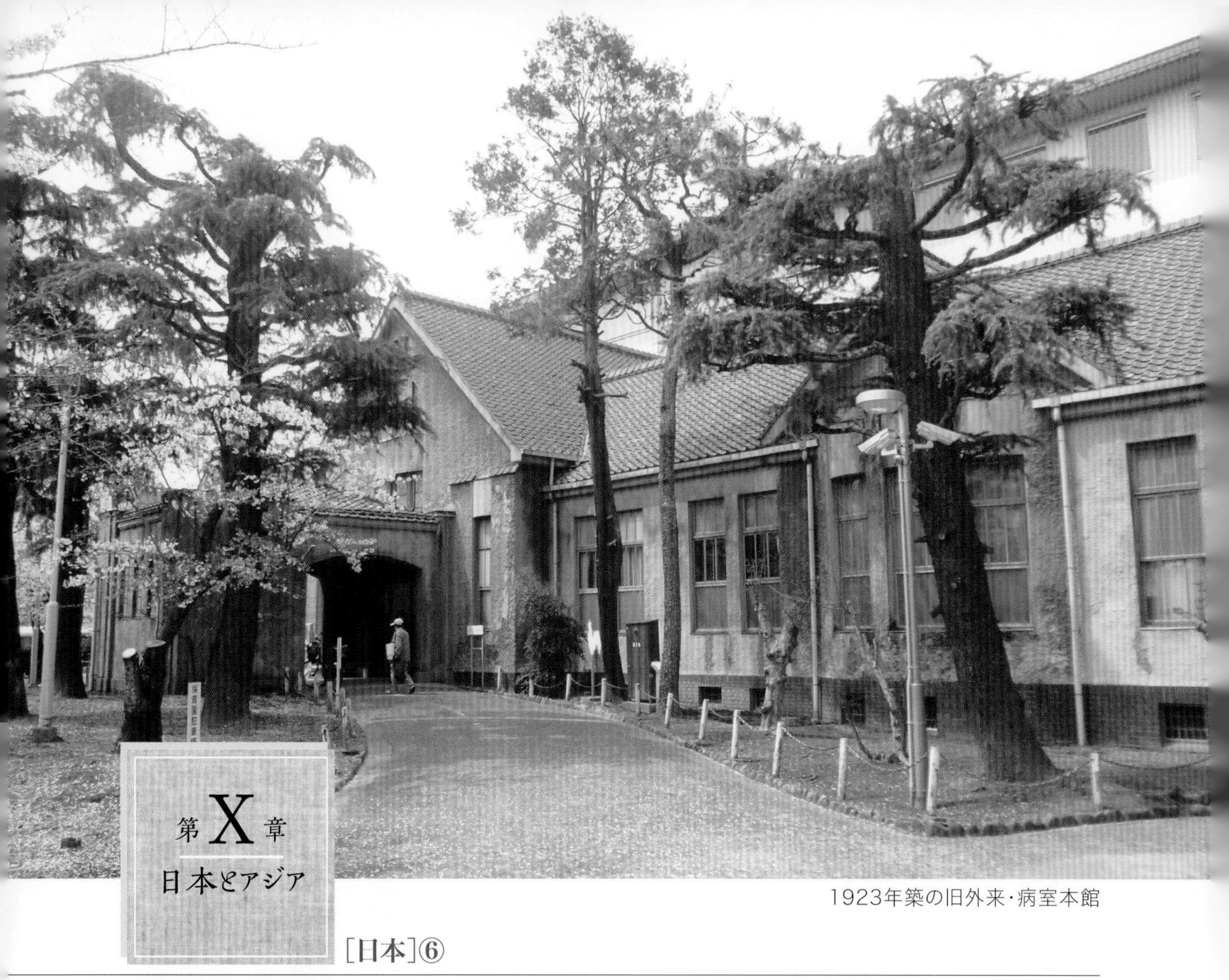
1923年築の旧外来・病室本館

第X章
日本とアジア

[日本]⑥

創設当時の1923年の本館が残る 倉敷中央病院

倉敷の大原孫三郎（1880－1943）は倉敷紡績（現 クラボウ）社長を務めたが、得た利益を私することなく、社会に還元した。1914年に大原奨農会農業研究所（現 岡山大学資源生物化学研究所）、1919年に大原社会問題研究所（現 法政大学大原社会問題研究所）、1921年に大原労働科学研究所（現 労働科学研究所）、1923年に倉紡中央病院（現 倉敷中央病院）、1930年に大原美術館を創設した。

1918年の倉紡万寿第二工場の操業開始を機に、孫三郎は病院の新設を決意した。京都帝大総長 荒木寅三郎（1866-1942）と医学部長 島薗順次郎（1877-1937）の意見を求め、両者を顧問として、病院設置企画を進めた。近江八幡のヴォーリス（1880－1964、近江兄弟社の創設者の一人、建築家）の結核療養所（1918年開設、現存、現ヴォーリス記念病院旧本館）を参考に、病院臭くない明朗な病院、東洋一の立派な病院の設立を、基本方針とした。1921年に建築工事を開始し、1923（大

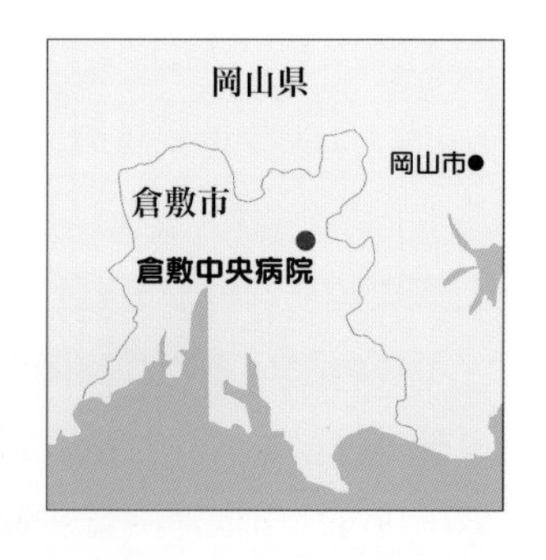

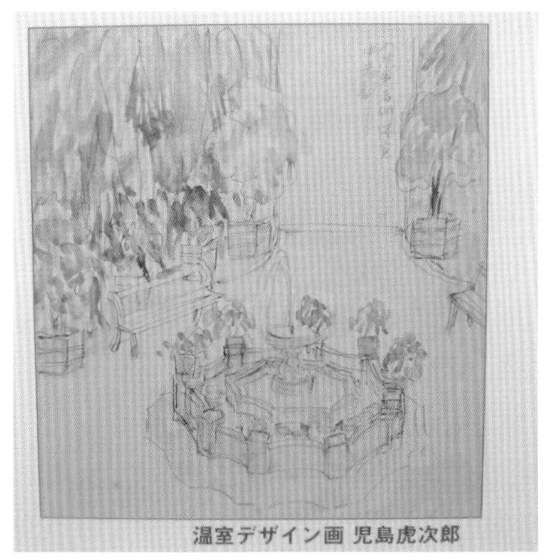

児島虎次郎による
温室デザイン画

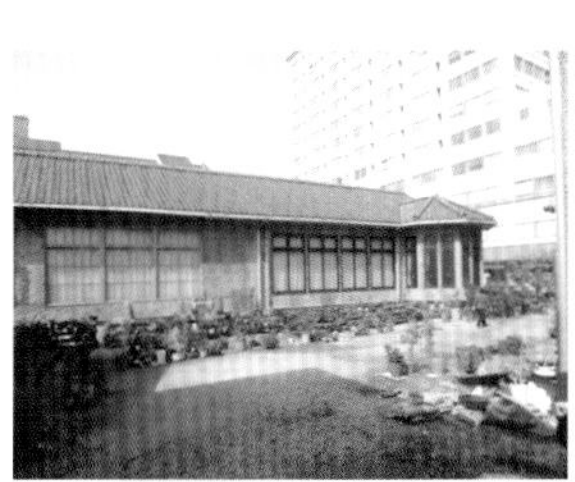

第一病舎

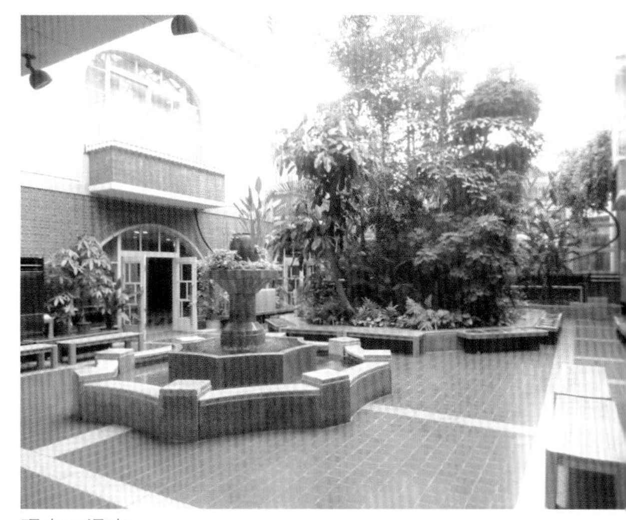

現在の温室

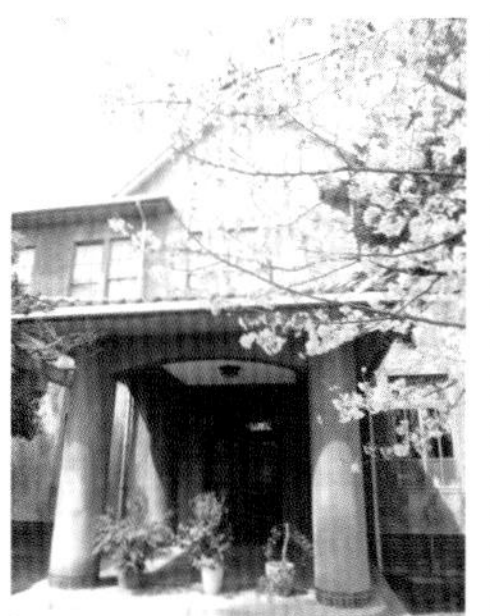

旧事務本館

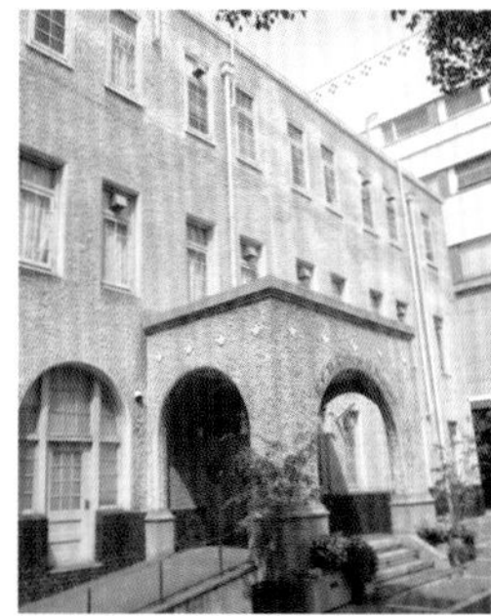

旧研究室棟（現看護学校棟）

正12）年7月1日に京都帝大系の医師を招聘して、開院した。まず、外来棟、第一、第二、第三病舎の７診療科、83床で開院し、翌年、第四〜第八病舎を増築して、220床になった。岡山県では岡山医大に次いで2番目に古い看護婦養成所を、開院時から置いた。1926年に研究棟を増築、1927年に倉敷中央病院と改称した。現在、標榜科目39科、常勤医師477人、病床数1161床の日本屈指の大病院になった。

現在の敷地の南部に創設当初の病院棟が４棟残っている。道路に面して、東側から、1926年築の研究室棟（もともと2階建て、現在は3階を増築して、看護学校棟として利用）、1923年築の事務本館（耐震性に難があり、現在は使用していない）、1923年築の外来・病室本館（現在は保育所棟として利用）とその東奥の病室の４棟である。内部の見学はできないが、とくに興味のある方は、地域連携室に申し込むと、便宜を図ってくれることがある。

この病院の特徴は温室と呼ばれる庭園を持っていることである。開設当時から庭園は置かれ、新館に建て替えた現在も継承されている。大原美術館の絵画を西欧で収集購入した児島虎次郎（1881－1929）が、孫三郎の依頼で、フランス、ベルギーの歴史ある病院内庭の噴水をスケッチし、それをモデルに、噴水が庭園に置かれた。残念ながら、虎次郎は庭園の広さまでは伝えなかったようで、この庭園は、いかにも狭い。倉敷中央病院は庭園を受容したが、しかしながら、同じく西欧の病院には必須の施設である、チャペルといった宗教施設は受容しなかった。孫三郎自身は敬虔なキリスト教信者であったが。　（2016年訪問・撮影）

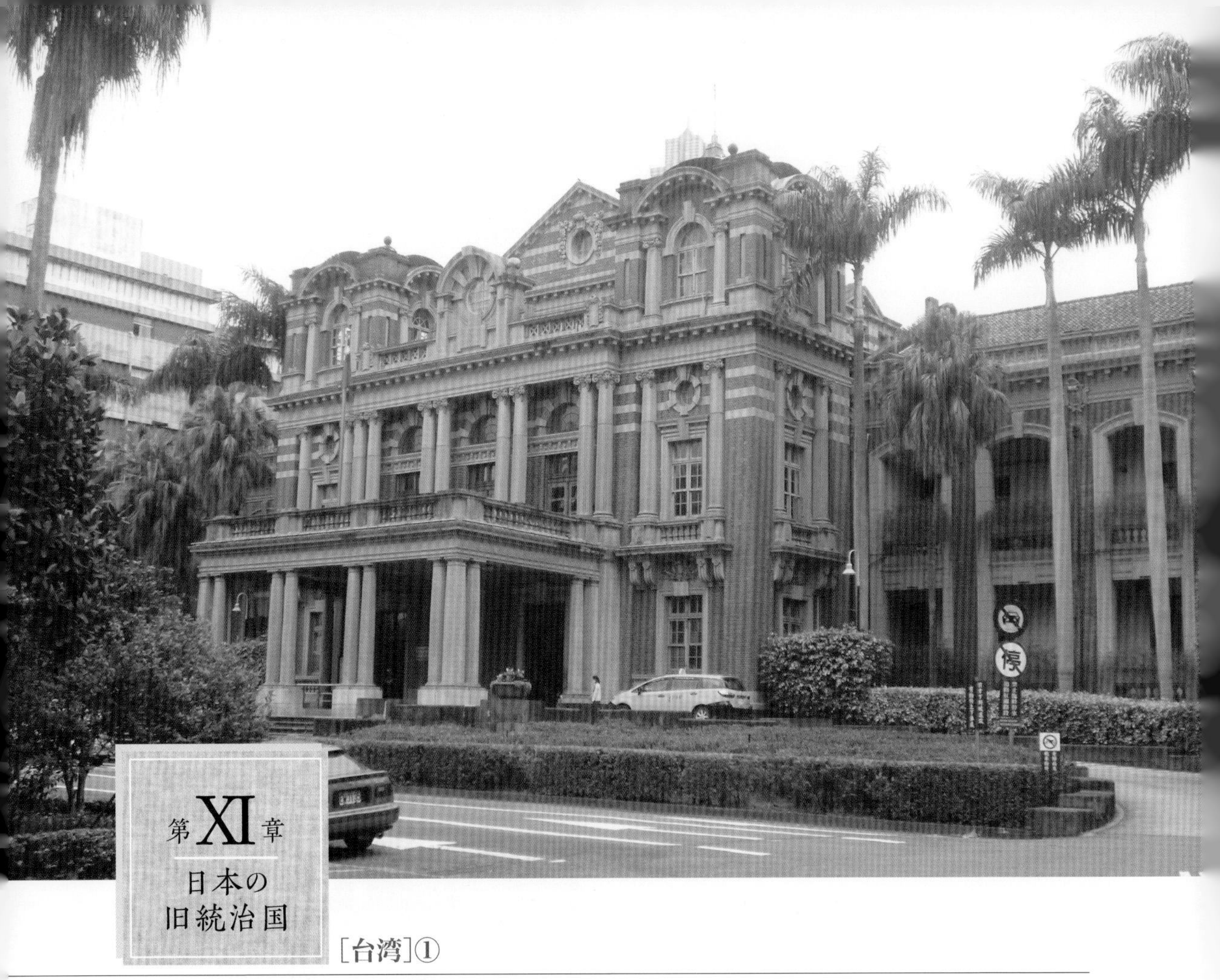

第XI章
日本の
旧統治国

［台湾］①

1924年に建てられた旧台北帝国大学附属医院

1895年に台湾総督府が置かれ、日本による台湾統治が始まった。1895年に台湾病院が置かれ、翌年台北医院と改称した。1897年に台北に医学講習所が設置され、1898年に現在地の仁愛路に移転した。1899年には台湾総督府医学校に昇格した。この学校は1919年に台湾総督府医学専門学校に、1927年に台北医学専門学校となった。1928年に創設された大日本帝国における7番目の帝大、台北帝国大学に、1936年に医学部が増設された。台北医専も1945年まで台北帝大附属医学専門部として併存した。

帝大医学部設置に先駆け、1907年に台北医院の建設が始まり、1916年に現在の常徳街（MRT台大医院駅南東）に、総督府技師　近藤十郎（東京帝大建築科卒）の設計で、辰野金吾風の一部3階建て、煉瓦外装の威風堂々とした台湾総督府台北医院主体部分（台湾語で医院は病院を意味する）が完成した。全館の完成は1924年になるが、帝大医学部発足と共に、この病院が台北帝大附属医院となり、戦後

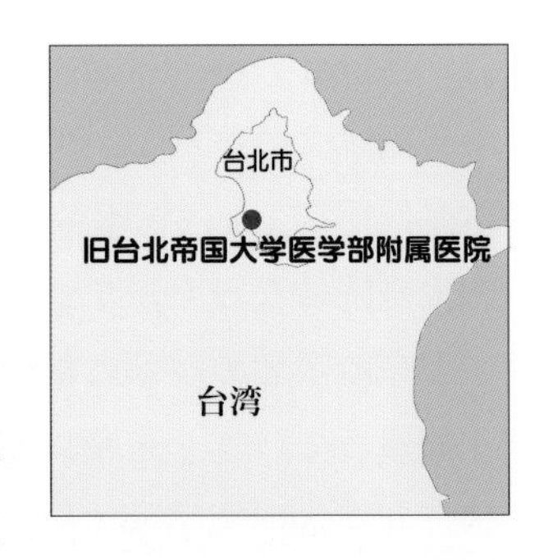

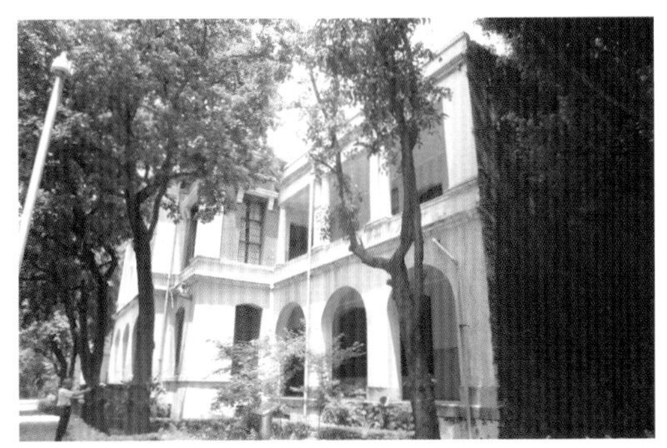

旧医学部棟外観

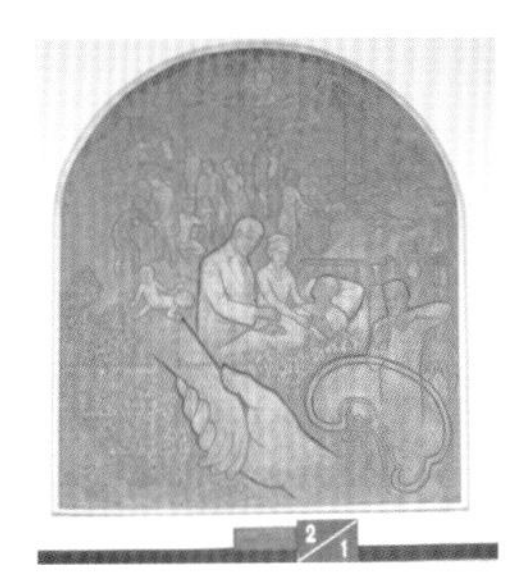

附属医院ロビーのレリーフ(楊英風作)

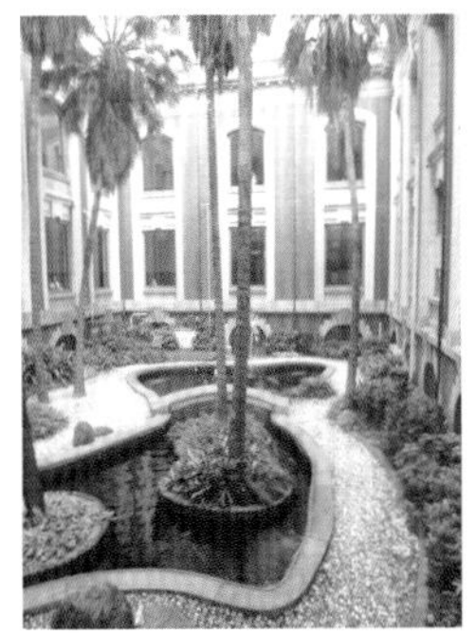

附属医院中庭

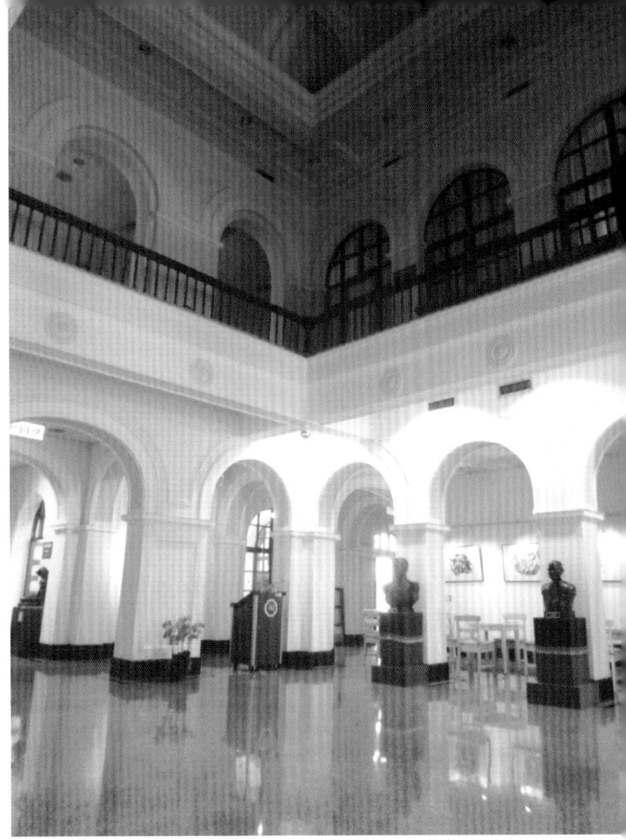

旧医学部棟のロビー

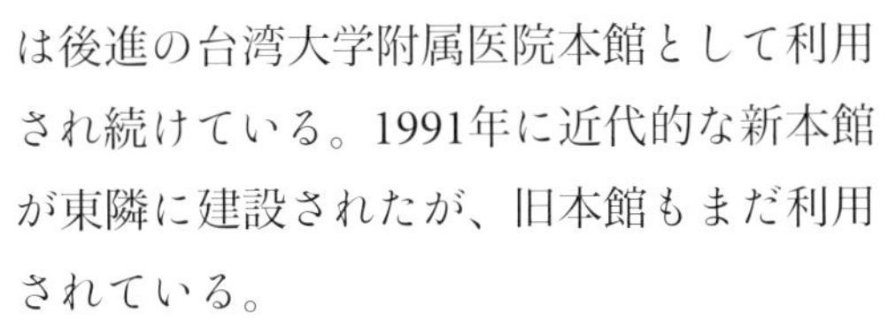

は後進の台湾大学附属医院本館として利用され続けている。1991年に近代的な新本館が東隣に建設されたが、旧本館もまだ利用されている。

赤煉瓦の鉄筋コンクリート（RC）構造、左右対称、外観は古典様式を取り入れたデザインで、正面玄関にはポーチが付き、柱頭はイオニア式、三層に該当する正面の頂部には三角形のペディメントが載る。南方らしい街路樹である椰子との調和が、いかにも台湾である。玄関を入ると吹き抜けの大ホールがある。その奥には長方形の中庭があり、鯉の泳ぐ池と数本の椰子の木が立つ。ホール左手には受付がある。これほど保存状態の良い大正時代の大病院棟は、日本国内にもない。手入れが行き届いた建物である。

当時の医学部の建物は附属医院東南の仁愛路1段1号にあり、総督府医学校時代に建設された。国立台湾大学医学院の正門を入

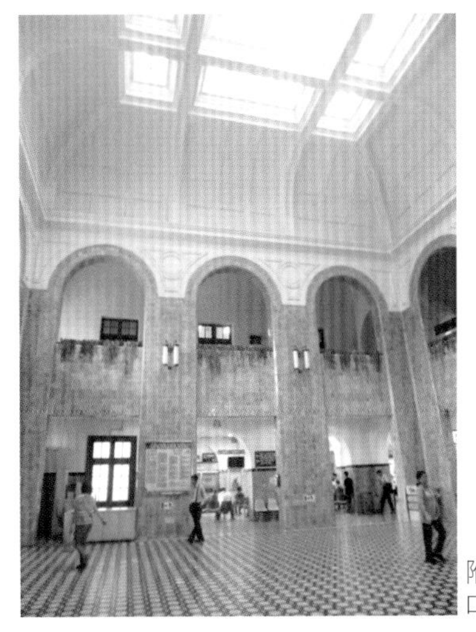

附属医院ロビー

ると、その左手に当時の校舎が保存され、医学人文博物館となっている。1907年の建築で、設計は附属医院と同じ近藤十郎である。博物館（旧医学部校舎）正面を入ると、広い吹き抜けのロビーに数体の胸像が置かれ、その一つは総督府医学校初代校長の山口秀高である。

（2015年訪問・撮影）

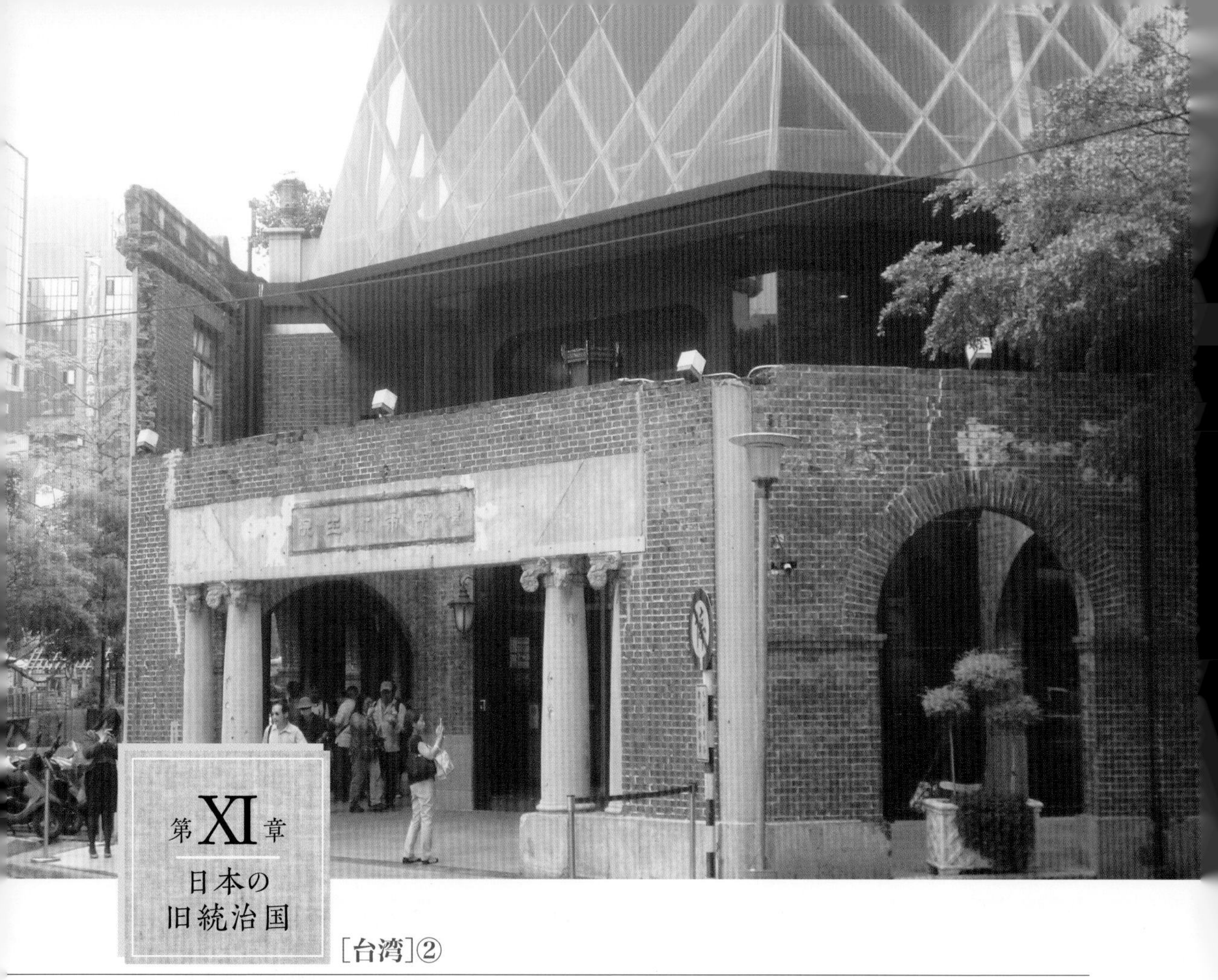

第XI章
日本の
旧統治国

［台湾］②

1927年に建てられた台湾・台中市の宮原眼科

台中に観光名所としても有名な宮原眼科がある。日本統治時代に宮原武熊（みやはら・たけくま）医師が建てた眼科医院棟に、2011年末にアイスクリーム屋と甘味菓子店が「宮原眼科」の名前で開業し、たいへんな人気である。日本語のガイドブックにも、すでに、収載されている。

日本統治時代の1917年に建てられたレトロな台中駅を降り、徒歩で3分、1927年に開業した宮原眼科医院の建物がある。敗戦後の1945年から1959年までは台中市衛生院、すなわち、保健所として利用されていた。1999年の台湾大地震と2008年の台風で、建物は損壊したが、台中の日の出乳酪グループが購入し、アイスクリーム屋、甘味菓子店として営業を開始し、その店名命名のユニークさもあり、台湾内外の若者を惹きつけている。

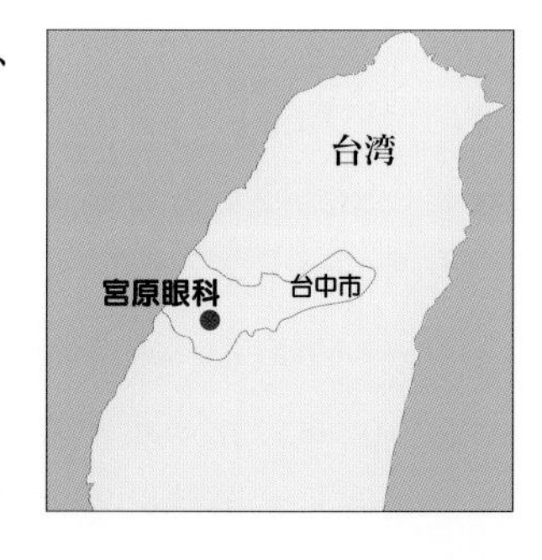

宮原武熊は1874年に鹿児島県知覧に生まれ、1900年に愛知県立医学校を卒業し、東京帝国大学選科で学んだ。1904年からミュンヘン大学、ウイーン大学眼科に留学し、

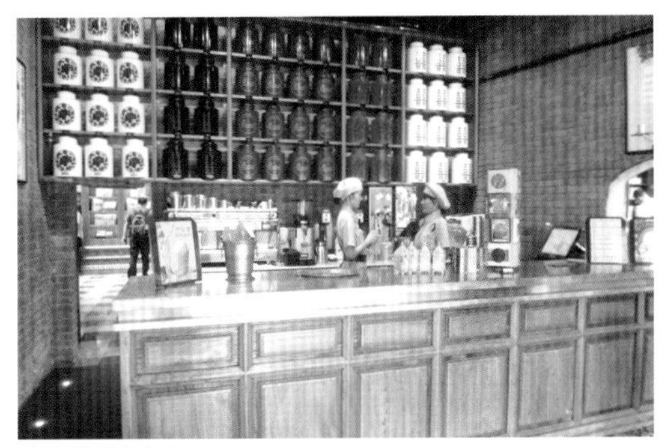

宮原眼科店内

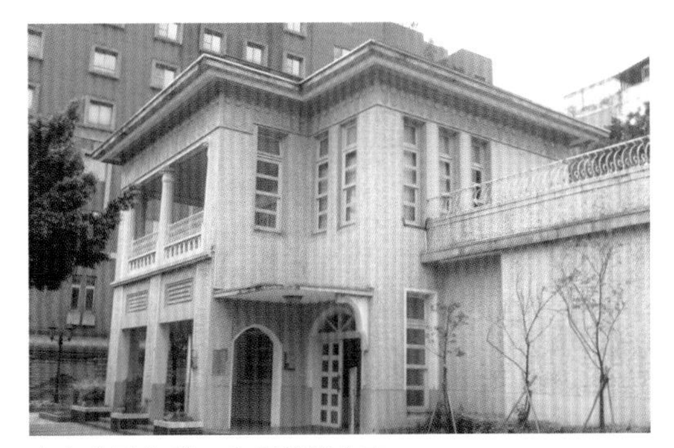

台中公園北部の宮原武熊自宅

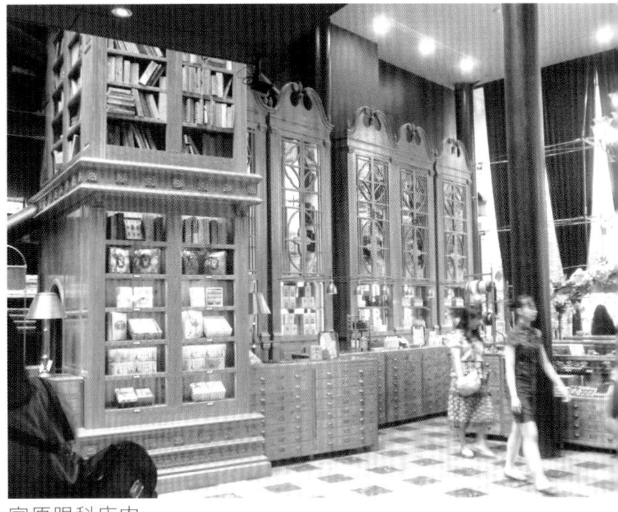

宮原眼科店内

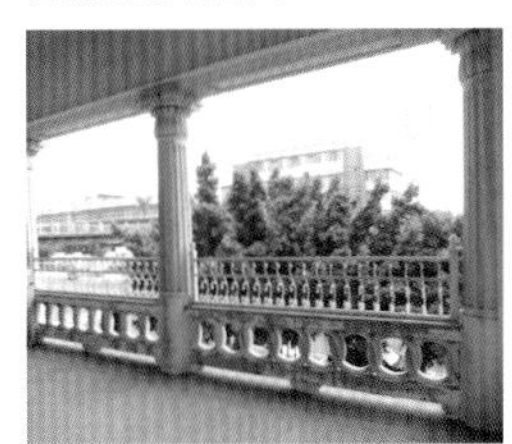

旧自宅ベランダ

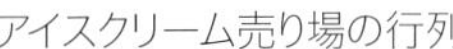

アイスクリーム売り場の行列

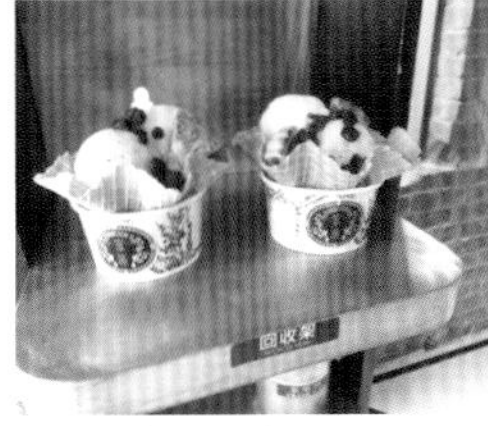

アイスクリーム

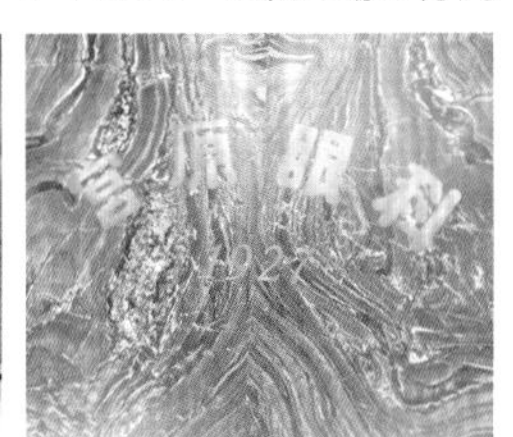

玄関の床

1907年末に帰国した。しばらく鹿児島市で開業し、その傍ら1918年から23年まで東京帝大眼科・生理学教室で研究し、1923年に東京帝大より医学博士号を授与された。1925年から1年間、台湾総督府台南医院眼科医長を務め、いったん日本に戻ったが、1927年に台中市栄町（現 中山路20号）に宮原眼科医院を開業した。1929年に台中医師会長、1933年に台中州会議員、1945年に台中商業専修学校長を兼務した。1929年には台中公園の北側に洋式の自宅を建て、戦後この建物は、台中市長公館として利用された。現存し、内部の見学ができる。1933年の史料に、宮原眼科医院は院内に100名の患者が受け入れ可能であり、24の病室を持つとある。また展望台と娯楽室を持ち、1階にイオニア式の柱をもつアールデコ調の大規模建造物であった。

荒れ放題だったこの建物の内部を「復元」し、アイスクリーム屋と甘味菓子店が入り、現在、大勢の購買客や観光客で賑わっている。歴史的な正確さからは、この「復元」にはとうてい合格点は付けられない。しかしながら、宮原武熊医師が日本統治時代の台中で開業した証拠として、また現在の台湾の人々が日本統治時代を肯定的に評価している証拠として、大きな意味がある。宮原武熊は1946年4月に日本へ引き揚げ、鹿児島市で宮原眼科を開業し、白内障の手術で盛業し、1957年に84歳で亡くなった（曾孫　鹿児島大学鈴木紳介氏の情報）。

（2015年訪問・撮影）

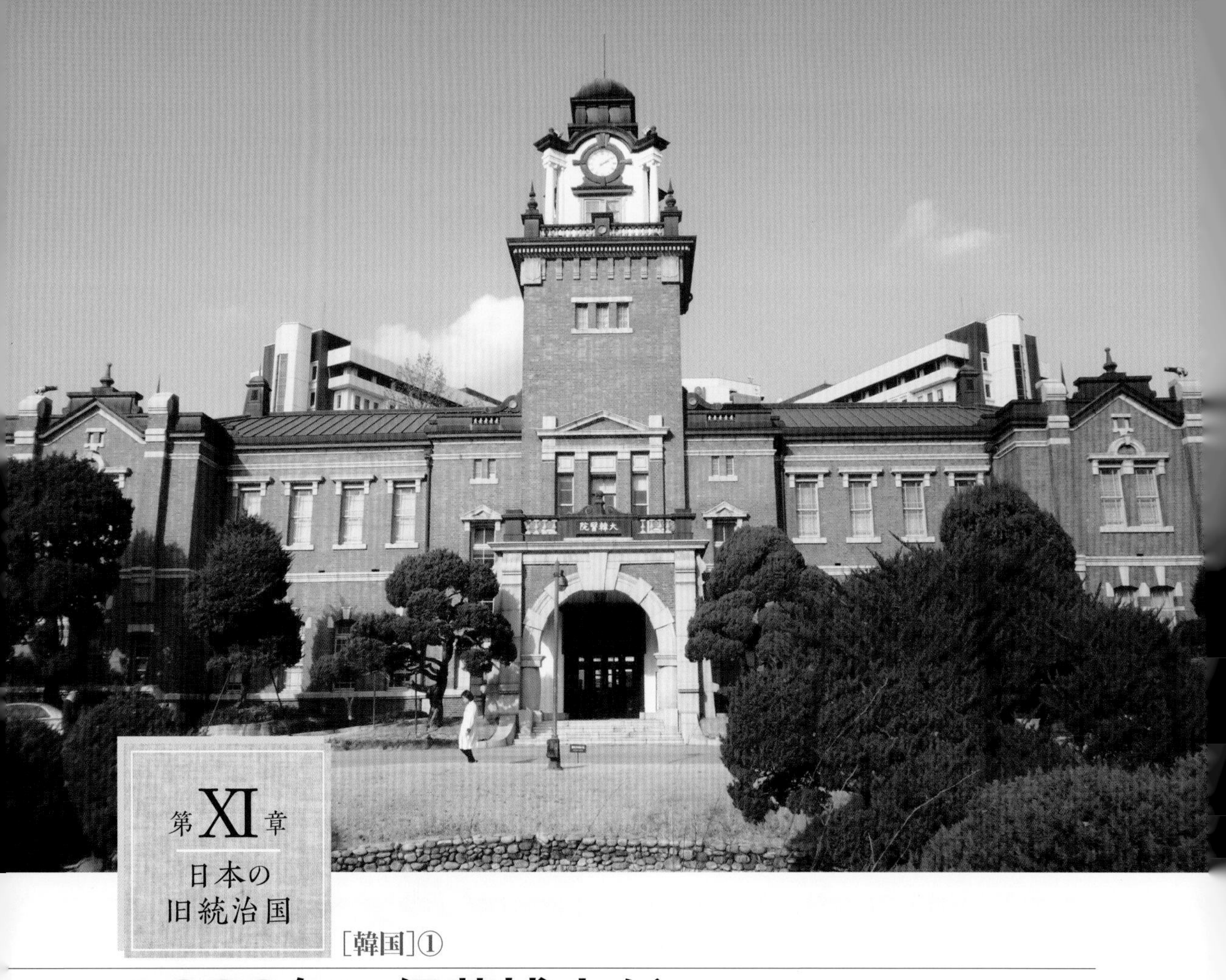

第XI章
日本の旧統治国

［韓国］①

1908年に伊藤博文が韓国の京城に建てた大韓医院

伊藤博文（1841－1909）は第二次日韓協約後、1905年から1909年まで大韓帝国（李氏朝鮮末期の1897年～1910年の国号）における日本人吏員の長である初代韓国統監を務めた。当時、京城の衛生状態はひどく悪く、病院もアメリカ人宣教医が運営する済衆院という小病院、日本人居留地に漢城病院という小病院があるだけであった。伊藤博文は1906年に京城へ到達するや、弱小病院を集大成し、基幹的な大病院を建てる構想を出した。形式的には当時の皇帝　純宗が勅命を出し、1907年に着工、1908年に大韓医院（この医院は病院の意味）が馬頭山という小高い丘の上に竣工した。伊藤は1909年10月26日に韓国人テロリスト安重根により、ハルピン駅頭で暗殺された。

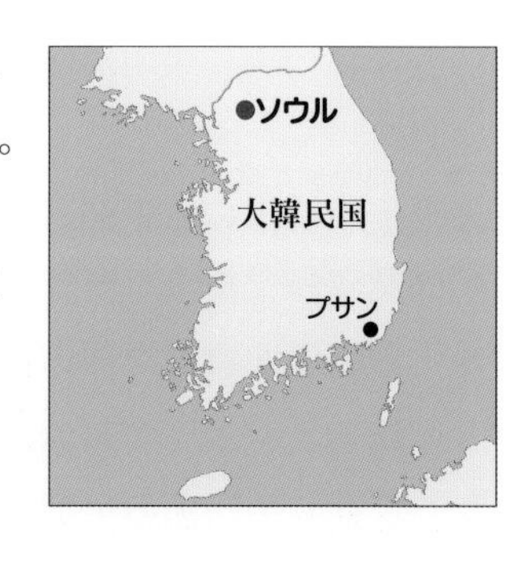

史跡248号に指定されている大韓医院は、総督府医院、京城帝大附属医院を経て、現在はソウル大学校医科大学附属病院のシンボル的な建物として保存されている。内部は医学史博物館として公開（月～金、土は

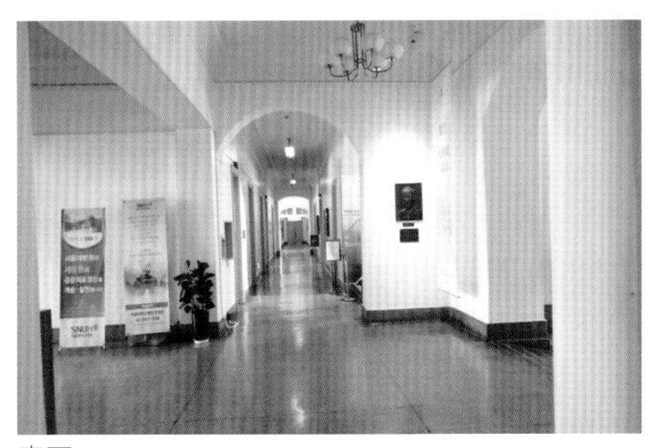

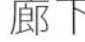

廊下

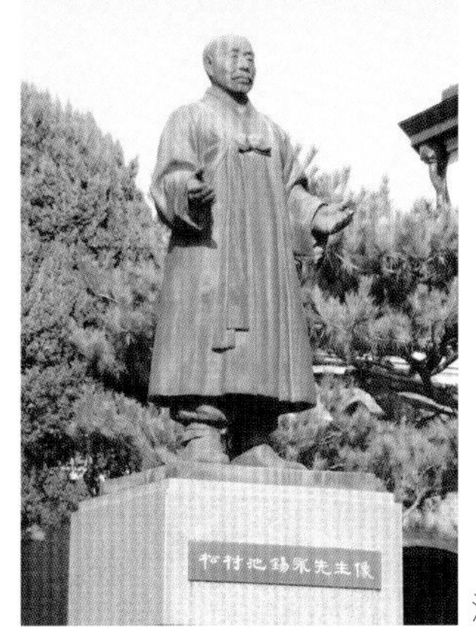

池錫永像

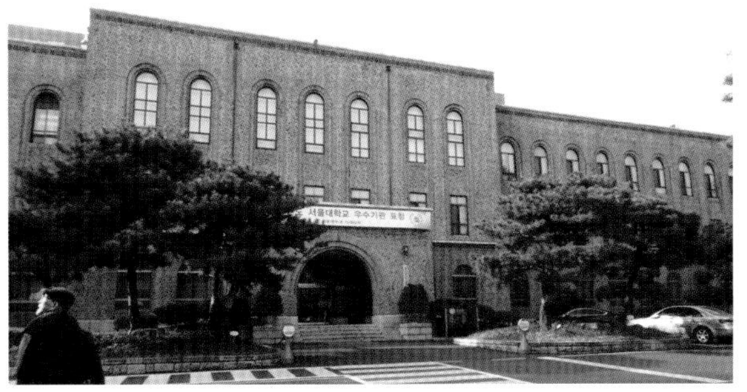

旧京城帝国大学基礎医学棟(現 ソウル大学校)

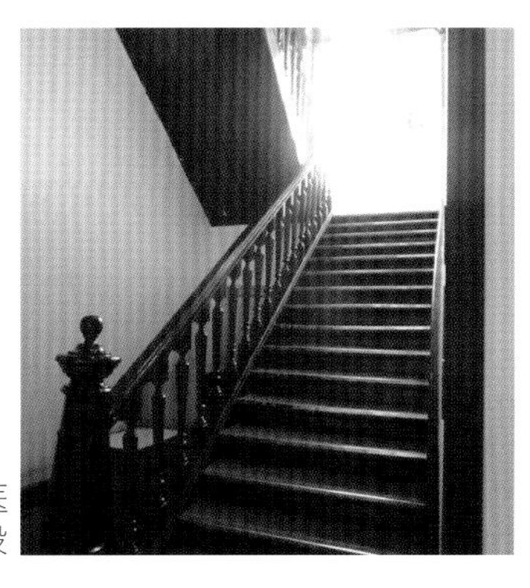

大韓医院階段

午前中）されている。大韓医院の開院の際の記念アルバムが拡大、復元され展示されている。その第１頁には伊藤博文の肖像写真が掲げられていたが、最近、何者かがそれを取り外した。現在の韓国人による歴史の隠蔽の一例であろう。

大韓医院の前庭には、池錫永（チ・ソギョン、1855－1935）の大きな銅像が建つ。池錫永は朝鮮人で最初に種痘に興味を抱き、1879年の2カ月間、日本海軍が釜山の日本人居留地に置いた朝鮮最初の近代的な病院済生医院（現在の釜山観光ホテル敷地南）で、院長の松村譲と海軍軍医の戸塚積斎から種痘手技を学んだ。痘苗と種痘針を貰い、それを使って、忠州で同年末、朝鮮人による朝鮮人への最初の種痘を行った。1899年に大韓帝国政府は官立医学校を置き、池錫永は校長に就任した。1907年に官立医学校は大韓医院教育部と改称され、池はヒラの教員に格下げになった。教育部長は京都帝大卒の佐藤剛蔵が務めた。大韓医院附属医学校、総督府医院附属医学講習所を経て、この医育機関は1916年に京城医学専門学校に昇格し、日本人と朝鮮人共学で医学教育を実施した（1945年まで存続）。1926年に京城帝大が創設されると、大韓医院棟は京城帝大附属医院本館となった。戦後、ソウル大学校医科大学と改称した京城帝大医学部は、ソウル市惠化（エファ）の現在も同じキャンパスに置かれている。医学部基礎医学棟と守衛所は、京城帝大創設時の建物が、現在も使用されている。帝大の医書はソウル大学校医学図書館の貴重書庫で大切に保存されている。なお大韓医院の後庭には「大正11年」と記された実験動物供養石塔があるが、これも韓国人が認識すれば、元号が記載されているので、隠蔽されてしまうだろう。

（2017年訪問・撮影）

註：1897年までは朝鮮、1897年～1910年は韓国(大韓帝国)、1910年～1945年は朝鮮、1945年以後は韓国(大韓民国)

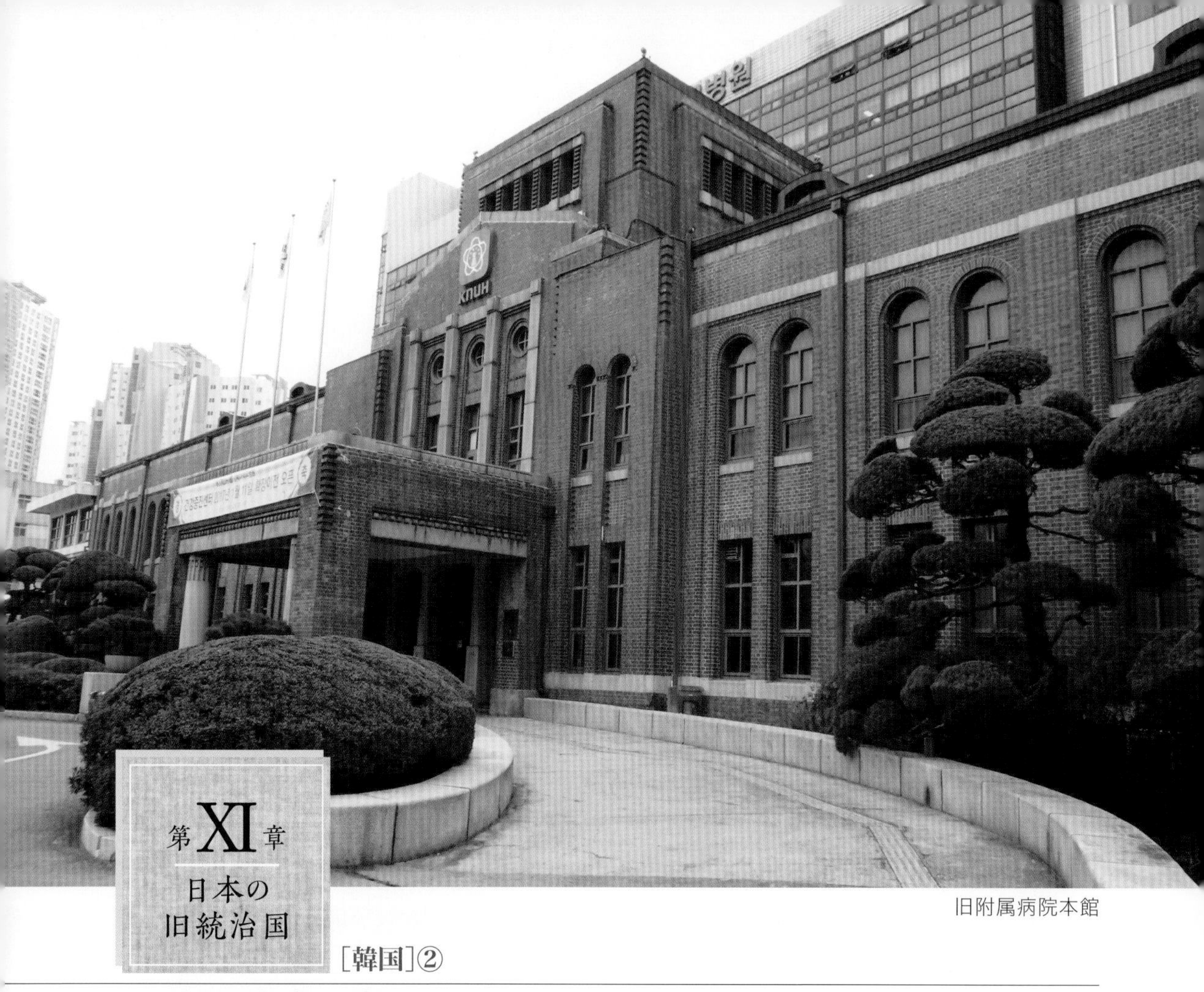

旧附属病院本館

第XI章
日本の
旧統治国

［韓国］②

1928年竣工の 大邱医学専門学校附属病院

日本統治下の朝鮮において、京城医学専門学校に続き、官立の医学専門学校は、1933（昭和8）年に平壌と大邱（たいきゅう）に創設された。1907（明治40）年に平壌と大邱に同仁医院（この医院は病院の意味）が創設された。同仁会は当時、日本の影響の強かった東アジア各地に日本人医師を派遣し、病院を建てた組織である。現在の韓国人・中国人研究者は、日本の侵略の先駆者としての側面からしか同仁会を評価していない。これは物事の一面しか捉えておらず、残念である。同仁医院時代から、小規模ではあるが、朝鮮人に医学教育を行っていた。また貧困な朝鮮人に無料で医療を提供していた。

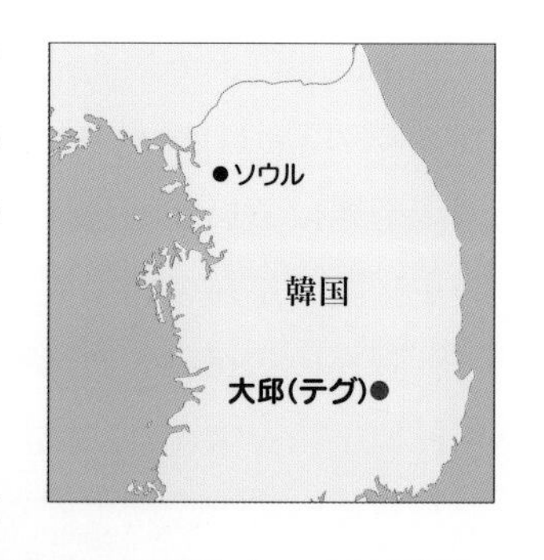

1910年に日韓併合がなり、この年、朝鮮総督府により慈恵医院に改組され、1919年に道に移譲され、道立病院となった。1928年に現存する病院棟が竣工し、1933年に大邱医専附属病院に発展した。医育機関は1923年に私立医学講習所（慶北大学校医科大学は、この年を創設年としている）へ、1924

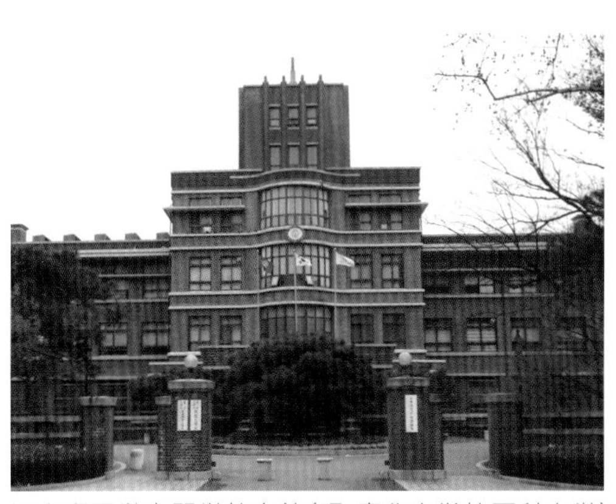

旧大邱医学専門学校本館（現 慶北大学校医科大学）

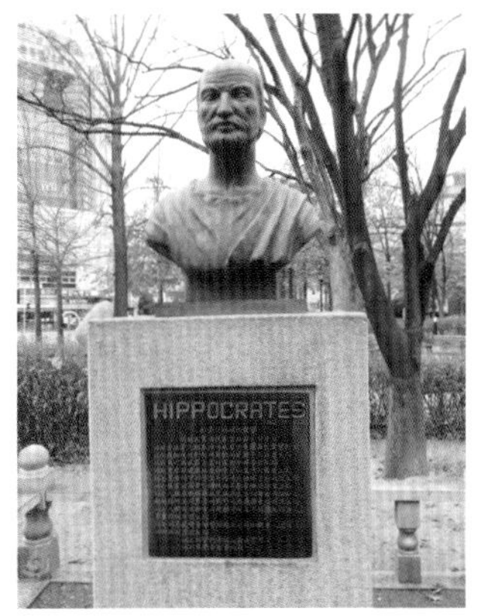

ヒポクラテス像

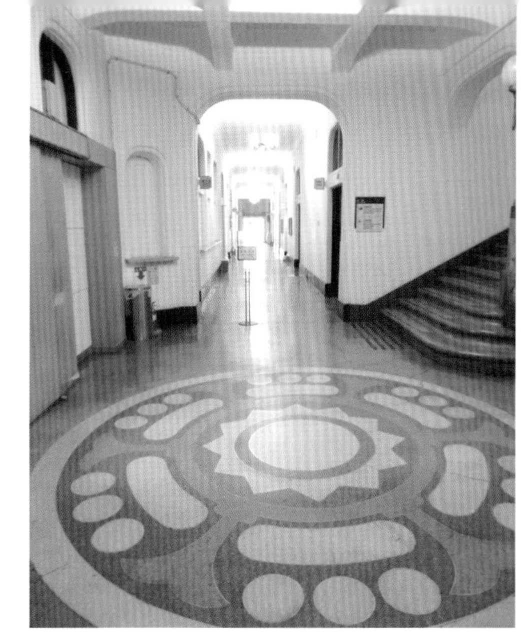

旧附属病院玄関ロビー

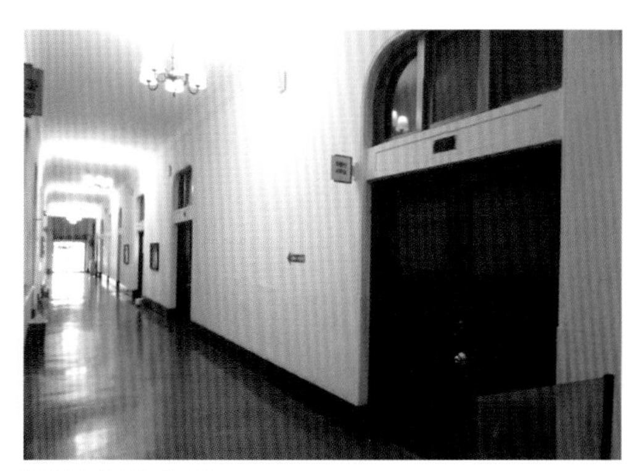

旧附属病院廊下

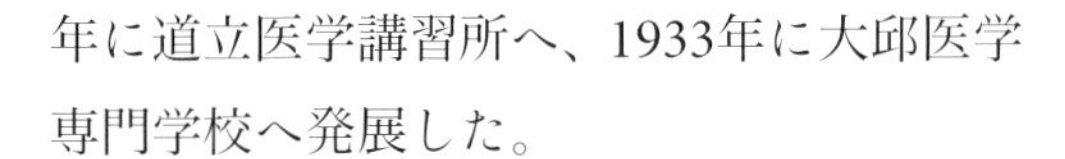

年に道立医学講習所へ、1933年に大邱医学専門学校へ発展した。

大邱医専は韓国独立後の1951年に、慶北大学校医科大学へ昇格した。国立としては韓国で2番目に古い医科大学である。大邱医専として創設された際の一部4階建ての旧医専棟と一部3階建ての旧附属病院が、大通りを挟んで向き合って保存されている。旧医専棟は史跡442号に、旧病院棟は史跡443号に指定されている。

大邱（テグ）地下鉄2号線の慶大病院駅から北へ徒歩8分で到達できる。どちらの建物も内部はきれいに改装され、現在も使用されている。北側の旧医専棟は現在、医学部本館として使用されているが、左右対称で、中央部2、3、4階に、前へ突き出た半球形の窓を配した煉瓦建築で、たいへん斬新で近代的な建築デザインである。建材の赤煉瓦は中国の遼東城産と伝えられている。本館前庭には独立後置かれたヒポクラテスとナイチンゲールの像が建っている。

旧病院棟は一部3階、2階建てのルネッサンス様式の左右対称の煉瓦建築である。中央部に旧正門玄関のポーチを配する。旧病院棟の背後には、近代的な附属病院棟が聳えているが、旧病院棟の正門玄関も、現在、附属病院裏口として利用され、そこから旧病院棟内に入ることができる。廊下の南北に部屋を配し、現在は事務室棟として利用されているが、往時の重厚な病院の雰囲気が漂ってくる。

（2017年訪問・撮影）

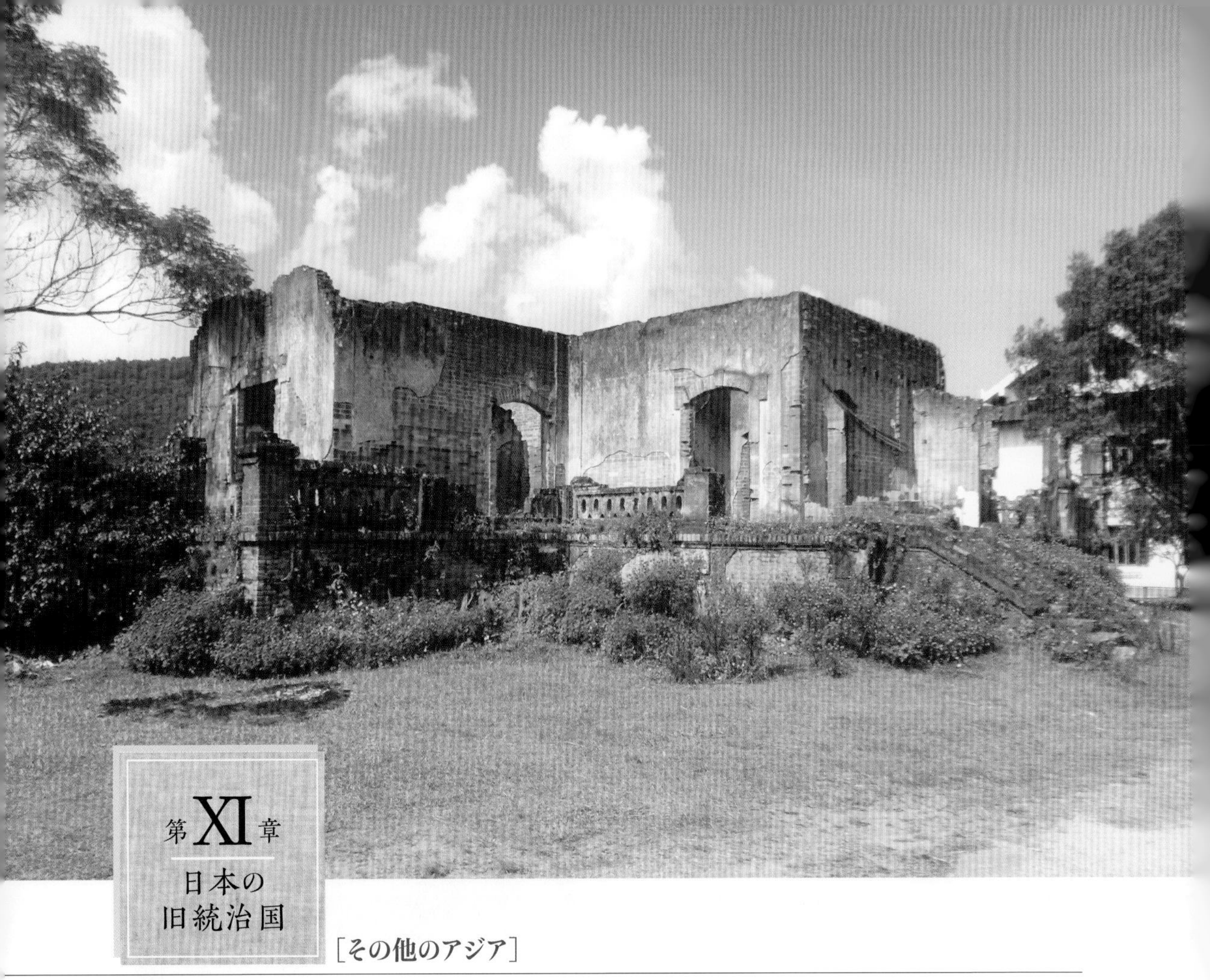

第XI章
日本の
旧統治国

［その他のアジア］

ラオスのヒロシマ、ムアンクーンの被災病院

ベトナム戦争の当時、ラオスでも同様の内戦があった。両者を含め、第二次インドシナ戦争という。ラオス東北部のビエンサイ、サムヌア、シエンクワンを根拠地としたラオス人民軍と南部のビエンチャンを根拠地としたラオス王国軍が軍事衝突し、内戦に陥った。ラオス人民軍は北ベトナム軍を支持し、北ベトナムから南ベトナム解放軍への補給路ホーチミン・ルートを、ラオス国内で提供した。ラオス王国軍に加担した米軍は、ラオス南部やタイ東部の空港から次々と爆撃機を出撃させ、第二次インドネシア戦争の数年間で、第二次世界大戦の全戦場で使用したより多い、莫大な量の爆弾を、ラオスの地に落とした。ベトナム戦争の影に隠れ、この事実はあまり日本人には知られていない。

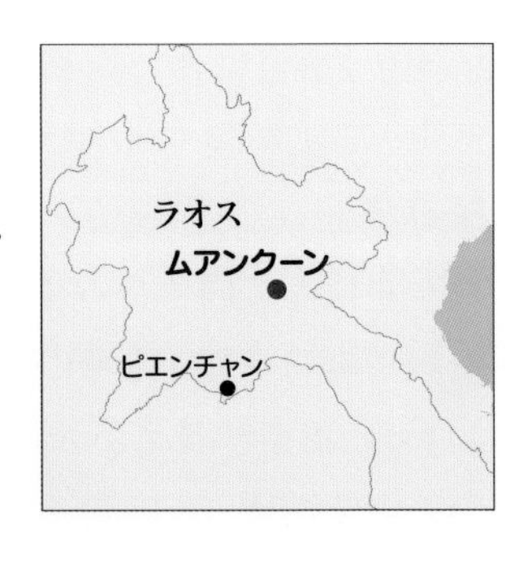

そして、第二次世界大戦時の日本主要都市への空襲、広島・長崎への原爆投下による非戦闘員の大量殺戮と同様の非人道的攻撃を、米軍は続けた。シエンクワン県ムアンカムのタム・ヒウ洞窟には、内部に学校

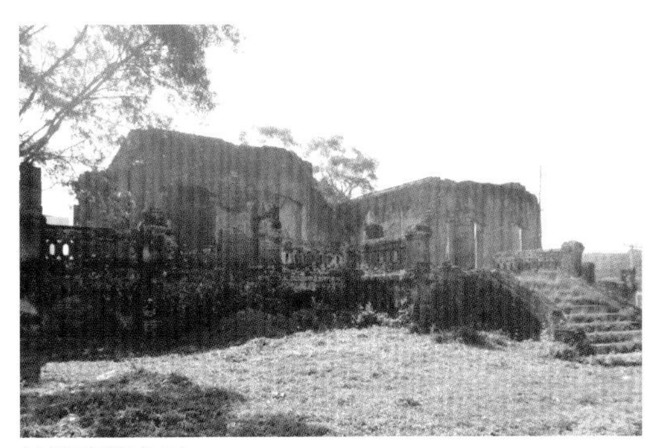
被災病院全景

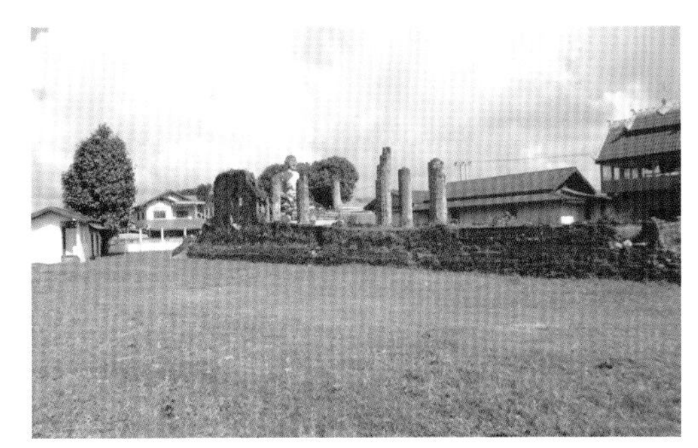
被災寺院ワット・ピアワット

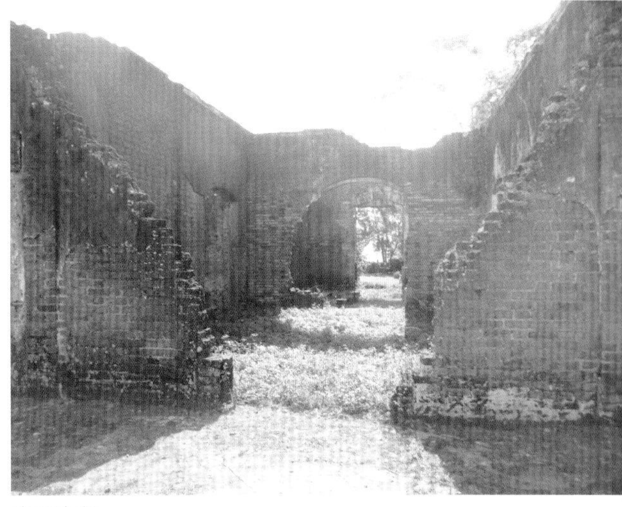
病院内部

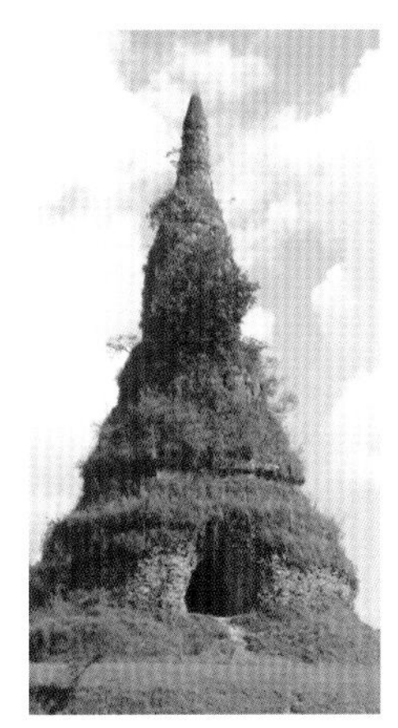
被災仏塔
(タート・フーン)

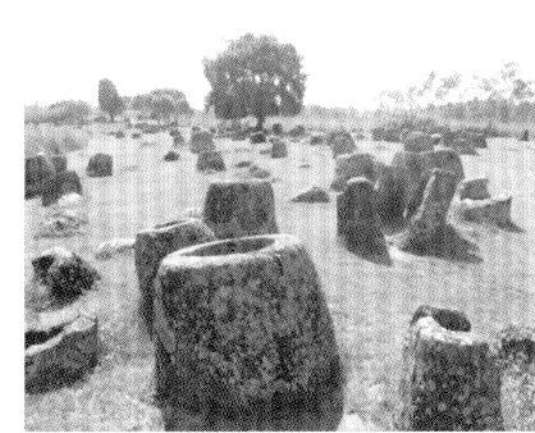
ジャール平原の石壺

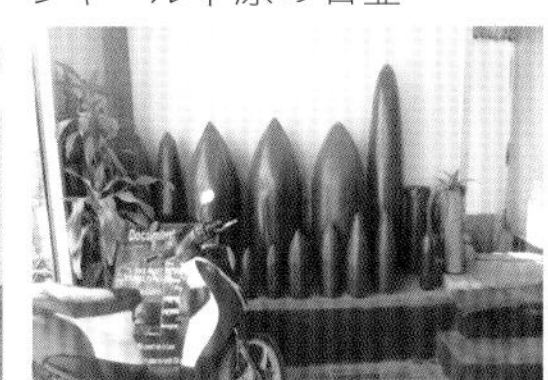
不発弾

や病院も置かれていたが、1968年11月24日に米軍がロケット弾攻撃を仕掛け、374人もの命が一瞬にして失われた。現在、内部が公開され、年一度、慰霊祭が行われている。

シエンクアン県のムアンクーンは、ビエンチャンから東北にバスで9時間、16世紀に成立したプアン王国の首都で、フランス植民地時代（1893年）以後は県都となり、寺や62もの仏塔が聳え、フランス植民地政府の施設60棟が加わり、美しい町として有名であった。1968年の米軍の空爆で街は壊滅し、放棄され、県都は30km北西のポーンサワンに移った。現在、荒れ果てた高さ38mの仏塔タート・フーン、破壊されたワット・ピアワットの石仏が残されている。その傍に、1968年まで病院として使われていた大破した建物が、あたかも広島の原爆ドームのように保存され、無残な姿を曝している。フランス病院と呼ばれたこの病院の由来を調べたが、はっきりしない。おそらく20世紀初めに建てられたラオス東北部唯一の近代的な小規模病院であったと思われる。

ポーンサワンとムアンクーンの周辺には、数カ所に分かれ、大きな石壺群が合計数百個平原に転がっている。そのため、このあたり一帯をジャール平原と呼ぶ。大きな石壺は酒を入れた壺であったとの伝説はあるが、実際は1500年前の石棺と考えられている。2019年にユネスコの世界文化遺産に指定された。現在も無数の不発弾がこの平原には残り、各国の国際機関によってその処理が続けられている。

（2015年訪問・撮影）

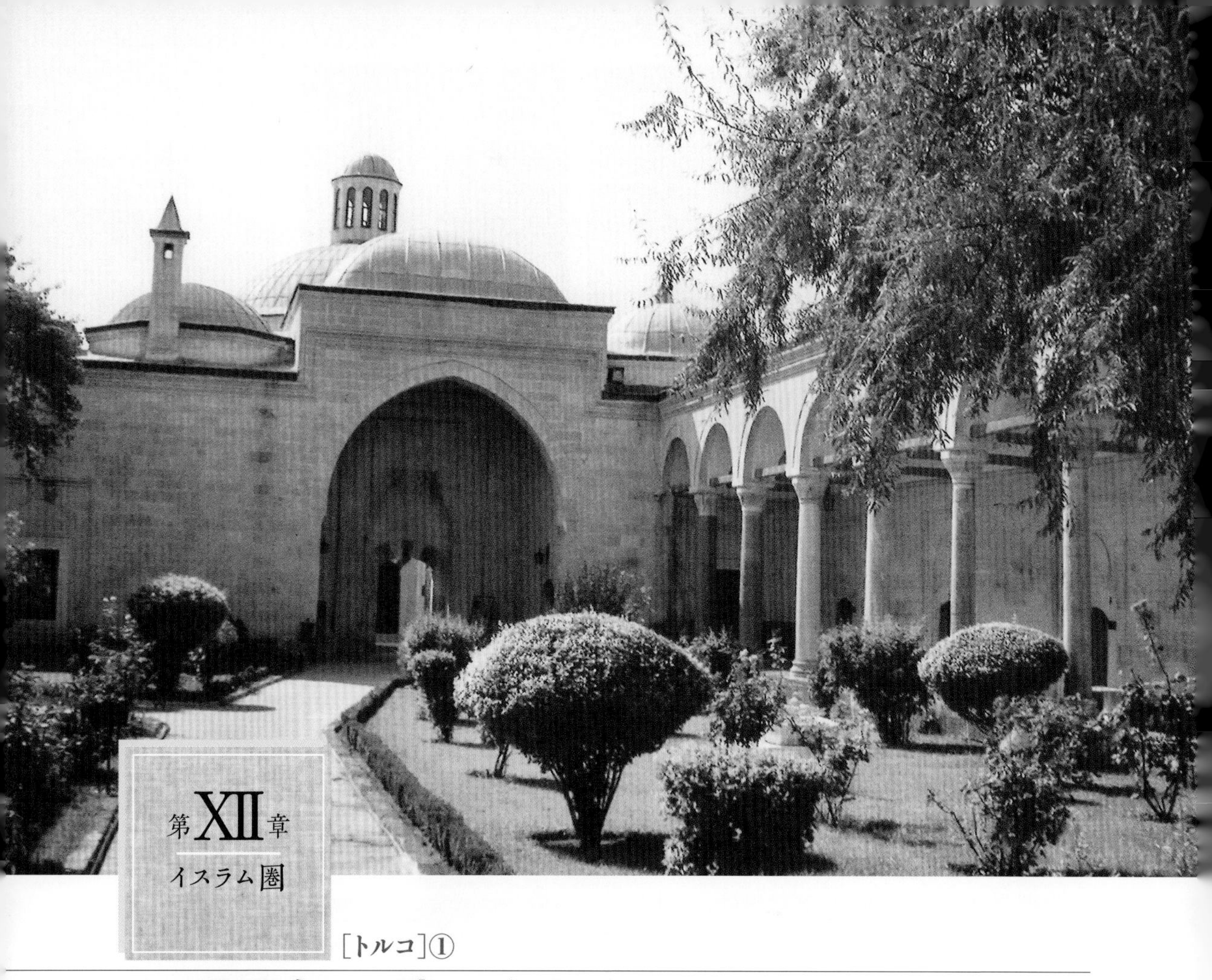

第XII章
イスラム圏

［トルコ］①

1488年に建てられたエディルネのモスク病院「バヤズィット2世複合施設」

ブルガリアとの国境の町トルコ共和国のエディルネ（Edirne）は、14、15世紀の89年間、オスマン・トルコの首都が置かれた古都で、歴史ある個性的なモスクが多い。その一つが、町の防御壁の働きをする川の外側に置かれたバヤズィット2世（1447－1512、1481年にオスマン・トルコ皇帝に就任）が建てた複合施設であるモスク（Comlex of Sultan Bayezid II）である。1488年に完成し、1916年まで、モスク・病院・医学校として機能した。1652年に10名の楽団員による音楽療法が取り入れられたことで有名である。また眼病治療でも著名である。広大なモスクの施設の半分が、病院、医学校として利用された。中央部にモスク、その西側に病院、その北部に医学校が置かれた。その建物は伝統的なモスク建築であり、キリスト教圏の病院、医学校の多くが、修道院から興ったのと同様、イスラム圏では、病院、医学校の多くは、モスクから興ったことが判る。初期は多機能病院で、主任医師1名、内科医

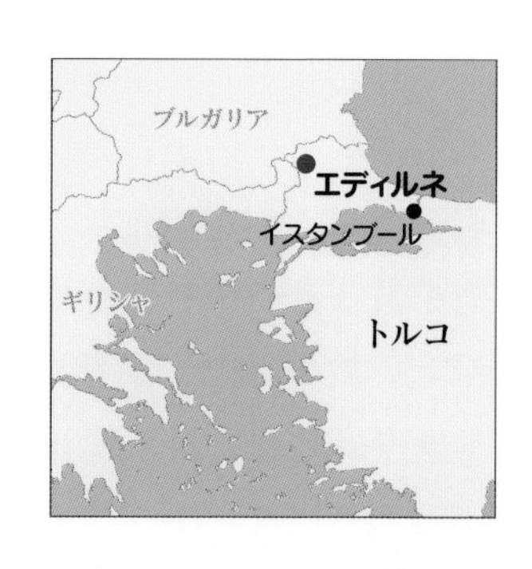

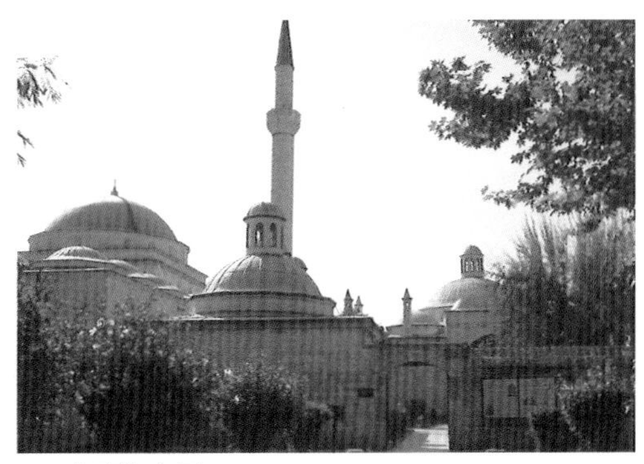

モスク病院全景

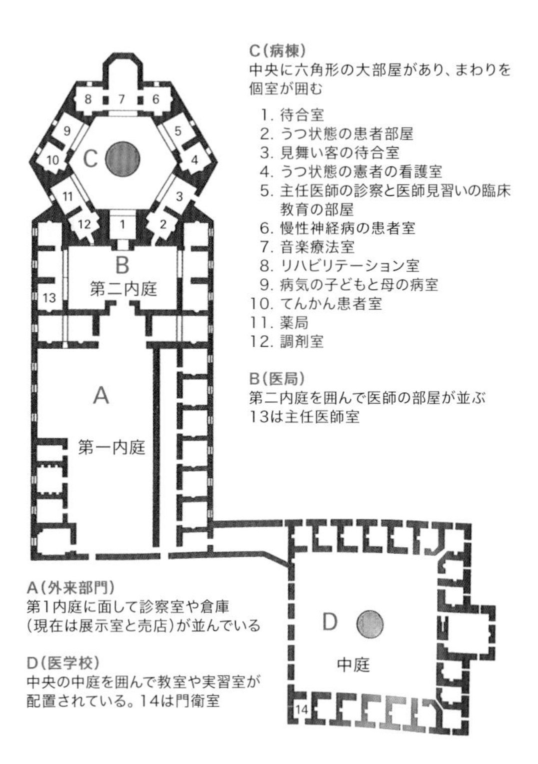

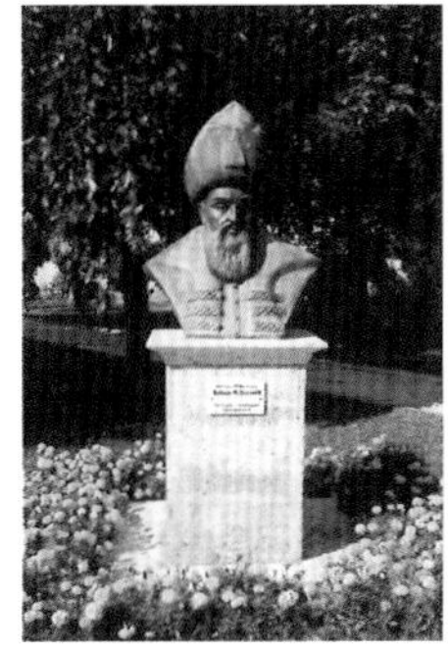

施設開設者 バヤズィット2世

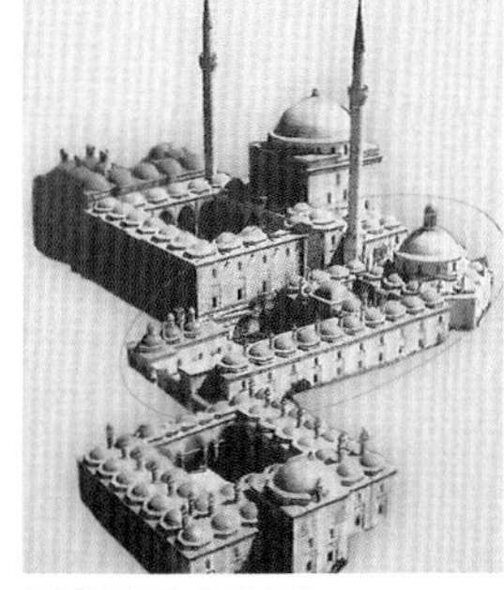

複合施設全体図

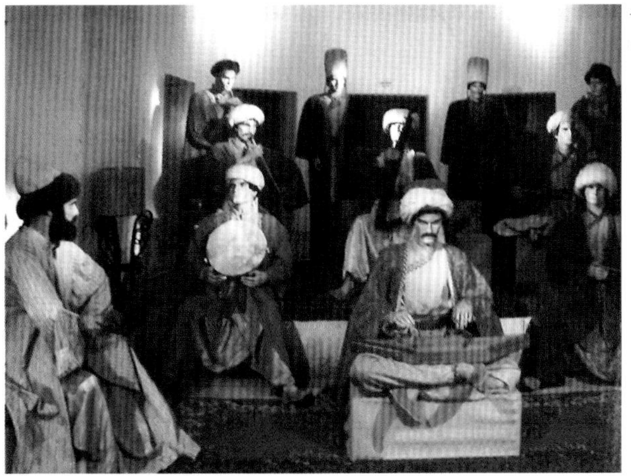

音楽療法を施す楽団員(左に患者)

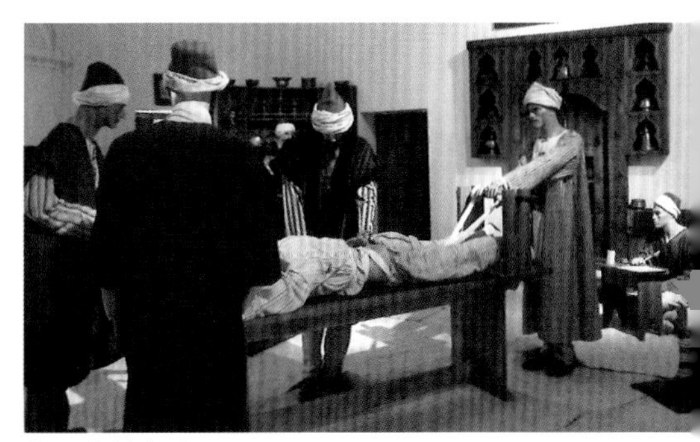

整形外科治療

2名、外科医2名、眼科医2名、薬剤師1名が勤務した。当時の医学知識に加え、音楽、水の音、良い香りが治療に使われた。17世紀以後は、精神科病院に専門化した。オスマン・トルコの衰退に伴い、1916年に閉院した。現在、イスラム圏最大級の医学史博物館（Health Museum）となり、等身大の人形を使い、病院と医学校が再現されている。1997年に開館し、2004年にヨーロッパ博物館評議会賞を、2007年にExcellence Clubから最高遺産賞を受賞した。現在は1982年に創設されたトラクヤ（Trakya）大学に属している。

（2012年訪問・撮影）

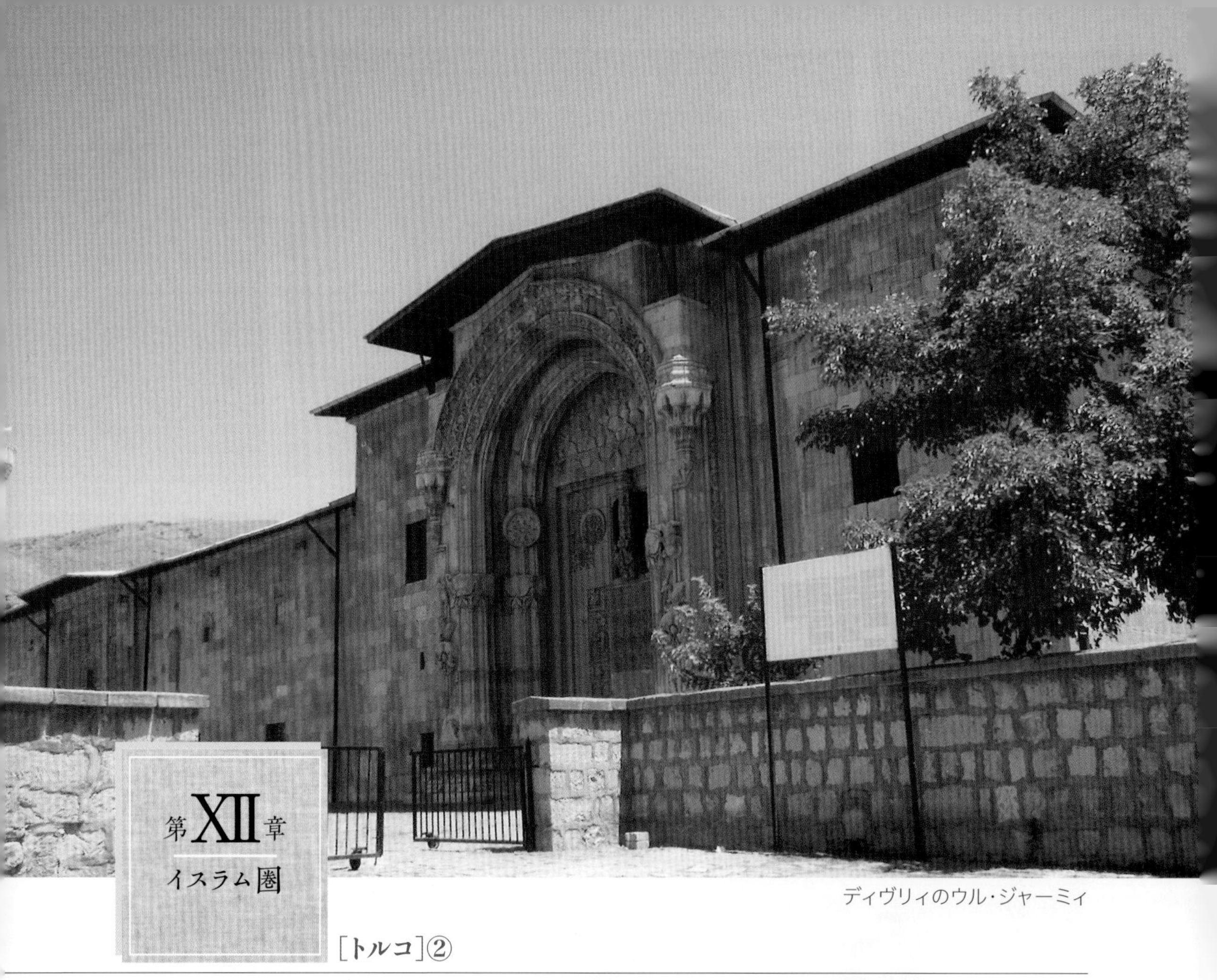

第XII章
イスラム圏

ディヴリィのウル・ジャーミィ

［トルコ］②

スィワス、ディヴリィ（トルコ）の病院、ダマスカス（シリア）の病院・医学校

スィワス：アナトリア高原中央のスィワス（Sivas）の都心にシファーイエ神学校（Sifaiye Medressesi）がある。もとは病院・医学校であり、セルジュク朝のスルタンIzzeddin Keykavusにより1217年に建てられた。アナトリア最古の病院で、重要な医学校であった。現在、修復中で、内部の見学はできないが、正門を入ると内庭があり、それに面した個室が病院、医学校として使われた。

ディヴリィ：人口1万4000人の小さな町ディヴリィには、世界文化遺産のウル・ジャーミィ（大モスクの意味）があり、これが往時、病院であった。大モスクと病院はMengücek Bey Ahmet Sharと彼の妻の命で、1228年に建てられた。丘の中腹の小規模なモスク兼病院で、北半（左）がモスク、南半（右）が病院である。美しいイスラム紋様が刻まれたアーチ形の病院門を入ると、中は100畳位の広さの病室が一つ、現在は何も置かれていない。中央に菱形の石風呂が設置されている。

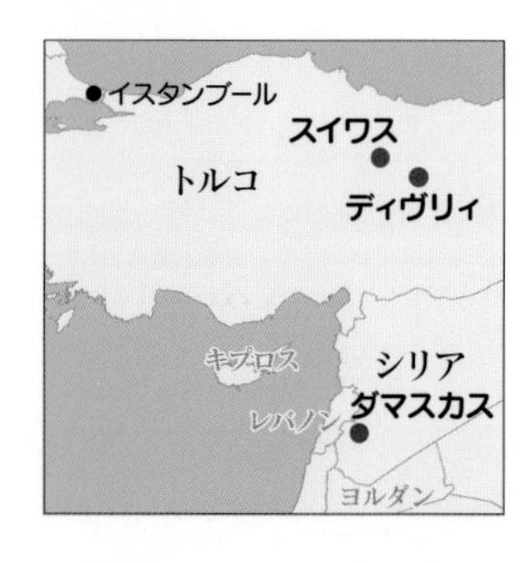

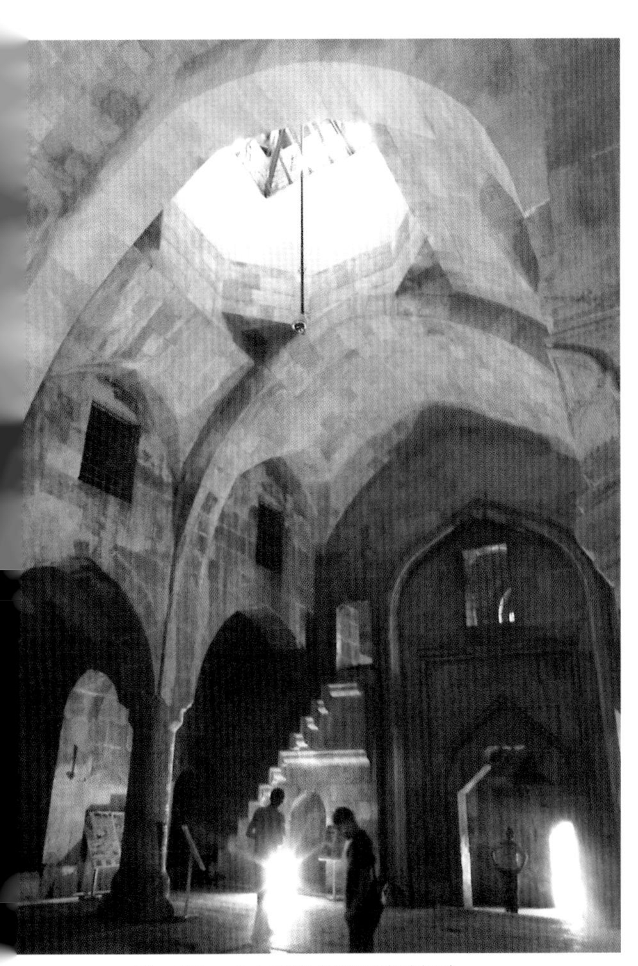
ディヴリィの大病室（1228年創設）

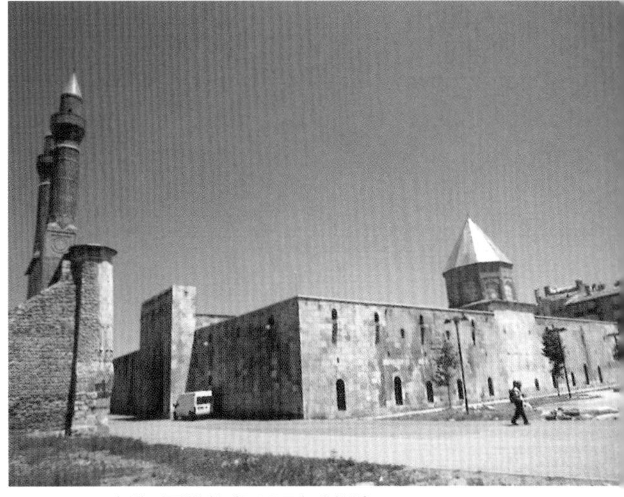
スィワスの病院･医学校（1217年創設）

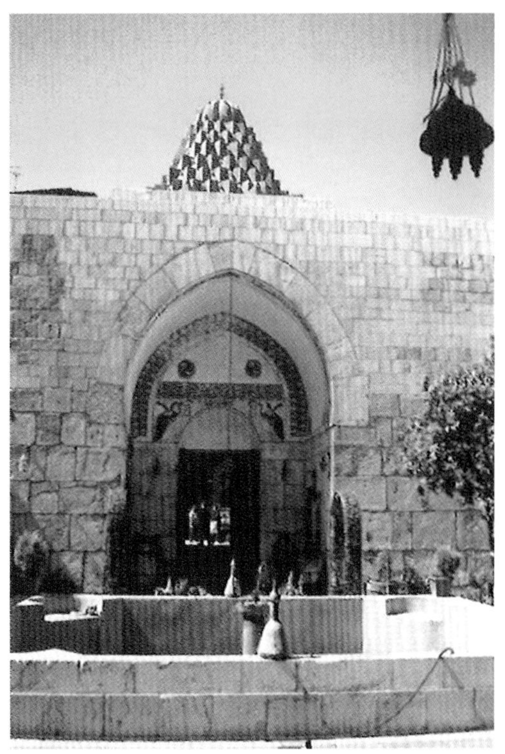
ダマスカス病院･医学校の門を内庭からのぞむ。ザクロのような屋根が印象的（2002年撮影）

ダマスカス：シリアのダマスカスにも病院・医学校として利用された中規模なモスクが、アラビア科学史医学史博物館（Museum of Arab Science and Medicine）として公開されていたが、内戦中のため、現況は不明である。旧市街の西門南のal-Hamidiyehスークに、Nurredinにより、1154年に病院・医学校として建てられた。当時は、ダマスカスの医療センターとして機能したが、オスマン・トルコ時代に女学校に改組された。中央に噴水池のある正方形の内庭をのぞむ大小の10室ほどの個室が展示場として、各種医療器具、化学用具、生薬・薬草、薬局の展示がある他、エディルネの医学史博物館と同様に、等身大の人形を使って、回診風景、医学校の講義などが再現されている。

（2002年・2012年訪問・撮影）

資料

参考文献

取材の参考文献として英語のガイドブックlonely planet、The Rough Guide、Bradt社、DK Eye Witness Travel、Michelin Red Guide（食通のガイドブックであるミシュラン・レッド・ガイドの市街図は、市中心部の古い病院の所在を漏らさず記載しており、非常に役に立つ）、Michelin Green Guideの各国版を利用した。また現地の観光案内所で入手する無料か低額の市街図は、歴史的病院を記載していることが多く、有益である。『地球の歩き方』などの日本語のガイドブックは、情報の質量ともに問題がある。その誤りだらけのずさんな地図を信じた結果、何度も時間や体力を無駄に消耗させたので、その苦い経験から、これらのガイドブックを信用もしていないし、利用もしていない。

世界の歴史的病院を紹介した下記の大著が刊行されている。参考にした。

Grace Goldin; 'Work of Mercy, A Picture History of Hospitals' 1994.

J D. Thomson et al; 'The Hospital, A Social and Architectural History' 1975.

D. Leistikow; 'Hospitalbauten in Europa aus Zehn Jahrhunderten' 1967.

アルファベット使用圏（アングロ・サクソン、ゲルマン、ラテン、一部のスラブ圏）、漢字圏では、比較的容易に、文献とインターネットで、見学の事前、事後に、施設の史実の把握ができる。しかし、キリール文字を使う東部東欧のスラブ圏とアラビア文字を使うイスラム圏の施設の情報を、インターネットで把握することには、大きな困難を伴う。その文字を日本のパソコンが受け付けない、文章が出てきても読めないからで、例えば、スロバキアの首都ブラチスラバに歴史的病院は確かに存在したが、インターネットで、その史実の把握ができなかった。また同様に、独自の文字があるタイ、カンボジア、ラオス、インド、ジョージア、アルメニアなども、これらの国の文化発展度が未熟なこともあり、情報の把握に苦労する。

取材旅行の準備、航空券とホテルの予約、現地通貨の入手

インターネットの発達で、旅行の手配は容易になった。自宅のパソコンで、すべての手配が可能になった。航空会社、旅行代理店、ホテル斡旋会社のウェブサイトで、国際航空券の予約発券と外国のホテルの予約が、非常に簡単にできる。

列車や長距離バスをインターネットで予約できる国も多い。イギリスでは国内航空便、列車、長距離バス（コーチ）を前広に予約すると、非常に安い運賃で切符が購入できる。

航空券探索はskyscannerというウェブサイトを、ホテル予約はbooking.comというウェブサイトを、一番多く利用している。航空券に定価はない。skyscannerに区間、日時を入力すれば、航空券が安い方から示される。

11カ月前から予約が入るが、5カ月前辺りが一番安くなるようだ。直前になると安

いサブクラスの席が売り切れて価格上昇することが多いが、バーゲンで逆に下がることもある。航空会社の販売ポリシーと為替レートの変化を反映し、運賃は時々刻々と変わる。相場を知った上で、値ごろ感で選択するしかない。

skyscannerで価格順に表示された航空券の内、一番安い航空券を選択せず、信頼のおける航空会社と日本語の通じる旅行代理店から選ぶ。筆者はフルサービスの国を代表する航空会社（フラッグキャリア）や二番手の航空会社が好みだ。LCC（格安航空会社）は見かけの運賃は安いものの、遅れやすく、座席が狭く、飲料水、弁当、酒を含むすべての機内サービスが高いので、好みではない。現地到着時刻が深夜になる航空便を避ける。経由便の場合、航空機は定時性の悪い乗り物なので、中継地での接続時間は120分がベストである。経由便の運賃は、直行便よりたいがい2割程度安い。知らない空港、巨大な空港（イスタンブール空港、ドバイ空港、ヒースロー空港、ロサンゼルス空港など）や機能的でない空港（パリのシャルルドゴール空港がその代表）では、接続時間が短い連絡切符（90分未満）は選ばない。乗り遅れてしまう。

Flight Awareというウェブサイトで、便名から過去2週間の実際の運航時刻が判るので、定時運航がなされているか、中継地でちゃんと接続できているかが判断できる。発券後の発着時刻の大幅な変更などのトラブルに、速やかに対応ができる航空会社直売の航空券をできれば選びたい。米系航空会社は発券後、出発時刻が1時間早まっても連絡してこない（犯罪的に不親切である）ので、搭乗者自身による運航時間の直前の再確認が、skyscannerやその航空会社のウェブサイトで必要だ。

日本語が通じると称している世界最大の旅行代理店expediaは、問題が生じた時に電話しても、非常に繋がりにくい上に、ニューヨークに着信し、日本語がおぼろげで、親切心に欠けるドライな中国人が応接するので、対応に大きな問題がある。expediaでの航空券購入は避けたい。屋号が3文字のアルファベットからなる日本で規模1、2位を争っている2社の旅行代理店も難点があるので、利用したくない。小さな会社であるが、エアトリは対応が良く、お薦めする。しかし関西空港沈没や新型コロナウイルスの流行など、大惨事の際には、どの旅行代理店も、どの航空会社も、コールセンターへの電話が極端に通じなくなる。平時でも米系航空会社への電話は、絶望的に繋がらない。

航空券をビザ、マスター、ダイナースといったクレジットカードで決済し、e-チケットを発券させ、印刷して持参する。

また航空会社都合の欠航、荒天による欠航で、帰国が1日遅れることが、海外旅行30回に1回程度は生ずる。帰国後の仕事再開まで、1日余裕を取っておいた方が安全だ。荷物が到着空港で出てこないことがある。ロストバゲージであるが、行きにそういう目にあっては、旅程全体が狂ってしまう。到着空港付近で1泊する旅程を組めば良い。帰りに日本の空港でロストバゲージにあうのは、むしろラッキーだ。通関と自宅への配達を航空会社がやってくれるので、重い荷物を持ち帰らなくて済む。

booking.comは世界最大のホテル斡旋サイトの一つである。ホテルの所在地を示す地図が比較的正確で、キャンセル条件が一番甘い。自分で日時を入力し、利用者評価スコアが高い、駅やバスターミナルから近いホテルを選択し、所在地図と予約確認書を印刷して、持参する。よく利用しているが、下記のような問題があった。booking.comでも、今回のコロナ鎖国に際し、イギリスの一部の欲深いホテルが通常時と同様に、全額キャンセル料金を取った。またbooking.comで予約して行った際に、そのホテルが潰れていたと現地で判明したことがあった。後でbooking.comはとおりいっぺんの謝罪はしたが、見舞金給付などの誠意は見せなかった。非常事態の対応のために、ガイドブックにあるホテル紹介欄は、まだまだ必要であると判った。発展途上国や、先進国でも歴史あるホテルにはエレベーターが備え付けられていないことがある。booking.comでは割に正確に記載されているので、注意深く説明を読んでから予約する。最近、先進国では、多くのホテルが全館禁煙になり、快適になった。ほとんどのホテルで、現地でのクレジットカード決済が可能だが、現金（現地通貨、米ドル）しか受け付けないホテルも、発展途上国を中心に少数、存在する。

ペンションはミニホテルなので、フロントに係員が居る時間が短い場合が多いが、容認できる。家族的で室料はホテルより安いが、部屋は簡素なことが多い。アパートにはフロントがなく、鍵の受け渡しが面倒なことが多い。フロントがないので、現地旅行情報が極めて得にくい。室料の割に部屋が広いのであるが、高額の保証金を要求する施設も多く、筆者は使いたくない。

現地での旅費（現金）は、日本の銀行で準備しない。現地空港到着時にクレジットカードでのATMからのキャッシング、帰国後の繰り上げ返済が、手数料・利子を考慮しても、一番レートが良い。なるべくまとまった金額を一度に引き出す。キャッシングのレートは両替所での現金交換レートよりはるかに良く、また商品購買レートよりも良い。三井住友ビザカードと三井住友マスターカードは、帰国後、三井住友銀行のATMで繰り上げ返済ができるので、便利だ。両替商Travelex（トラベレックス）はATMと同型の両替ATMを空港に置いているが、これは現金両替レート適用なので、ひどく不利となる。名の通った銀行のATMなら、おしなべて比較的良いレートで現地通貨を入手できる。クレジットカードがATMに呑み込まれてしまったことが2度ある。バンコック空港とイタリアの田舎町である。そのため少なくとも2枚のカードを持参している。

一部の発展途上国、例えばウズベキスタンやミャンマーでは、現金での両替しか現地空港・銀行でできない。米ドルの高額紙幣ほどレートが良いので、日本の銀行で100ドル札のピン札をあらかじめ用意して持参する。これらの国では使い古した紙幣は両替できないし、市中でも使えない（アメリカ本土では使い古した20ドル札しか使えないのと対照的である）。

なお大半の歴史的病院、病院博物館の開館時間は短く、限定された開館曜日、開館時間に合わせて旅程を作成しなければならないので、工夫が必要である。

あとがき

2013年4月号より2014年12月号まで、医学書院刊の月刊雑誌『病院』に「世界病院史探訪」を21回連載した。2015年4月号より大塚製薬工場刊の『大塚薬報』に誌面を替え、「世界散歩、病院史跡を巡る旅」と題し、2019年3月号まで40回連載した。どちらも同じ趣向で、刷り上がり2頁に、原則、一つの歴史的病院の数枚の写真に1000字程度の説明文を添える（複数の病院を1回の連載記事で紹介したことはある）。通算6年間の連載で、合計61回となり、23カ国の美しい病院88施設を紹介した。本書はその連載を地域別、機能別に分類し、再編集したものである。

この連載は、筆者が歴史的な病院を実際に訪れてその存在を確認し、筆者自身が取材と写真撮影をした点に特徴がある。すべての写真は筆者とそのパートナーが撮影したものである。訪問年は、1994年が１件、1997年が１件、1999年が１件、2001年が１件、2002年が１件、2003年が１件で、他はすべて2012年以後である。いずれの病院も、個人自由旅行で訪問・取材した。日本では無名の施設が大半で、アフリカ、南米地域を除く世界中に散らばり、中東を含む23カ国88施設に及んだ。

臨床医の仕事を続けながら、広い範囲の取材ができたことは奇跡に近い。英語が通じる地域以外にも足を延ばしたが、現地の方々にはいろいろお世話になった。一番お世話になったのは、タクシーに相当する乗り物の運転手である。発展途上国では、セダン形の車だけがタクシーではなく、乗りたいと思っている時に向こうから寄って来るバイク、自動リヤカー、小型トラックなどのすべての車がタクシーである。運賃は交渉制で、あらかじめlonely planetやネット情報で調べた日本では考えられないほど安い現地相場の運賃で乗せてもらい、最後の数十km、公共乗り物が到達できない区間の足とした。アメリカ・マサチューセッツ州のTeksbury病院を取材した際は、この病院の地名由来の名称Teksburyの読み方が判らず、たまたま入ったボストンの日本食堂の女主人にトゥックスベリーと発音すると教えて頂いた。

世界の歴史的な病院施設を取材した本書のような書籍は、日本はおろか、世界でもあまり類書がないであろう。中世に病院という施設が発足した時には、その施設名は現在と同じであっても、その機能は現在とは大きく異なっていた。写真を主体にしており、他の分野の建築書名から連想し、書名を『世界の美しい病院 ―その歴史』とした。この本が病院の歴史に興味を持つ方々の参考になれば、これほど嬉しいことはない。

本書を出版するにあたり、京都市の公益財団法人京都健康管理研究会（泉孝英理事長）より多大の出版助成金を賜った。深謝します。

石田純郎

索引

（国名、地名、施設名、創設・発足年）

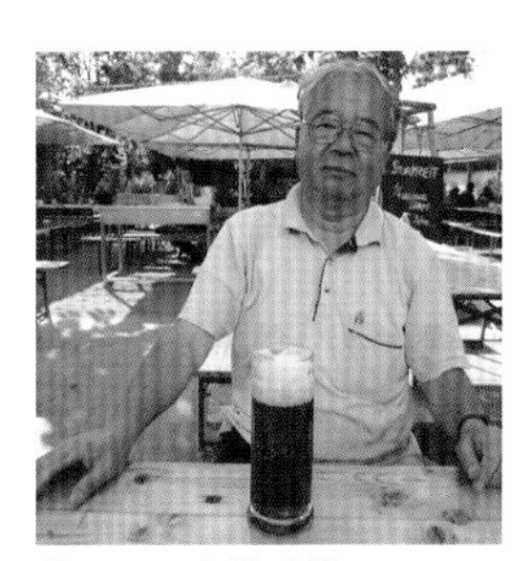
ウィーン大学病院
ビア・ガーデンにて
「教授モルツ」を飲む

著者略歴

石田純郎（いしだ　すみお）

1948年岡山県笠岡市生まれ。1973年岡山大学医学部卒。医師。岡山大学病院小児科、小児神経科。三菱水島病院小児神経科。1985年岡山大学から医学博士号授与。学位論文で日本てんかん学会J.A.Wada賞受賞。オランダ国立ライデン大学客員教授（医史学）。新見公立短期大学教授。2005年岡山大学から博士（文化科学）号授与、学位論文の一部で日本医史学会学術奨励賞受賞。山陽放送文化財団第35回谷口記念賞受賞。
現在、中国労働衛生協会医師、岡山医学史研究会代表、医学史研究会評議員、日本薬史学会理事、岡山大学医学部非常勤講師（医学史）。
著著（単著）に『江戸のオランダ医』『蘭学の背景』『緒方洪庵の蘭学』『ヨーロッパ医科学史散歩』『アジア医科学史散歩』『オランダにおける蘭学医書の形成』。
700-0080　岡山市北区津島福居1-11-10

世界の美しい病院——その歴史

2021年5月25日　初版第1刷発行
2021年6月28日　初版第2刷発行

著　者——石田純郎
発　行——吉備人出版
〒700-0823　岡山市北区丸の内2丁目11-22
電話086-235-3456　ファクス086-234-3210
振替01250-9-14467
メールbooks@kibito.co.jp
ウェブサイトwww.kibito.co.jp
印刷所——株式会社三門印刷所
製本所——株式会社岡山みどり製本

ISBN978-4-86069-643-6　C0047

本書を出版するにあたり、京都市の公益財団法人京都健康管理研究会（泉孝英理事長）より多大の出版助成金を賜った。